儿童重症护理与操作技术

主编 王 玲

河南科学技术出版社

·郑州·

图书在版编目（CIP）数据

儿童重症护理与操作技术/王玲主编 .—郑州：河南科学技术出版社，2017.12（2023.3重印）
ISBN 978－7－5349－8861－5

Ⅰ．①儿…　Ⅱ．①王…　Ⅲ．①儿科学-急性病-护理学　②儿科学-险症-护理学　Ⅳ．①R473.72

中国版本图书馆 CIP 数据核字（2017）第 170467 号

出版发行：河南科学技术出版社
　　　　　地址：郑州市经五路 66 号　　邮编：450002
　　　　　电话：(0371) 65737028　65788613
　　　　　网址：www.hnstp.cn
策划编辑：李喜婷　范广红　李　林
责任编辑：李　林
责任校对：崔春娟
封面设计：张　伟
责任印制：朱　飞
印　　刷：三河市同力彩印有限公司
经　　销：全国新华书店
幅面尺寸：185 mm×260 mm　印张：17.75　字数：440 千字
版　　次：2023年3月第2次印刷
定　　价：198.00元

如发现印、装质量问题，影响阅读，请与出版社联系并调换。

编写人员名单

主　　审：胡素君
主　　编：王　玲
副 主 编：王　锟　李　慧　李巧秀　杨　芳　吴金凤
　　　　　邱武英　赵素红
编写秘书：李智瑞
编　　委：王　玲　郑州大学第三附属医院
　　　　　王　锟　郑州大学第三附属医院
　　　　　王红利　河南省人民医院
　　　　　马彩霞　河南省人民医院
　　　　　马冬菊　河南省人民医院
　　　　　白妙琴　郑州市妇幼保健院
　　　　　吕　慧　郑州市第一人民医院
　　　　　李　越　郑州大学第三附属医院
　　　　　李　娜　郑州大学第一附属医院
　　　　　李　慧　郑州大学第二附属医院
　　　　　李巧秀　郑州大学第三附属医院
　　　　　李智瑞　郑州大学第三附属医院
　　　　　刘　倩　郑州大学第三附属医院
　　　　　吴金凤　郑州大学第三附属医院
　　　　　邱武英　郑州大学第三附属医院
　　　　　时富枝　郑州儿童医院
　　　　　姜　方　郑州大学第三附属医院
　　　　　余丰侠　郑州大学第三附属医院
　　　　　杨　芳　郑州大学第一附属医院
　　　　　杨丽梅　郑州大学第一附属医院
　　　　　赵素红　河南省人民医院
　　　　　赵晨静　郑州大学第三附属医院
　　　　　郭　礼　郑州大学第一附属医院
　　　　　胡素君　郑州大学第三附属医院
　　　　　徐海萍　郑州大学第三附属医院
　　　　　黄国双　郑州大学第三附属医院
　　　　　崔欢欢　郑州大学第三附属医院
　　　　　蔡春玲　郑州大学第三附属医院
　　　　　孔丽娜　郑州大学第三附属医院
　　　　　苏元元　郑州大学第三附属医院

前　言

　　重症医学是当今医疗发展最快的学科，中华人民共和国国家卫生和计划生育委员会已明确规定将重症医学科列为评定医院等级的重要标准之一。我国儿科重症医学起源于20世纪50年代，到今天已经形成具有自身学科理论、科学研究手段的新兴专业学科。自90年代以来，全国各地相继成立了形式不同的儿童、新生儿重症监护室，集中管理危重患儿，对其进行密切观察与积极治疗，提高了危重患儿的救治成功率，为降低我国5岁以下儿童死亡率和伤残率做出了突出贡献。

　　俗话说，医疗和护理是一架马车上的两个轮子，只有共同前进，才能更快发展。当前，医生的诊疗技术已经发展到一个较高的水平，儿童重症医学方面的专著较多，但与之相匹配的重症护理技术相对滞后，重症护理方面的书籍较少，特别是针对儿童重症监护与操作技术的专著更少。为跟上快速发展的儿科重症医学步伐，培养具有较高理论与操作水平的儿童重症专业护理人员，在河南科学技术出版社及儿科重症医学专家的大力支持下，我们精心编撰了《儿童重症护理与操作技术》一书，希望为从事儿童重症监护的专业人员提供资料和指导。

　　本书共分八章，依据儿童年龄分期，从监护程序、生命体征评估开始，就危重患儿临床常见护理问题，临床常见内、外科急症，危重患儿生命支持技术等进行详细的描述，把经过多年临床实践，适合儿童特点的急救技术、导管维护技术及常用操作技术等加以总结和提炼，并且加入了实用性较强的护理评估单和操作评分表，可以作为临床培训参考用书。

　　本书编委团队由河南省儿科护理专业委员会核心成员组成，她们是来自省内7所三级甲等综合与专科医院的儿科和儿童、新生儿重症监护科的护理专家，均长期工作在临床一线，具有多年儿科专业与重症护理的临床实践经验，理论知识丰富，教学能力强。

　　本书语言精练、层次分明，丰富的临床照片和图表提高了本书的可读性，具有很强的实用性和可操作性。在编写过程中，编委们认真负责，精益求精，查阅大量国内外文献资料，把近年来儿童重症监护领域的新知识、新技术融合、归纳写进书中，前后历经一年、十二次较大的修订过程，同时还得到护理界老前辈、南丁格尔奖获得者孔芙蓉老师的精心指导，力求为从事儿童和新生儿重症救护的专业人员奉上一部最实用的专著。但是，由于编者知识水平和时间所限，本书在内容等方面还会存在不妥、遗漏和错误之处，欢迎读者提出宝贵意见。

王玲

2016年3月

序

　　儿童重症护理与操作技术是儿科护理工作的重要组成部分。随着医学科学的迅速发展、护理理念的不断更新和新护理技术的不断涌现，护理人员应不断进行知识更新。学习和掌握儿童重症护理与操作技术，在儿童疾病的诊疗及护理工作中至关重要。

　　目前，有关儿童重症护理方面的书籍不多，介绍儿童重症监护相关操作技术方面的内容尤为缺乏。本书根据儿童生长发育特点，从儿童重症监护程序、生命支持技术、危重患儿常见护理问题、儿科常见急症的处理和导管护理技术等方面，着重介绍了不同年龄段儿童重症监护的内容，为临床护理人员提供了更加专业的指导。

　　该书的编著以河南省儿科护理专业委员会核心成员为主，主任委员王玲任主编。王玲从事儿科护理及儿童重症护理30余年，具有丰富的临床经验和科研创新能力，发表相关论文多篇。其余编者为副主任委员和常委，均是三级甲等医院儿科和儿童重症方面从事临床护理、教学和科研工作的骨干，既精通理论又有丰富的实践经验。本书内容全面、系统，具有较强的实用性和可操作性，为我国从事儿童重症监护工作者提供了参考标准，对推动临床儿童重症护理工作的专业化、同质化具有重要意义。我郑重向读者推荐《儿童重症护理与操作技术》一书，相信本书对从事儿童、新生儿重症救护工作的专业人员有较大的帮助与指导，可为提高儿童、新生儿重症救护整体水平起积极推动作用。

孔芙蓉

2016 年 3 月

目　录

第一章 概　述

第一节　重症监护

一、重症监护的发展

19 世纪中叶，弗罗伦斯·南丁格尔在医院手术室旁设立术后患儿恢复病房，为护理患儿提供场所，这不但被称为护理学和医院管理上的革命，而且也被传统观念认为是重症监护的起源。第一次世界大战结束后，西方欧美国家建立了手术后重症监护病房。1947 年，美国宾州成立麻醉学术小组，进行 306 例死亡患儿分析，发现有效的监护可以使死亡率下降 50%，第一次提出重症监护要有专业的人员。

第二次世界大战以后，重症监护的发展进入低谷，直到 1952 年丹麦哥本哈根发生脊髓灰质炎大流行，当时死亡率高达 87%。后在医生和麻醉师的共同努力下，对患者实施气管切开，雇用 200 名医学生和护士进行人工气道持续手法通气，并在后期应用 Engstrom 呼吸器，使病死率下降至 40% 以下。哥本哈根事件激发了危重病医学的崛起，随后多家医院相继开设了监护病房，这是医学发展史上的一个里程碑。1958 年，彼得·萨法尔（Peter safar）教授（心肺复苏之父）与马克·拉维奇（Mark Ravitch）在马里兰州的巴尔的摩城市医院共同建立了世界上第一个监护病房。同年，彼得·萨法尔在美国正式创立重症监护病房（intensive care unit，ICU），一种新型的治疗单位。它的出现使原来的抢救医学发展成现代的"危重监护医学"（critical care medicine，CCM），现代危重症医学分为院前急救、急诊监护和 ICU，其中 ICU 是最重要的组成部分。

二、儿童重症监护的发展

ICU 早期仅有数张床位，到 20 世纪 90 年代已发展为有超过数十张床位的监护单元，而且分科越来越细。

1967 年 1 月，费城儿童医院主任麻醉师唐斯（Downes）医生通过对慢性呼吸衰竭、哮喘发作、手术后早产儿呼吸暂停及家庭式呼吸机应用的研究，成立了北美第一家儿童医院儿科重症监护治疗病房（pediatric intensive care unit，PICU），对小儿麻醉及危重症护理做出了巨大贡献。他和同事们培养了一代儿科麻醉师及儿童重症监护人员，并制定了应用至今的专业护理标准。

我国儿科危重症医学起源于 20 世纪 50 年代对儿童传染病的救治,如中毒性痢疾、暴发性流脑等。我国儿科现代危重症医学的发展得益于联合国儿童基金会（UNICEF）项目成立。1982—1984 年我国国家卫生和计划生育委员会和联合国儿童基金会合作设立了"小儿急救与培训项目",11 家省、市医院成为首批试点单位,其中包括 4 个重点单位（首都医科大学附属北京儿童医院、中国医科大学附属第二医院、重庆医科大学附属儿童医院、上海市儿童医院）。1983 年在世界卫生组织（world health organization,WHO）的支持下,中国儿科危重症医学的开拓者和奠基人、首都医科大学附属北京儿童医院樊寻梅教授以 1 台成人呼吸机、6 张床位起步,在国内率先创建了 PICU。之后,在"小儿急救与培训项目"的基础上,试点医院先后成立了不同形式、不同规模的重症监护室或急救中心,包括 PICU、新生儿重症监护治疗病房（neonatal intensive care unit,NICU）等,为我国现代儿科危重症医学事业的发展奠定了基础。

第二节 危重症监护的特点

一、危重症监护的定义

危重症监护是最大限度地确保患儿的生存及随后生命的质量而采取及时的、高质量的和大量医学监护的一种医学监护模式。

ICU 作为重症医学专科的临床基地,是医院中危重患儿和某些手术后高危患儿的集中管理单位,其患儿来自临床各科,也是医院临床各科室的坚强后盾。

二、ICU 的分类

ICU 又分为综合性 ICU 和专科 ICU。专科 ICU 主要有以下几类。

1. NICU　收治从出生到生后 28 d 的危重新生儿,尤其是早产儿。

2. PICU　收治出生 29 d 以上的儿童。上限年龄各家医院标准不一,从 14～18 岁不等,为收治各类疾病患儿的综合性儿童 ICU,包括手术前、后的患儿。部分医院的 PICU 兼有心脏 ICU 功能,即收治先天性心脏病术后监护患儿。

3. 其他　部分医院还有儿童外科重症监护病房及急诊重症监护病房。

三、ICU 的规模和编制

依据《中国重症加强治疗病房（ICU）建设与管理指南》（2006）规定,ICU 的床位数一般占医院总床位数的 2%～8%,床位使用率以 65%～75% 为宜,全年床位使用率平均超过 80% 时,应适度扩大规模。重症医学科每日至少应保留 1 张空床以备应急使用。重症医学科必须配备足够数量,受过专门训练,掌握重症医学的基本理念、基础知识和基本操作技术,具备独立工作能力的医护人员。其中专科医生的固定编制人数与床位数之比应为（0.8～1）:1 以上,专科护士的固定编制人数与床位数之比应为（2.5～3）:1 以上;可以根据需要配备适当数量的医疗辅助人员,有条件的医院还可配备相关的技术与维修人员。

四、儿童危重症监护的特点

NICU 收治的是新生儿期的患儿；PICU 收治的患儿年龄跨度大，从婴儿期、幼儿期一直到学龄前、学龄期和青春期。依据儿童生长发育特点，危重症以新生儿、婴幼儿期患儿居多。这类患儿无明确的主诉，检查不配合，并且起病急、进展快、病死率高。需要医护人员望、闻、问、触、听和询问家长代主诉进行综合分析、判断。为便于危重患儿的管理和控制医院内感染，我国 NICU 和 PICU 均采用无陪病房的模式，限制探视。因此，患儿家属易出现焦虑、烦躁，加之住院费用较高，经济负担重，了解患儿相关信息的渠道少，容易对治疗、护理工作产生负面情绪。由于治疗的原因，经常需要对患儿进行有创监测、操作，使患儿感觉疼痛和恐惧。因此，NICU 和 PICU 的医护人员除了要承担繁重的诊疗护理工作外，还要针对患儿及其家长进行大量的心理护理和沟通疏导。

儿科重症医学有自身的学科理论，是一门拥有自己的临床实践基地、人员培训计划和科学研究手段的专业学科。近年来，对儿童医院设立 ICU 的重要性已引起普遍重视，一些儿科床位较多的综合医院也相继成立了形式不同的 ICU 或设立了监护病床。其目的在于集中管理危重患儿，对其进行密切观察与积极治疗，提高危重患儿的救治成功率。

第二章　儿童重症监护程序

第一节　重症患儿的收治与护理特点

一、NICU 的收治与出室标准

（一）收治标准

（1）急慢性呼吸衰竭，频繁呼吸暂停，需要氧疗、气管插管、机械通气及体外膜肺等治疗的新生儿。

（2）宫内窘迫持续时间较长或生后重度窒息需要监护者。

（3）心力衰竭与严重心律失常。

（4）重症感染、各种原因所致休克及弥散性血管内凝血（DIC）。

（5）重度缺氧缺血性脑病、颅内出血、颅内感染，反复发作的惊厥、颅内高压综合征等。

（6）早产儿，极低、超低出生体重儿，宫内发育迟缓儿，多胎儿。

（7）严重的溶血病或其他原因所致高胆红素血症需要换血的患儿。

（8）先天性心脏病、先天性消化道畸形、先天性膈疝、脑积水等新生儿外科手术前后。

（9）需要重症监护的其他新生儿：如多器官功能衰竭，重症硬肿症，严重的水、电解质、酸碱平衡或糖代谢紊乱等。

（二）出室标准

1. **呼吸系统疾病**　自主呼吸规律，无呼吸暂停及呼吸困难，不需或仅需低流量鼻导管吸氧即可维持正常血氧饱和度（SpO$_2$）。

2. **早产儿**　生命体征平稳，无青紫及呼吸暂停，无须持续静脉输液，置暖箱中体温正常，血糖稳定。

3. **新生儿惊厥**　无惊厥发作。

4. **窒息复苏后**　内环境稳定（血压稳定、血糖正常、电解质正常、酸碱平衡紊乱纠正），呼吸平稳，无抽搐及意识障碍。

5. **高胆红素血症**　胆红素水平降至安全范围，溶血病者溶血控制，无发生胆红素脑病的危险。

6. **重症感染**　感染控制，体温＜38.5 ℃，血小板正常或接近正常，精神状态好转。

二、NICU 患儿的护理特点

了解新生儿体重及大、小便情况。护士每日给新生儿沐浴后称体重 1 次，进行皮肤和脐部护理，以保暖、预防感染为重点，并注意喂养问题。

（一）足月新生儿护理特点

足月新生儿是指出生胎龄满 37～42 周，出生体重在 2 500 g 以上，身长在 47 cm 以上，无任何畸形和疾病的活产婴儿。

1. **保暖** 新生儿娩出后应立即采取保暖措施，评估体温状况，设定个性化的适中温度，维持正常体温。

2. **皮肤** 脐带脱落前可用"干法"，即在换尿布后涂少许植物油，除会阴及臀部外不用水洗。脐带脱落和胎脂消失后可开始盆浴，宜用无刺激性的沐浴液。浴后用软毛巾擦干，避免损伤表皮，皮肤皱褶处撒少许爽身粉或涂抹润肤液。应避免撒粉过多，否则受潮时易结成硬块而刺激皮肤。撒粉时遮挡新生儿面部以防吸入呼吸道等。

3. **面部** 注意面部及外耳道口和鼻腔的清洁，但勿挖耳道及鼻腔。新生儿口腔黏膜薄嫩，易擦伤而致局部或全身感染，因此既要保持口腔清洁，又禁忌常规擦洗口腔，尤其不宜挑破"马牙"。用奶瓶者应严格消毒奶瓶与奶嘴，做到一人一用一更换一消毒。

4. **衣物** 应选用柔软、透气性好的棉制品。给新生儿穿有带子的短衣，带子不可缚得过高、过紧。

5. **呼吸道护理** 保持呼吸道通畅，患儿发绀时可间断给氧，保持 SpO_2 在93%～98%之间。若患儿出现呼吸暂停，护理人员应做到：准确评估，放置合适的体位（取头高位，头置于正中，略向后仰，打开呼吸道），给予托背或弹足底，必要时吸痰，给予复苏囊加压给氧，严重者给予机械通气，并遵医嘱应用呼吸兴奋药。

6. **喂养护理**

（1）喂养方法：主张早期喂养，体重过低或生命体征不稳定者可推迟开奶时间，但应静脉补充营养，以防低血糖。喂乳量根据患儿耐受程度，以不发生呕吐和胃潴留为原则，吸吮力差和吞咽不协调者可用鼻饲喂养或微量泵滴入。每日详细记录出入量，准确测量体重，以便分析、调整喂养方案，满足能量需求。

（2）喂养前评估：

1）评估围产期情况：宫内窘迫、产时窒息等可导致患儿胃肠血流量减少，胃肠动力降低和应激性损伤。

2）选择正确的乳品：首选母乳，有条件的医院可建立母乳库，采集母亲的乳汁以供自己婴儿所需；也可以采集供乳者的乳汁，以提供多余的乳汁补充他人婴儿的需求。供乳者应健康、无慢性疾病及传染病，采集的乳汁须经 62.5 ℃ 30 min 巴氏消毒处理；4 ℃冷藏可保存 24 h，－18 ℃冷冻能保存 3 个月。母乳库应由经过上岗培训的人员负责管理。无法母乳喂养者以配方奶喂养为宜。

3）选择适当的喂养方式：吸吮力差和吞咽不协调者可用鼻饲喂养或微量泵滴入。

（3）喂养中观察：观察患儿的吸吮、吞咽协调能力，是否有呕吐、腹胀、胃潴留等临床症状，观察大便的颜色、性状。

（4）喂养后的评价：理想的营养是生长速度达到宫内生长曲线，又不损伤其消化系统。评价指标包括：

1）体重增长情况：早产儿应达到 15 g/（kg·d），足月儿应达到 30 g/（kg·d）。

2）监测体温、血压、血氧饱和度和血糖。

7. **预防感染** 严格执行新生儿病室的消毒隔离制度、严格执行无菌操作。提高手卫生的依从性，严格控制医源性感染；加强口腔、脐部、皮肤皱褶处及臀部的护理，有多重感染或多重耐药菌感染者及时隔离。

（二）早产儿护理特点

早产儿是指胎龄不满 37 周的活产婴儿。

1. **一般护理** 护理人员应具有高度的责任心，对早产儿喂奶、穿衣、换尿布等工作需在暖箱内轻柔完成，避免不必要的检查及移动，以减少不良刺激。每日在固定时间称体重，宜在喂哺前进行。早产儿生理性体重下降一般在生后 5～6 d 开始逐渐回升，<1 500 g 的早产儿可延迟至 2～3 周才恢复出生时体重。

2. **保暖** 体重<2 000 g 的早产儿需放入暖箱中，箱温应保持适中温度。早产儿的适中温度一般在 32～35 ℃，或将箱温调节至使早产儿腹部皮肤温度在 36.5 ℃。体重越轻者，其所需的环境温度越高，适中温度越接近早产儿正常体温。维持一定的湿度，将有助于稳定早产儿的体温。一般暖箱内相对湿度在 55%～65%。

3. **维持内环境稳定的护理** 早产儿的各个器官发育不成熟，生理功能较差，免疫力低，早期的喂养摄入远不能满足机体的能量需要，故应制订液体输入计划。需维持全身状态稳定，保持酸碱及电解质平衡，供给足够的能量，使患儿血糖保持正常高值（5.4 mmol/L 左右），严格控制每小时输入量，监测出入量是否平衡。应用微量泵严格控制液体速度，并遵医嘱应用药物对重要脏器如脑、心、肾等进行保护。

4. **供氧** 仅在发生发绀及呼吸困难时才给予吸氧，氧浓度以 30%～40% 为宜，或测定动脉血氧分压值，监测值在 100 mmHg 内尚属安全。

5. **喂养** 喂养以母乳为最优。对具吸吮力的早产儿应尽量给予母乳喂哺，不能吸吮者可经鼻饲喂养。经口喂养除了需要强有力的吸吮力外，还需协调的吞咽功能、用会厌和软腭关闭喉部和鼻通道及正常的食管功能；胎龄 34 周前的早产儿往往缺乏这些同步过程，一般需要鼻饲喂养。鼻胃管较口胃管容易固定，但可增加呼吸暂停的发生率。鼻饲喂养时，在喂养前进行抽吸潴留量，如抽出量小于前一次喂养量的 10%，可继续本次鼻饲喂养。早产儿宜用安抚奶嘴进行非营养性吸吮锻炼，有助于早产儿胃肠道激素的增加，增强早产儿的消化能力。

（1）肠内营养：早期微量喂养可以促进胃肠功能的发育，因此生命体征平稳的早产儿生后第一日即可开始喂养，具体方法见表 2-1。微量喂养的时间可持续 4～7 d。肠内营养可采取间断喂养或连续输注的方式。间断喂养符合胃肠激素分泌的特点，对不能耐受间断喂养的患儿可用连续喂养。母乳为首选，在没有足够的母乳或存在不适合母乳喂养的情况下可选择配方奶。

表 2-1　极低与超低出生体重儿的肠内微量喂养

出生体重	开始奶量		如果耐受，增加奶量	
500～749 g	0.5 mL, q6h	0.5 mL, q4h	1.0 mL, q4h	1.0 mL, q4h
750～999 g	1.0 mL, q6h	1.0 mL, q4h	1.0 mL, q4h	1.0 mL, q4h
1 000～1 499 g	1.5 mL, q6h	1.5 mL, q4h	2.0 mL, q4h	2.0 mL, q2h

（2）非营养性吸吮：对不能经肠道喂养或喂养不耐受者可给予非营养性吸吮。非营养性吸吮可刺激口腔内感觉神经，加速吸吮反射的成熟，促进胃肠道激素的释放，刺激胃肠道动力的发育成熟，减少小肠运输时间，加速胃排空，缩短从胃管过渡到经口喂养的时间，缩短住院天数，促进体重增长。

（3）极低出生体重儿（very low birth weight infant，VLBWI）与超低出生体重儿（extremely low birth weight infant，ELBWI）的具体喂养：首选母乳或早产儿配方奶。一般在校正胎龄 34 周或体重达到 1 500 g 时可部分经口喂养，并逐渐增加经口喂养的奶量。早产儿每日增加的奶量不超过 20 mL/kg。以每日体重增长 10～15 g/kg 较为适宜。

（4）肠外营养：患儿存在消化道功能障碍或新生儿坏死性小肠结肠炎、重症呼吸窘迫综合征、重症循环障碍或危重败血症时，应给予全肠外营养。肠外营养可通过中心静脉或外周静脉两种途径供给，需要长期（＞2 周）静脉营养的患儿，可选用经皮外周中心静脉置管（peripherally inserted central catheter，PICC）。PICC 操作相对简便，可以长期留置，输注高渗液体；缺点是有可能发生血栓和导管相关性血流感染等。

6. **预防感染**　接触早产儿的所有物品均为无菌。居住的环境要每日湿式清洁、消毒。暖箱要每日擦拭、消毒，并更换暖箱水槽中的灭菌注射用水。每日定时通风，定期终末消毒，有条件者可采用层流洁净装置。严格执行消毒隔离制度、无菌操作技术和手卫生规范。护理人员定期做鼻、咽拭子培养，感染及带菌者应暂停接触早产儿的工作。早产儿中有特殊感染者应立即隔离，及时治疗，防止出现感染暴发。

7. **体温和湿化护理**　超低出生体重儿皮下脂肪少，体表面积相对较大，能量储存较少，极易导致低体温。最好安置在双层暖箱内，如果放在辐射台上，应给予塑料薄膜遮盖。此外，维持一定的湿度也非常重要。医疗和护理操作应集中进行，使暖箱开放时间最短。和患儿接触的物品均要在暖箱内预热。VLBWI 和 ELBWI 在生后早期的合适温度和相对湿度见表 2-2。

表 2-2　极低和超低出生体重儿的合适温度和相对湿度

	体重	0 d	5 d	10 d	20 d	30 d
温度	＜1 000 g	35	35	34	33	32
（℃）	1 001～1 500 g	35	35	33	33	32
相对	＜1 000 g	100%	90%	80%	70%	65%
湿度	1 001～1 500 g	90%	80%	70%	65%	55%～65%

8. **皮肤护理** 超低出生体重儿皮肤发育非常不成熟，极易受到破坏引发严重的问题和感染、体液丢失等，因此皮肤护理相当重要。出生后清除有血迹污染的胎脂，其余胎脂保留，可自行吸收。最好用低敏性的胶布粘贴各种监护电极，且应尽可能减少胶布与皮肤的接触面积；尽量用较少的电极进行多参数监护。勤更换经皮血氧饱和度监测探头位置；尽量避免损伤性的操作，如反复的采血和穿刺。尽可能应用中心静脉输注液体，避免药物外渗导致皮肤坏死。

（三）新生儿发育支持护理

危重新生儿在复杂的 NICU 环境中需进行监护，反复检查操作，噪声、疼痛、过多搬动等不良刺激及母子分离等增加了对新生儿的不良刺激，使患儿产生应激。

1. **加强环境管理**

（1）模拟子宫环境，保持适宜的环境温湿度，根据胎龄、体重、日龄设置适中性温度和湿度，胎龄、体重越小，适中性温度越高。索尔（Sauer）等提出适中性温度的换算公式为：

1）年龄<1周：$36.6-(0.34×$出生时胎龄 *$)-(0.28×$日龄)

2）年龄>1周：$36-[1.4×$体重（kg）$]-(0.03×$日龄)

（2）保持病室温度 24～26 ℃，保持相对湿度 55%～65%。环境相对湿度对未成熟儿不显性失水量有极为明显的影响，胎龄<30 周的早产儿要求暖箱相对湿度更高，出生 2～3 d 的婴儿相对湿度应保持在 80%～90%，高湿度环境持续 3～7 d，然后逐渐调低。

2. **降低噪声的刺激** 噪声可损害听觉系统发育，使机体产生应激反应，出现心率和呼吸加快、氧饱和度下降等。一些柔和的声音，如母亲的声音、摇篮曲等对新生儿是否有益尚不明确。但有研究观察到，将摇篮曲、父母的声音与摇摆婴儿相结合可缩短早产儿住院天数。研究发现，NICU 噪声强度平均可达 54.89 dB，明显高于其他环境。国外资料显示，在 NICU 中，声音的水平通常在 50～90 dB，最高可达 120 dB。1994 年，美国环境保护署（EPA）推荐：白天声音≤45 dB，晚上声音≤35 dB。有学者将有关文献进行综述，对如何减少 NICU 环境噪声对患儿的影响提出改进方案，如 NICU 配置测音设备，应用隔音材料，控制音量在适宜水平等。针对极不成熟的早产儿，有学者提出，在患儿周围使用吸音材料，使环境的背景音量控制在最小。

3. **减少光线的刺激** 出生时，胎儿从宫内黑暗的环境突然进入光线强烈的外界环境，考虑到强光刺激可能损伤未成熟的视网膜，因此很多 NICU 降低了环境光照，并用遮阳布覆盖暖箱。研究结果发现，减少光照对早产儿的刺激并不降低早产儿视网膜病的发生率。但强光刺激可影响视觉发育，导致弱视、斜视发生。根据美国儿科学会的建议，NICU 光线明亮度，暖箱内为 25 ftc（foot candles，英尺烛光，指每英尺距离内的照度，为非法定计量单位，1 ftc=10.76 lx），室内为 60 ftc，特殊治疗时 100 ftc。

4. **减少疼痛的刺激** 疼痛对新生儿，尤其是接受大量致痛性操作的早产儿，可造

---

* 以周为单位，胎龄 30 周为 0，小于 30 周者为负数（如 28 周为−2），大于 30 周者为正数（如 32 周为＋2）。

成一系列的近期和远期不良影响。以往由于缺乏新生儿疼痛知识，并担心药物的不良反应，对新生儿，尤其对危重、需反复检查操作的新生儿未采取适当镇痛措施。调查发现，VLBWI在住院的头两周期间平均接受134次疼痛性操作。研究显示，NICU反复的疼痛刺激可对早产儿产生远期不良影响，早期的经验可使脑的结构和功能发生重组，导致以后对疼痛的反应发生改变。因此美国儿科学会于2001年制定了新生儿镇痛方案。

吗啡和芬太尼是NICU最常用的镇痛剂，一项研究结果显示，吗啡可减少早产儿死亡、严重IVH和PVL。此外对乙酰氨基酚也可用于NICU镇痛。

口服24％蔗糖水是NICU常用的非药物镇痛方法，最近的分析结果表明，其可减少患儿哭闹、降低疼痛评分、减慢心率，是一种安全有效的镇痛方法。

5. 做好体位管理 为便于观察病情，早产儿常被置于仰卧位。通过提供体位支持，如使用水床、摇床、气囊床垫等来改善不良后果。

大多数对新生儿体位的研究是观察体位对呼吸功能的影响。结果表明，将早产儿放置于俯卧位可提高氧合作用，改善通气，降低呼吸频率，增加胸部运动的同步性，减少呼吸暂停的发生。随后的研究显示，俯卧位可促进胃排空，减少胃食管反流的发生，增加睡眠时间，减少能量消耗。因此，NICU对VLBWI体位放置常采用俯卧位。

尽管俯卧位有上述优势，但长期水平俯卧位可影响早产儿姿势的发育。胎儿在子宫内不受重力的影响，早产儿过早离开母亲子宫内环境，神经肌肉发育不成熟，全身肌张力低下，不能对抗地心引力，自身活动能力差，常保持固定的体位，可引起主动和被动肌张力不平衡从而导致运动功能障碍。在宫内，胎儿的肌张力从尾向头发育，屈肌张力较伸肌张力的发育稍延迟，屈肌张力从孕30周才开始发育。因此，早产儿的躯干伸肌张力比较占优势，而下肢屈肌张力发育受限，这可引起脊柱过伸，肩胛后缩，进一步引起颈部过伸，肩部外展。同时，由于缺乏骨盆上升的发育过程，可出现髋部外展和旋外。生后第1年早产儿出现上述姿势并非神经系统后遗症表现，而是NICU体位放置不当所致。由此可见，不良的体位可对早产儿运动功能发育产生近期和远期的不良影响。如为早产儿提供体位支持装置可改善肩胛后缩；另外有学者研究报道，"鸟巢"式体位支持可改善姿势发育，但同时也发现其可引起髋部外展从而导致髋关节病理状态。将新生儿放置于适当体位：肢体屈曲，髋部置于中线位不旋外，肩部向前，头部于中线位，双手可自由活动，这可模拟胎儿在宫内的体位，并减少新生儿应激。搬动危重早产儿时应使其身体和头部成一直线，并使肢体收拢。此外，机械通气的患儿，头处于侧位可阻塞大脑静脉回流，因此应将这些患儿头部放置于正中位。临床实践中应依据目前研究观察的结果，更合理地放置早产儿体位以促进疾病康复和生理、运动的发育。

6. 非营养性吸吮 不能接受经口喂养的早产儿，在采用胃管喂养时，给其吸吮安慰奶嘴，称非营养性吸吮（non-nutritive sucking，NNS）。孕27周时胎儿开始出现吸吮动作，为快速吸吮，其不同于营养性吸吮，后者表现为缓慢而持续的吸吮动作。研究发现，NNS有助于营养性吸吮行为的发育，促进对肠道喂养的耐受性及体重增长，减少操作时患儿应激，缩短住院时间等。最近的分析结果显示，非营养性吸吮可明显减少住院天数，有助于从管饲到瓶饲的过渡及进入全肠内喂养。此外，可促进患儿行为反应，减少胃管喂养时的防御反应，进食后容易进入睡眠状态等。

7. **袋鼠式护理**　将新生儿放于母亲（或父亲）胸前，使母子（父子）肌肤直接接触，因类似袋鼠行为而取名为袋鼠式护理（kangaroo care 或 skin-to-skin contact）。通过触觉刺激，促进新生儿体温调节，减少呼吸暂停发生和对氧的依赖，缩短住院天数；促进神经和认知行为的发育，增进亲子关系。研究已表明其安全、有效。对适合条件的早产儿，在发达国家的 NICU 已将袋鼠式护理列入基础护理项目。

8. **建立日夜作息规律**　使用可调节光源，提供昼/夜光线变化。夜间调低病室灯光亮度，保持病室安静，各项治疗操作尽量白天集中进行，避免打扰患儿，建立日夜作息规律。

9. **促进亲子关系的建立**　婴儿在发育过程中有被抚摸、拥抱及关注的需要。亲子之间的亲密接触对于父母和婴儿都很重要，尤其是出生后数周内亲子间的互动，对于日后亲子关系的建立有深远的影响。护理人员应设法提供促进亲子关系建立的途径，如鼓励母亲采取"袋鼠式喂养"，鼓励父母皮肤紧贴皮肤怀抱患儿。护理人员为患儿提供舒适的包裹如"鸟巢"，减少在暖箱中无边界感引起的恐惧，使患儿具有安全感。

以家庭为中心的护理（family centered care，FCC）理念最早由丰德（Fond）及卢西亚诺（Luciano）于 1972 年提出，是鼓励父母早期介入患儿治疗、护理过程的新的护理模式，强调患儿、家庭及照顾者之间的相互协作，以利于建立亲子关系、减轻治疗等刺激对患儿心理行为的不良影响。

10. **心理支持**　父母往往认为危重新生儿易于出现各种健康问题，而产生较重的心理负担。因此护理人员应给予危重新生儿和新生儿父母精神上的支持，以多种形式向家属提供有关知识或一些方便、快捷的医疗资源，适当给予安慰和鼓励，增添希望和信心。与患儿父母建立良好的关系，让其参与制订康复计划，从而减轻他们的心理负担。

三、PICU 患儿的收治与转出标准

PICU 收治危重症患儿。对这些患儿的救治是一项极其艰巨的任务，不仅需要高水平的医护技术，在组织管理方面也有极高的要求。要保证 PICU 救治工作的及时、准确、有序，需要建立起一整套的危重症患儿组织管理评估体系。近年来，美国重症医学会、美国儿科学会相继发布了美国 PICU 的一些规范性指南，涵盖了 PICU 收治标准、环境设施条件、技术指引、人员配备要求等。我国中华医学会重症医学分会也于 2006年发布了《中国重症加强治疗病房建设与管理指南》，对国内 ICU 的建设进行了规范和指引。但该指南主要适用成人 ICU，国内 PICU 仍缺乏系统规范的建设和管理指引。在借鉴发达国家 PICU 指南的基础上，结合我国 PICU 建设的现状，建立适合我国国情的PICU 建设与管理指南，无疑具有重要的意义。本章将参考国内外相关指南，对 PICU重症患儿的组织管理评估进行简要论述。

国外通常将需加强监护的患儿分为两类：一类为危重患儿；另一类患儿病情介于普通患儿与危重患儿之间，未达 PICU 入住标准，亦无须有创监测，但需接受高于普通病房的监护、护理及更频繁的生命体征监测，即国外所谓的中级监护（intermediate care）。

（一）PICU 收治标准

对急性、可逆、已经危及生命的器官功能不全，或具有多种高危因素，具有潜在生命危险的患儿，以及慢性器官功能不全出现急性变化，具有恢复可能的患儿，均应该收住 PICU 治疗。下面按不同系统分述如下。

1. 呼吸系统　严重的、有可能威胁生命的呼吸系统疾病。

（1）已行气管插管或有可能急诊气管内插管及机械通气的患儿。

（2）急性进行性上、下呼吸道及肺部疾病，可能进展为呼吸衰竭和（或）完全性呼吸道梗阻的严重疾病。

（3）需吸入氧浓度大于 0.5 L/min。

（4）气管切开术后。

（5）危及上、下呼吸道的急性气压伤。

（6）需要频繁或持续吸入或雾化给药，留置儿科普通病房已不安全（各单位酌情而定）。

2. 心血管系统　严重的、有可能威胁生命或状况不稳定的心血管疾病。

（1）休克。

（2）心肺复苏术后。

（3）严重心律失常。

（4）不稳定的充血性心力衰竭。

（5）充血性心力衰竭伴心肺功能不稳定。

（6）高危的心血管及胸内操作后。

（7）需监测动脉压、中心静脉压及肺动脉压。

（8）需安装临时起搏器者。

3. 神经系统　急性的、有可能威胁生命或状况不稳定的神经系统疾病。

（1）惊厥、对治疗无反应或需持续滴注抗惊厥药。

（2）因可能的或潜在的神经系统疾病导致的急性或严重的感觉异常，有可能出现窒息、昏迷者。

（3）神经外科术后需接受有创监护和严密观察者。

（4）急性脊髓、脑膜或脑的炎症或感染，伴有精神萎靡、代谢及某些激素分泌水平异常、呼吸或血流动力学改变或有高颅内压风险。

（5）头颅外伤伴颅内压增高。

（6）神经外科手术前病情恶化。

（7）进行性神经肌肉功能障碍，伴或不伴有需心电监护或呼吸支持的感觉异常。

（8）脊髓压迫或邻近压迫。

（9）脑室外引流术后。

4. 血液、肿瘤疾病　威胁生命的或不稳定的血液、肿瘤性疾病，或活动性大出血的患儿。

（1）需换血患儿。

（2）需行血浆置换术或白细胞分离置换术，伴临床状况不稳定。

（3）严重凝血异常疾病。

（4）伴随血流动力学异常或呼吸障碍的严重贫血。

（5）镰状细胞性贫血危象的严重并发症，如神经、精神改变，急性胸腔综合征或再生障碍性贫血伴血流动力学改变。

（6）有肿瘤溶解综合征的化疗患儿。

（7）肿瘤或肿块压迫或即将压迫大血管、器官或呼吸道者。

5. 内分泌、代谢疾病 威胁生命的或不稳定的内分泌或代谢性疾病。

（1）普通病房无法处理的严重糖尿病酮症酸中毒。

（2）其他严重的电解质紊乱：高钾血症，需要心脏监护及紧急干预；严重低钠血症或高钠血症；低钙血症或高钙血症；低血糖症或高血糖症，需要加强监护；严重代谢性酸中毒，需要输注碳酸氢钠、加强监护或综合干预；需综合干预以维持液体平衡。

（3）先天代谢性缺陷伴急剧恶化需要呼吸支持、紧急透析、输血、颅内高压管理或强心治疗。

6. 消化系统疾病 威胁生命或状况不稳的胃肠疾病。

（1）合并血流动力学及呼吸状况不稳定的急性严重性消化道出血。

（2）急诊内镜取异物术后。

（3）急性肝衰竭导致昏迷，血流动力学、呼吸状况不稳定。

7. 外科术后 外科术后需要严密监护及进一步治疗的患儿。

（1）心血管外科术后。

（2）胸外科术后。

（3）神经外科术后。

（4）耳鼻喉外科术后。

（5）颌面外科术后。

（6）整形外科及脊柱外科术后。

（7）普外科术后伴血流动力学及呼吸状况不稳定者。

（8）器官移植术后。

（9）伴或不伴有心血管状况不稳定的多发性外伤。

（10）术中或术后的大量失血。

8. 肾脏疾病 威胁生命或状况不稳的肾脏疾病。

（1）肾衰竭。

（2）需紧急血液透析、腹膜透析及其他持续肾脏替代治疗。

（3）急性横纹肌溶解伴肾功能不全。

9. 其他系统疾病 包括但并不限于下列情况。

（1）药物中毒伴潜在的多功能脏器衰竭（MODS）。

（2）MODS。

（3）可疑或明确的恶性高热。

（4）电击伤或其他的室内或环境损伤（如雷电伤）。

（5）烧伤面积≥10%。

10. **特殊需要**　需要应用特殊技术、监护、综合干预措施，或者针对该病的用药剂量、速度等超出了普通病房的允许范围。

（二）PICU 转出标准

转出 PICU 前，应对患儿进行系统的评估。主要评估其转入 PICU 的病因是否得到控制和逆转，不稳定的生理状况是否得到改善，是否还需要继续接受普通病房无法实施的 PICU 综合干预措施。符合以上基本条件和以下指标，可考虑将患儿转出 PICU。

（1）血流动力学参数稳定。

（2）呼吸状况稳定，拔管后动脉血气维持正常，呼吸道通畅。

（3）无须高浓度吸氧。

（4）无须静脉应用正性肌力（强心）药、血管扩张剂及抗心律失常药；或其他状况稳定，可在指定病房中安全地、小剂量地应用这些药品的患儿。心律失常得到控制。

（5）无须颅内监测设备。

（6）惊厥控制，神经、精神状况稳定。

（7）已拔除所有血流动力学监测导管。

（8）长期机械通气患儿，危重病程已逆转或痊愈，病情稳定，可以转到指定病房进行长期机械通气的常规管理。

（9）已脱离生命危险，普通病房能接受的常规血液透析或腹膜透析。

（10）人工气道良好，不需要额外吸引的患儿。

（11）经医护人员与患儿家属的仔细评估，得出结论：患儿留在 PICU 已无任何益处，或 PICU 治疗在医学上徒劳无益。

（三）中级监护病房收治标准

1. **呼吸系统疾病**　需多学科协助及高频次监护的中度肺或呼吸道疾病。

（1）可能需接受气管内插管的患儿。

（2）慢性呼吸功能不全的患儿，仅需低参数机械通气支持，且经气管切开进行机械通气，气管切开处已安全稳定。

（3）中等程度的进行性肺疾病（上呼吸道或下呼吸道），具有进展为呼吸衰竭或发生呼吸道梗阻的风险。

（4）不论何种原因，患儿急需吸入浓度大于 50％的氧。

（5）气管切开术后平稳的患儿。

（6）需要频繁雾化吸入或持续雾化吸入的患儿。

（7）需行呼吸暂停监测及心肺监护的患儿。

2. **心血管疾病**　需要多学科协作及密集监护的中度心血管疾病患儿。

（1）无生命危险的心律失常。

（2）无生命危险的心脏疾病，仅需小剂量静脉应用血管活性药物。

（3）进行严密监护的高风险心脏操作，且接受操作患儿血流动力学及呼吸方面无异常。

（4）闭合性心血管及胸外科术后，包括动脉导管未闭修补、血管分流、植入永久性起搏器及开胸术后，患儿血流动力学及呼吸方面无异常。

3. **神经系统疾病**　无生命危险，且需多学科干预及密集监护的神经系统疾病。

（1）抽搐需持续心肺监护，血流动力学无异常，但存在呼吸异常的可能。

（2）患儿有神志改变但无恶化迹象，需行神经系统评估。

（3）神经外科术后需心肺监护。

（4）急性中枢神经系统感染及炎症，无神经系统缺陷或其他并发症。

（5）头颅外伤，但无神经系统症状及体征。

（6）进行性神经肌肉功能不良，无神志改变但需行心肺监护。

4. **血液/肿瘤疾病**　不稳定的血液肿瘤疾病或无生命威胁的出血，需多学科干预及密集监护。

（1）严重贫血但无血流动力学及呼吸异常。

（2）出现中度镰状细胞贫血危象的症状，如呼吸窘迫，但无急性胸腔综合征。

（3）血小板减少、贫血、中性粒细胞减少或实体瘤患儿，存在心肺功能异常风险，需密切监护心肺功能。

5. **内分泌/代谢病**　需要多学科干预、频繁监护的内分泌/代谢疾病。

（1）无神志改变的中度糖尿病酮症酸中毒（血糖<500 mg/dL 或 pH 值>7.2），需持续输注胰岛素。

（2）其他中度电解质和（或）代谢异常（需心脏监护及干预），如低钾血症（血钾<2.0 mmol/L）和高钾血症（血钾>6.0 mmol/L），低钠血症及高钠血症伴临床征象异常（如抽搐或精神状态改变），低钙血症或高钙血症，低糖血症或高糖血症，中度代谢性酸中毒。

（3）先天性代谢性疾病且需心肺监护。

6. **胃肠道疾病**　需多学科干预及密集监护的病情不稳定的胃肠道疾病患儿。

（1）急性胃肠道出血但血流动力学及呼吸方面无异常。

（2）需行内镜检查的胃肠道异物或其他胃肠道疾病，心肺无异常。

（3）慢性胃肠功能或肝胆功能不全，但无昏迷、血流动力学及呼吸异常。

7. **外科情况**　需要多学科处理及密集监护的患儿，以及进行过外科操作但无血流动力学和呼吸方面异常的患儿。

（1）心血管手术患儿。

（2）胸外科手术患儿。

（3）已行神经外科操作的患儿。

（4）上呼吸道及下呼吸道手术患儿。

（5）颅面手术患儿。

（6）胸部外伤或腹部外伤患儿。

（7）正接受治疗的多发性外伤患儿。

8. **肾脏疾病**　潜在不稳定的、需要多学科处理及密集监护的肾脏疾病。

（1）无抽搐、脑病或其他症状的高血压患儿，需经常间歇给予静脉或口服给药治疗。

（2）无并发症的肾病综合征伴慢性高血压，需频繁血压监测。

（3）肾功能衰竭，需行定期血液透析及腹膜透析的患儿。

9. **多系统疾病或其他疾病** 潜在不稳定的、需多学科处理及密集监护的多系统疾病。

（1）需特殊治疗的患儿，如呼吸支持，包括持续呼吸道正压通气、双水平正压通气或长期家庭通气（指在家中应用呼吸机支持，如慢性肺疾病）；气管切开处需经常进行肺部清洗和吸痰；呼吸及血流动力学正常的胸膜腔及心包腔引流患儿；用药量超出普通病房允许剂量或所需设备技术普通病房不能提供。

（2）无并发症，心血管及呼吸系统无异常但需行心肺监护的中毒患儿。

（四）中级监护病房出院/转出标准

患儿病情恢复或急诊入院时的生理异常已解决、不再需要多学科处理时，应对其进行综合评估并考虑转至普通病房或特殊病房。

若患儿病情恶化，需要更高一级的监护条件，患儿应转入 PICU。若符合下列标准，患儿转入普通病房或特殊病房，或出院回家。

（1）患儿血流动力学已稳定至少 6～12 h。

（2）患儿呼吸系统状态稳定，拔管后血气在可接受范围至少 4 h。

（3）仅存最低的氧需求，吸入氧浓度≤0.4 L/min。

（4）不再需要静脉输注血管活性药物、抗心律失常药物等，或患儿其他方面均正常，仅需在特定病房内输注小剂量这类药物。

（5）心律失常已得到控制并达到理想期限，该理想期限不得短于 24 h。

（6）患儿抽搐控制并达到理想期限。

（7）已撤除所有有创监测设备（如心导管）。

（8）长期机械通气的患儿，其进入中级监护或 PICU 的急性病症已解除，且已回归至最初状态。

（9）患儿需定期腹膜透析或血液透析，但可在门诊或特定病房进行。

（10）患儿的多学科干预可预约进行，且符合转入病房的规定。

目前我国没有统一的 PICU 患儿管理指南，在患儿收治和管理方面不规范，资源浪费严重，且影响了一部分患儿的治疗效果。因此，建立相关指引是一项必要和紧迫的工作。

四、PICU 的护理特点

PICU 提供 24 h 特殊的环境、监护和治疗设备，由儿科危重症医生、护士和各种相关人员组成的综合医疗队伍对危重患儿进行诊断和治疗，并且在各种仪器监护下，对病情变化和治疗效果做出迅速评价。现已证明 PICU 内重症监护设备和治疗技术的应用，及儿科危重症专业医疗及护理队伍工作提高了危重症患儿的生存率。

（一）基础护理

1. **眼的护理** 昏迷状态眼无法闭合时，可用凡士林纱布直接覆盖，或用红霉素眼膏涂眼后再用纱布覆盖。

2. **皮肤的护理** 保持床单位平整、干燥、整洁，每班评估皮肤情况。根据患儿病情定时翻身、拍背，翻身时要注意将患儿的耳及肢体处于功能位，避免受压。经常帮助患儿进行肢体功能锻炼。应用冰枕的患儿要注意观察头部皮肤，避免冻伤。

3. 口腔护理 用于高热、昏迷、危重、禁食、鼻饲、口腔疾病、机械通气等患儿。口腔护理时可观察患儿口腔有无出血、溃疡和特殊气味。长期应用抗生素者，注意观察有无真菌感染，昏迷患儿禁用漱口液漱口，以防止误吸。棉球不可过湿，以防患儿将溶液吸入呼吸道。动作宜轻，避免损伤黏膜及牙龈。口唇干裂者涂唇膏及润滑油。

4. 会阴护理 适用于长期卧床患儿、手术后留置尿管、会阴及阴道手术后患儿。通过护理可以保持患儿会阴部清洁，促使患儿舒适，利于会阴伤口的愈合，预防和减少生殖系统、泌尿系统的逆行感染。

（二）约束护理

身体约束是临床护理工作常用的保护性护理措施之一，应用较广泛，主要用于控制意识不清、躁动等患儿的活动，预防和减少其对治疗的干扰，保障患儿和医护人员的安全。如果使用不当，易对患儿造成伤害。因此，严格遵循约束的操作规程及正确掌握约束的使用方法是非常重要的。但是，目前我国尚缺乏具体的身体约束使用规范或指南，本书借鉴 2013 年澳大利亚循证卫生保健中心（JBI）公布的身体约束标准，制定儿童约束的护理，供儿科临床护士参考。

1. 约束的原则

（1）尽量不使用约束，一旦使用应尽早解除。

（2）尽可能地寻求替代性治疗方法。

（3）为患儿实施约束的护理人员必须经过培训。

（4）身体约束必须确保患儿的安全。

（5）要遵守当前的科学知识、法律、实践指导、实践规范，必须符合相关机构的政策和程序。

（6）尽量避免或最小化攻击性行为。

2. 约束管理

（1）知情同意：有自主能力患儿必须征得其同意，获取知情同意书；无自主能力时应征求其家长或监护人的意见。

（2）评估：①开始约束前需对患儿进行评估。②约束实施中应注意确保患儿安全，做好病情观察，最大限度促进患儿的舒适，并采取措施分散患儿注意力。③观察约束部位皮肤色泽、温度及完整性等。④评估是否需要继续约束。

（3）约束部位：约束部位通常为患儿的手与四肢的关节处，如腕部、踝部、肩关节等，主要目的是固定患儿的关节，以限制活动，防止因兴奋冲动行为发生意外。

3. 约束方法

（1）肢体约束法：暴露患儿腕部或踝部，用棉垫包裹腕部或踝部，将保护带打成双套结套在棉垫外，稍拉紧，使之不松脱，然后将保护带系于两侧床缘。

（2）肩部约束法：暴露患儿双肩，患儿双侧腋下垫棉垫，将保护带置于患儿双肩下，双侧分别穿过患儿腋下，在背部交叉后分别固定于床头。

（3）全身约束法：将大单折成自患儿肩部至踝部的长度，将患儿放于中间，用靠近护士一侧的大单紧紧包裹同侧患儿的手足，自患儿腋窝下掖于身下；再将大单的另一侧包裹患儿对侧手臂，紧掖于靠护士一侧身下。如患儿过分活动，可用绷带系好。

4. 注意事项

（1）约束位置应舒适，将患儿肢体置于功能位。

（2）约束只能作为保护患儿安全、保证治疗的方法，不可作为惩罚的手段。

（3）保护性约束属于制动措施，使用时间不宜过长，病情稳定或治疗结束后应及时解除约束，需较长时间约束者应每隔15～30 min观察约束部位的末梢循环情况及约束带的松紧程度，定时更换约束肢体，每2 h活动肢体或放松一次，发现异常及时处理，必要时进行局部按摩，促进血液循环。

（4）实施约束时，约束带松紧适宜，以能伸进一、二手指为原则。

（5）肩部保护时腋下要填棉垫，必须打固定结，勿使其松动以免臂丛损伤。

（6）准确记录并交接班，包括约束的原因、时间，约束带的数目，约束部位、约束部位皮肤情况，解除约束时间等。对约束患儿进行床头交接班，仔细观察和评估约束带松紧度、患儿皮肤情况等；约束带必须班班清点，发现约束带数目不对及时查找，清点无误后交班者方能离岗。

（7）约束带应定期清洗消毒，保持清洁。

5. 约束评估记录表

约束法在无陪护病房特别是PICU患儿治疗过程中经常应用，目前国内尚未建立统一的约束评估记录表，本书在附录部分的评估表仅供参考。

第二节　各年龄段的生命体征评估

一、NICU患儿生命体征评估

（一）体温的评估

体温、脉搏、呼吸及血压是机体内在活动的一种客观反映，是衡量机体状况的指标，临床上称为生命体征。新生儿的体温、脉搏、呼吸及血压虽受昼夜、环境、情绪和活动等因素的影响有所变动，但均有一定的范围。而且体温、脉搏、呼吸三者之间有一定的比例关系。当新生儿患病时，就会发生不同程度的变化。通过观察生命体征，可以了解疾病的发生及发展规律，提示患何类疾病，或处于疾病的哪一阶段，反映病情的好转与恶化，以及有无并发症等。对这些体征进行及时、正确地测量与记录，能够协助医生对疾病做出正确判断，并为治疗和护理工作提供重要依据。

1. 体温的产生和调节　新生儿体温调节中枢虽已发育，但功能不够完善，是一个具有特殊脆弱性的时期，体温调节功能差，体温调节中枢发育不成熟；且新生儿的体表面积与成人相比，相对较大，按千克体重计算，比成人体表面积大3倍；加之皮下脂肪较薄，皮下血管丰富，导致保暖差、散热快，保暖能力弱，容易随环境的变化而变化，造成体温过低或过高。尤其早产儿体温调节中枢发育不成熟，对外界环境变化更敏感。

室温过高时新生儿能通过皮肤蒸发和出汗散热，但如果体内水分不足，血液浓缩而易发热，这种发热称"脱水热"；室温过低时，可导致寒冷损伤。

2. 体温的测量

（1）新生儿正常体温：腋温为 36.3～36.9 ℃，皮肤温度为 36.2～37.2 ℃，美国妇产科和儿科学会推荐，维持皮肤温度 36～36.5 ℃，核心温度 36～37.5 ℃，外周（足心）与中心温度（腹温、腋温）之差不超过 0.5～1 ℃，超过 2 ℃可能有寒冷应激或败血症。有研究提出零热流体温监测技术。零热流（zero heat flux）指将体温探头置于某皮肤区域时该处无热量散失，热流从身体中心到外周呈梯度下降，则此处皮肤温度接近核心温度。通常将体温探头置于肩胛与不导热的床垫之间进行测量。

（2）测量方法：临床上常用的新生儿测量体温的方法有背部、颈下及肛内测温法。（禁用口腔测温法）。

1）背部测量：体温计水银端经一侧由颈后轻轻插入脊柱与肩胛骨之间的斜方肌部位，背部皮肤与床褥紧贴，插入长度 5～6 cm。

2）颈温测量：将体温计放置于颈部颌下处紧贴皮肤。

3）肛温测量法：将已经涂满润滑油的肛表水银头轻轻插入肛门内，插入深度不超过 2 cm，使体温计尾端在纸尿裤的橡皮筋松紧处，包好纸尿裤。

（3）测量时间：背部、颈下体温测量时间为 5～10 min；肛门内测量时间 1～3 min。

3. 体温测量工具

（1）水银体温计：20 世纪 90 年代前水银体温计是我国医院及家庭测量体温的主要工具，分为腋/口温计和肛温计，缺点是测量时间长、易破碎、有汞中毒的危险，同时，汞还可造成严重的环境污染。2005 年欧盟已经决定淘汰水银体温计。

（2）电子体温计：分为腋温型、皮温型、耳温型、远红外感应型。有报道，北京、上海一些医院新生儿科已经开始在临床应用电子体温计，优点是操作便捷，易消毒，损耗低，并且测量时间短，结果准确可信，有取代水银体温计的趋势。

4. 异常体温

当受疾病、药物与其他因素（高温或寒冷环境）影响时，下丘脑体温调节中枢功能调定点异常，产热和散热的平衡关系发生变化，出现异常体温。

（1）发热：体温超过 37.5 ℃，有时伴随面红、烦躁、呼吸急促、吃奶时鼻煽、口周发绀等症状。新生儿出现发热，首先要识别是否为生理性。生理性发热的原因包括内因和外因两个方面。外因主要为室温过高或箱温过高，未能适应个体体温调节限度，从而出现体温的上升。有时因为衣被过暖，也会出现发热的假象。内因主要是出生后入量少，经体表失水多，尤其是开始排尿后，若不及时补充液体，加上外因影响，可发生脱水热。

引起发热的疾病很多，可分为感染性和非感染性两大类。感染性发热占大多数，包括各种急慢性传染病和局部或全身感染；非感染性发热包括环境过热、失水、各种血液病、恶性肿瘤、化学或机械性因素。

（2）体温过低或不升：WHO 对体温过低的分度为：轻度低体温为 36.0～36.4 ℃；中度低体温为 32.0～35.9 ℃；重度低体温为低于 32 ℃。体温过低可能是生理性的，也可能是病理性的。常见于秋冬季节出生的早产儿，尤其是低出生体重儿、小于胎龄儿；患严重疾病如感染、心血管系统疾病、神经系统疾病、手术及活动减少、须接受长时间复苏抢救的患儿（如应用镇静剂或麻醉剂等）。低体温不仅可引起皮肤硬肿，并可使体内各重要脏器组织损伤，功能受累，甚至导致死亡。

（二）脉搏的评估

1. 脉搏的定义和特征　动脉管壁随着心脏的舒缩而出现周期性的起伏搏动形成动脉脉搏。脉搏的波动会受到血管壁弹性、血液黏稠度、小动脉及微血管阻力等很多因素的影响，因此脉搏会在正常范围内呈现动态的变化，不会一成不变。

2. 脉搏的特性

（1）脉率：脉搏的速率简称脉率。随着年龄增长，脉率逐渐减慢。新生儿脉率的正常值为 120~140 次/min。

（2）影响脉率的因素：

1）年龄：新生儿日龄越小，脉搏搏动越快。

2）性别：女性比男性脉搏搏动次数稍多，每分钟相差约 3 次。

3）身体体表面积：体表面积越大，脉搏搏动越慢。

4）进食、活动、情绪变化和发热，均可使脉搏加快。

5）疾病：有些疾病常可使脉搏增快或减弱。

6）药物：治疗疾病使用的某些药物如毛花苷丙等常会致脉搏改变。

应在小儿安静或睡眠时测量脉搏，一般体温每升高 1 ℃，脉搏增加 10~15 次/min。凡脉搏显著增快，而且在睡眠时不见减慢者，应怀疑有器质性心脏病。

（3）脉律：脉律是心搏之间的间隔。正常的脉搏是规则的，间隔的时间相等，搏动的力量是均匀的，脉搏的节律反映心搏的节律。一般情况下，两者节律是一致的，每次脉搏搏动的时间长短相等，如果脉搏跳动不规律，即称脉律不齐。

（4）动脉壁的情况：指端放在动脉上，由感觉可以断定动脉壁的某些性质，正常动脉为直的，管壁光滑，且有弹性。

（5）脉量：血流冲击在血管壁上的力量大小程度，称之为脉量，亦称脉搏的振幅，此与血量多寡、血管粗细及管壁的弹性有关。管壁松弛、血量多时，脉搏搏动即明显，反之则搏动微弱。正常情况下，脉搏搏动的力量每次应为一致的，脉搏的起伏也平稳。临床常见的异常脉量有洪脉、弦脉、丝脉、交替脉等。脉搏并不一定能代表心脏收缩的力量。在心脏收缩或心室充血不完全时，脉搏会变弱；主动脉狭窄时，虽然心脏收缩强而有力，脉搏仍是细弱的，所以脉搏强弱不等于心缩力量的强弱。

3. 脉搏的测量　血液自心脏涌出，使得动脉血管内的压力增加，此压力会传遍全身的动脉系统，所以，可在身体各个部位的脉搏点测得脉搏。脉搏点均位于较接近表皮且有较大的动脉、骨骼突出并能以手指按压的部位，因此，于身体表浅动脉且有骨骼衬托处，均能以手指触及脉搏，常用来测量脉搏的有桡动脉、颞动脉、颈动脉、肱动脉、股动脉、足背动脉等。

（三）呼吸的评估

1. 呼吸系统的解剖及生理　呼吸是人体内、外环境之间的气体交换，完成呼吸功能的呼吸系统，包括鼻、咽、喉、气管、主支气管和肺。呼吸道有骨或软骨作为支架，使管道畅通，以利呼吸的进行，人体的呼吸包括两个过程，即外呼吸和内呼吸。

（1）外呼吸：是指外界环境与血液之间在肺部进行的气体交换，又称肺呼吸，包括四个部分。①通气：即是空气进出肺的机械运动。②气体在呼吸道内分布。③气体通过肺泡呼吸膜进入肺毛细血管的血液内。④灌流：血液通过肺的流动。任何妨碍这些过程的疾病状态都会导致动脉血氧浓度降低。

（2）内呼吸：是指血液与组织、细胞之间的气体交换。交换方式同肺换气，交换的结果是使动脉血变成静脉血。

2. **正常呼吸及生理性改变**　正常健康新生儿安静时呼吸是自发的、不费力的、深浅适当。胸部两侧的起伏对称一致；呼吸可随日龄、性别、体力活动、情绪等因素而改变。胎儿娩出时，由于产道的挤压、缺氧、二氧化碳潴留和环境温度的改变等多种刺激，兴奋了呼吸中枢，引出呼吸动作。娩出后两肺逐渐膨胀，血氧饱和度在 3 h 内达到 90% 以上。由于新生儿胸廓几乎呈圆桶形，肋间肌较薄弱，呼吸运动主要靠膈肌的升降，所以呈腹式呼吸。加以呼吸中枢调节功能不够完善，新生儿的呼吸较表浅，节律不匀，频率较快，正常值为 40~45 次/min。但变动很大，哭闹时呼吸可达 80 次/min。呼吸与脉搏的比例是 1:3。由于新生儿鼻腔发育尚未成熟，几乎无下鼻道；鼻黏膜富含血管及淋巴管，故轻微炎症便可使原已狭窄的鼻腔更狭窄，而引起呼吸困难、拒乳及烦躁。

早产儿呼吸中枢及呼吸肌发育更不完善，常出现呼吸暂停或吸奶后有暂时性青紫，咳嗽及吞咽反射差，呕吐时胃内容物易吸入气管而引起呼吸道梗阻或肺不张。新生儿肺的顺应性与肺泡的成熟度主要与 II 型肺泡细胞所产生的肺泡表面活性物质有关。早产儿肺泡表面活性物质少，肺泡壁黏着力大，有促使肺泡萎陷的倾向，易患呼吸窘迫综合征。

3. **呼吸测量方法**　新生儿呼吸频率可通过听诊或观察腹部起伏而得，也可将少许棉花置于新生儿鼻孔边缘，观察棉花纤维的摆动而测量。要同时观察呼吸的节律和深浅。一呼一吸为一次呼吸。因新生儿的呼吸频率每时每刻都在变化，因此在确定呼吸频率是否正常时，需连续观察数分钟方能得到正确结果。

4. **异常呼吸及处理原则**　新生儿呼吸频率如持续超过 60~70 次/min，称为呼吸增快。呼吸增快既可由原发性呼吸系统疾病引起，也可是代谢性疾病如酸中毒、低血容量的症状；其他如败血症、神经性疾病和心脏病等，均可引起呼吸增快。呼吸频率持续低于 30 次/min 称为呼吸减慢，表示新生儿对神经或化学刺激无反应能力，是严重呼吸衰竭的症状，提示病情凶险。新生儿患败血症、化脓性脑膜炎、颅内出血、低氧血症及药物中毒时，均可抑制中枢使呼吸减慢。

处理：

（1）对可能发生呼吸异常的新生儿应加强观察，注意呼吸状况。

（2）尽早明确和祛除病因，如清除上呼吸道梗阻、治疗肺部病变、纠正各种代谢紊乱等以保证正常的通气、换气功能，保持呼吸道通畅。

（3）及时准确地做好记录，有异常及时报告医生，做好相关的治疗护理。

（四）血压的评估

1. **血压的定义和影响因素**　血压的形成与心脏的收缩力和排血量、动脉管壁的弹性、血液的黏稠性、全身各部细小动脉的阻力等有关。以上任何环节的变化都可导致血压的变动。形成血压的基本因素是心脏射血。血压是时时刻刻都在变动的。凡能影响心排血量和外周阻力的因素都能影响动脉血压，如每搏输出量、心率、外周阻力、大动脉管壁的弹力、循环血量和血管系统容量的比例等。而新生儿期多种疾病，如感染性休克、心功能失代偿期或常使用循环支持药物等都可影响心搏出量和外周血管阻力，造成血压波动。若不能及时发现血压的变化，则不利于采取正确的治疗措施。

2. **动脉血压的测量和正常范围**　测量血压时，应根据新生儿不同的日龄、体重来选择不同宽度的袖带。一般来说，袖带的宽度应为上臂长度的 $1/2\sim2/3$。袖带过宽时测得的血压值较实际值偏低，过窄时则较实际值偏高。测量部位常为上肢肘窝的肢体动脉或下肢腘窝的腘动脉处。新生儿多采用多普勒超声波超声监护仪或心电监护仪测量血压。脉压幅度窄提示外周血管收缩，心衰或低心排血量；脉压增宽则提示动脉增宽、动脉导管未闭或动静脉畸形。若发现脉压变窄或增宽应报告值班医生，给予必要的处理。新生儿及早产儿正常血压值见表 2－4。

表 2－4　新生儿及早产儿正常血压值

分类	收缩压	舒张压	脉压
正常足月儿	50～90 mmHg	30～60 mmHg	25～30 mmHg
早产儿	45～80 mmHg	25～50 mmHg	15～25 mmHg

注：mmHg 为非法定计量单位，1 mmHg≈0.133 kPa。

3. **测量血压注意事项**

（1）测量时，在新生儿吃奶后 1～2 h 平卧安静状态下进行。

（2）测量新生儿下肢血压时所用袖带应比测量上肢的袖带宽 2 cm。其结果，上下肢收缩压的差异不超过 20 mmHg，而舒张压无多大差异。记录时，应注明为下肢血压。

（3）对要求密切观察血压的患儿，应尽量做到定时间、定部位、定体位和定血压测量仪。这样测量的结果才能相对准确，有利于对病情的监护。

二、PICU 患儿的生命体征评估

（一）儿童各个年龄段的分期

婴儿期：出生 28 d 后到满 1 周岁之间的时期为婴儿期，此期小儿以乳汁为主要食品，又称乳儿期。

幼儿期：1 周岁后到满 3 周岁之间的时期为幼儿期。

学龄前期：3 周岁后（第 4 年）到入小学前（6～7 岁）之间的时间为学龄前期。

学龄期：从入小学起（6～7 岁）到青春期（12～14 岁）来临前的时期为学龄期（相当于小学学龄期）。

青春期：从第 2 性征出现到生殖功能基本发育成熟，身高停止增长的时期为青春期。一般女孩从 11～12 岁开始到 17～18 岁结束，男孩从 13～14 岁开始到 18～20 岁结束。但个体差异较大，有时可相差 2～4 岁，也有种族差异。

（二）各年龄段生命体征正常参考值

1. **体温**　根据患儿的年龄和病情选择测量方法。能配合的年长儿可测口温，37.5 ℃以下为正常。临床上广泛测量腋温，儿童腋下温度平均为 36～37 ℃，一日内的最高与最低体温的相差幅度依年龄而增加，1 个月时约 0.25 ℃，6 个月约 0.5 ℃，3 岁以后约 1 ℃。肛温较准确，但测量肛温对患儿刺激大，36.5～37.5 ℃为正常，且不适合腹泻及肛门手术的患儿。

发热过程及症状：

（1）体温上升期：其特点为产热大于散热。体温上升可有两种方式：骤升和渐升。骤升是体温突然升高，在数小时内升至高峰，多见于肺炎、疟疾等。渐升是指体温逐渐上升，多见于伤寒等。患儿表现为皮肤苍白、畏寒、寒战、皮肤干燥。

（2）高热持续期：其特点为产热和散热在较高水平上趋于平衡，体温维持在较高水平。患儿表现为颜面潮红、皮肤灼热、口唇干燥、呼吸和脉搏加快、头痛、头晕、食欲减退、全身不适、软弱无力、尿量减少。此期持续数小时、数日甚至数周。

（3）退热期：其特点为散热增加而产热趋于正常，体温恢复至正常水平。此期患儿表现为大量出汗和皮肤温度下降。退热方式有骤退和渐退两种。骤退型为体温急剧下降，渐退型为体温逐渐下降。由于大量出汗丧失大量体液，老年、体弱患儿和心血管疾病患儿易出现血压下降、脉搏细速、四肢厥冷等循环衰竭的症状。应严密观察，配合医生给予及时处理。

（4）热型：根据患儿体温波动的特点分类。某些疾病的热型具有特征性，观察热型有助于诊断。常见的热型有稽留热、弛张热、间歇热和不规则热。

2. **脉搏**　年幼儿桡动脉搏动不易扪及，可计数颈动脉或股动脉搏动，也可通过心脏听诊测得。新生儿在安静状态下平均脉搏频率为 140 次/min；1～12 个月为 120 次/min；1～2 岁为 110 次/min；3～4 岁为 105 次/min；5～6 岁为 95 次/min。哭闹、精神紧张、体力活动等可使脉搏增快。发热时体温每升高 1 ℃，脉搏增加 10～15 次/min。

观察脉搏包括触诊节律、速率及强弱。通常应用触摸法来计算脉率，至少计数 30 s。脉搏常随呼吸变化，通过观察脉搏随呼吸周期变化的关系，可较早发现血流动力学异常，如心包积液时可触及奇脉。儿童奇脉反映心肌后负荷的左室跨壁压增加，心肌功能障碍。不同部位的脉搏触诊有助于疾病的鉴别，如主动脉缩窄时右上肢脉搏良好，而下肢脉弱或无脉。休克时脉搏亦有改变，休克早期常脉搏加快，休克中晚期常出现脉细速。

3. **呼吸**

（1）呼吸频率与节律：儿童年龄越小，呼吸频率越快。儿童呼吸频率受诸多因素影响，如激动、哭闹、活动、发热、贫血、呼吸系统和循环系统疾病等。因此，呼吸应在患儿安静状态下测量。

（2）呼吸类型：婴幼儿呼吸肌发育不全，胸廓活动范围小，呈腹膈式呼吸。随着年龄增长，呼吸肌逐渐发育，膈肌下降，肋骨逐渐变为斜位，开始出现胸式呼吸。7 岁以后以混合式呼吸为主。

（3）呼吸功能：儿童各项呼吸功能储备能力均较差，患呼吸系统疾病时易发生呼吸功能不全。

儿童肺活量小，为 50～70 mL/kg。在安静状态下，年长儿仅用肺活量的 12.5% 进行呼吸，而婴幼儿则需要 30% 左右，因此，婴幼儿的呼吸储备量较小，当发生呼吸功能障碍时，其代偿呼吸量最大不超过正常的 2.5 倍。儿童年龄愈小，肺活量愈小，潮气量也愈小。儿童的潮气量约为 6～10 mL/kg，但因正常婴幼儿呼吸频率较快，若按体表面积计算，其每分通气量与成人相近。儿童肺脏较小，肺泡毛细血管总面积和总容量均较成人小，故气体总弥散量也小，但若以单位肺容量计算则与成人相似。儿童呼吸道管腔小，阻力大于成人，但可随呼吸道管腔的发育，阻力逐渐降低。各年龄段呼吸和脉搏正常值见表 2-5。

表 2-5　各年龄段呼吸和脉搏正常值（次/min）

年龄	呼吸	脉搏	呼吸:脉搏
新生儿	40～45	120～140	1:3
<1 岁	30～40	110～130	1:(3～4)
2～3 岁	25～30	100～120	1:(3～4)
4～7 岁	20～25	80～100	1:4
8～14 岁	18～20	70～90	1:4

4. **血压**　临床上分为无创血压和有创血压。

（1）无创血压：根据患儿不同年龄选择不同宽度的袖带，宽度应为上臂长度的 1/2～2/3。袖带过宽测出的血压较实际值偏低，太窄测得值较实际值偏高，年幼患儿血压不易测准确。不同年龄的血压正常值可用公式推算：年龄越小血压越低。一般情况下收缩压低于 75～80 mmHg 为低血压，收缩压在 120 mmHg 以上、舒张压在 80 mmHg 以上为高血压。除测量上肢血压外，患儿还可测量下肢血压，一般下肢血压较上肢血压高，如果下肢血压低于上肢血压，需要进一步评估患儿是否患有主动脉狭窄。

（2）有创血压：是将动脉导管置入动脉内直接测量动脉内血压的方法。正常情况下有创动脉血压比无创血压高 5～20 mmHg，有创血压不受袖带宽度及松紧度的影响，是危重患儿测量血压的首选，适用于休克、重症疾病、严重的周围血管收缩患儿的监护，进行大手术或有生命危险手术患儿的术中和术后监护，其他存在高危情况患儿的监护。

（3）血压测算公式：收缩压（mmHg）＝80＋（年龄×2）；舒张压为收缩压的 2/3。各年龄段小儿血压正常值见表 2-6。

表 2-6 各年龄段儿童血压（mmHg）

年龄	收缩压	舒张压
1～6 个月	70～100	30～45
6～12 个月	90～105	35～45
1～2 岁	85～105	40～50
2～7 岁	85～105	55～65
7～12 岁	90～110	60～75

第三节 各年龄段危重评分

一、NICU 危重评分

（一）常用评分

1. Apgar 评分 Apgar 评分是一种简易的临床上评价新生儿窒息程度的方法。内容包括心率、呼吸、对刺激的反应、肌张力和皮肤颜色等五项。每项 0～2 分，总共 10 分。8～10 分为正常，4～7 分为轻度窒息，0～3 分为重度窒息。出生后 1 min 评分可区别窒息程度，5 min 及 10 min 评分有助于判断复苏效果和预后。新生儿 Apgar 评分标准见表 2-7。

表 2-7 新生儿 Apgar 评分标准

体征	评分标准			评分	
	0 分	1 分	2 分	1 min	5 min
心率（次/min）	0	<100	>100		
呼吸	无	呼吸浅表，哭声弱	呼吸佳，哭声响		
肌张力	松弛	四肢屈曲	四肢活动好		
吸清咽部黏液后弹足底或导管插鼻反应	无反应	有些动作，如皱眉	反应好，如哭、有喷嚏		
皮肤颜色	紫或白	躯干红，四肢紫	全身红		

2. 新生儿早期预警评分表

根据英国国家卫生与临床优化研究所（National Institute for Health and Clinical Excellence）产后护理规范，对英国风险应急小组指定的早期预警评分，进行修改和改良，并根据各指标的临床重要性、可靠性及床旁快速测定等特点，最后将体温、呼吸、心率、呼吸窘迫、意识状态等五项选入评分系统，餐前血糖也可纳入评分项目。每个参数最小值 0 分，最大值 2～3 分，取值 0～15 分之间，分值越大，病情越重。新生儿早期预警评分表见表 2-8。

表2-8 新生儿早期预警评分表

观察指标	0分	1分	2分	3分
体温（℃）	36.0～37.4	37.5～38.0	<36.0或>38.0	
心率（次/min）	100～159	160～170或80～99	180～219	<80或>220
呼吸（次/min）	31～50	20～30或51～70	>70	<20
呼吸窘迫	无		有	
意识状态	清醒/睡眠	激惹/昏睡		无反应
餐前血糖（mmol/L）（可选）	2.0～5.9	1.1～1.9或>6.0	<1.0	

（二）新生儿危重病例评分法

新生儿危重病例评分没有统一的标准和规范，国内各家医院NICU的评分标准大多参考国外文献。本书介绍的评分方法（表2-9）是中华医学会急诊学分会和儿科学分会组织的修改讨论稿，旨在为临床判断新生儿危重程度提供参考。

表2-9 新生儿危重病例评分法

检查项目	测定值	入院分值		病情1		病情2		出院	
		月	日	月	日	月	日	月	日
心率（次/min）	<80或>180	4		4		4		4	
	80～100或160～180	6		6		6		6	
	其余	10		10		10		10	
血压（mmHg）	收缩压<40或>100	4		4		4		4	
	40～60或90～100	6		6		6		6	
	其余	10		10		10		10	
呼吸（次/min）	<20或>100	4		4		4		4	
	20～25或60～100	6		6		6		6	
	其余	10		10		10		10	
PaO_2（mmHg）	<50	4		4		4		4	
	50～60	6		6		6		6	
	其余	10		10		10		10	
pH值	<7.25或>7.55	4		4		4		4	
	7.25～7.30或7.50～7.55	6		6		6		6	
	其余	10		10		10		10	
Na^+（mmol/L）	<120或>160	4		4		4		4	
	120～130或150～160	6		6		6		6	

续表

检查项目	测定值	入院分值		病情 1		病情 2		出院	
		月	日	月	日	月	日	月	日
	其余	10		10		10		10	
K^+ （mmol/L）	<2 或>9	4		4		4		4	
	22.9 或 7.59	6		6		6		6	
	其余	10		10		10		10	
Cr （μmol/L）	>142	4		4		4		4	
	88.4～142	6		6		6		6	
	其余	10		10		10		10	
或 BUN （mmol/L）	>14.3	4		4		4		4	
	7.1～14.3	6		6		6		6	
	其余	10		10		10		10	
血细胞比容	<0.2	4		4		4		4	
	0.2～0.4	6		6		6		6	
	其余	10		10		10		10	
胃肠表现	腹胀并消化道出血	4		4		4		4	
	腹胀或消化道出血	6		6		6		6	
	其余	10		10		10		10	

注：（1）分值>90 为非危重；70～90 为危重；<70 为极危重。如缺 1 项总分为 90 分，分值>81 为非危重，63～81 为危重，<63 为极危重。

（2）选 24 h 内最异常检测值进行评分。

（3）首次评分，若缺项（≤2），可按上述标准折算评分。如缺 2 项，总分则为 80，分值>72 为非危重，56～72 为危重，<56 为极危重（但需加注说明病情、时间）。

（4）当某项测定值正常，临床考虑短期内变化可能不大，且取标本不便时，可按测定正常对待，进行评分（但需加注说明病情、时间）。

（5）不吸氧条件下测 PaO_2。

（6）用镇静剂、麻醉剂及肌松剂后不宜进行评分。

（三）新生儿危重病例单项指标

凡符合下列指标一项或以上者可确诊为新生儿危重病例。

（1）需行气管插管机械辅助呼吸者或反复呼吸暂停对刺激无反应者。

（2）严重心律失常，如阵发性室上性心动过速合并心力衰竭、心房扑动和心房纤颤、阵发性室性心动过速、心室扑动和纤颤、房室传导阻滞（Ⅱ度Ⅱ型以上）、心室内传导阻滞（双束支以上）。

（3）弥散性血管内凝血者。

（4）反复抽搐，经处理抽搐仍持续 24 h 以上不能缓解者。

（5）昏迷患儿，弹足底 5 次无反应。

（6）体温≤30 ℃或＞41 ℃。

（7）硬肿面积≥70％。

（8）血糖≤1.1 mmoL（20 mg/dL）。

（9）有换血指征的高胆红素血症。

（10）出生体重≤1 000 g。

二、PICU 危重评分

正确评估重症儿童病情，对于进一步提高儿童重病的诊治水平有重要意义。小儿危重病例评分法（PCIS）见表 2－10。

表 2－10　小儿危重病例评分法（PCIS）

检查项目	测定值及表现		分值
	＜1 岁	≥1 岁	
心率（次/min）	＜80 或＞180	＜60 或＞160	4
	80～100 或 160～180	60～80 或 140～160	6
	其余	其余	10
血压（收缩压）[mmHg（kPa）]	＜55（7.3）或＞130（17.3）	＜65（8.7）或＞150（20.0）	4
	55～65（7.3～8.7）或 100～130（13.3～17.3）	65～75（8.7～10.0）或 130～150（17.3～20.0）	6
	其余	其余	10
呼吸（次/min）	＜20 或＞70 或 明显节律不齐	＜15 或＞60 明显节律不齐	4
	20～25 或 40～70	15～20 或 35～60	6
	其余	其余	10
PaO_2 [mmHg（kPa）]	＜50（6.7）	＜50（6.7）	4
	50～70（6.7～9.3）	50～70（6.7～9.3）	6
	其余	其余	10
pH 值	＜7.25 或＞7.55	＜7.25 或＞7.55	4
	7.25～7.3 或 7.5～7.55	7.25～7.3 或 7.5～7.55	6
	其余	其余	10
Na^+（mmol/L）	＜120 或＞160	＜120 或＞160	4
	120～130 或 150～160	120～130 或 150～160	6
	其余	其余	10

续表

检查项目	测定值及表现		分值
	<1 岁	≥1 岁	
K$^+$ （mmol/L）	<3.0 或>6.5	<3.0 或>6.5	4
	3.0～3.5 或 5.5～6.5	3.0～3.5 或 5.5～6.5	6
	其余	其余	10
Cr（μmol/L） （mg/dL） 或 BUN（mmol/L） （mg/dL）	>159（118）	>159（118）	4
	106～159（112～118）	106～159（112～118）	6
	其余	其余	10
	>14.3（40）	>14.3（40）	4
	7.1～14.3（20～40）	7.1～14.3（20～40）	6
	其余	其余	10
Hb［g/L （g/dL）］	<60（6）	<60（6）	4
	<60～90（6～9）	<60～90（6～9）	6
	其余	其余	10
胃肠系统	应激性溃疡出血及肠麻痹	应激性溃疡出血及肠麻痹	4
	应激性溃疡出血	应激性溃疡出血	6
	其余	其余	10

注意：（1）PCIS 不适于新生儿及慢性疾病的危重状态。

（2）首次评分应在 24 h 内完成。根据病情变化可多次进行评分，每次评分，依据最异常测值评定病情危重程度。当某项测值正常，临床考虑短期内变化可能不大，且取标本不便时，可按测值正常对待，进行评分。

（3）患儿病情分度：分值>80，非危重；80～71，危重；≤70，极危重。

（4）不吸氧条件下测血 PaO_2。

第三章　生命支持技术

第一节　呼吸支持

婴幼儿呼吸肌发育不全，胸廓活动范围小，呈腹膈式呼吸。7 岁以后以混合式呼吸为主。

一、异常呼吸的评估

（一）频率异常评估

1. **呼吸过速**（tachypnea）　也称气促（short breath），指呼吸频率超过 24 次/min。见于发热、疼痛、甲状腺功能亢进等。一般体温每升高 1 ℃，呼吸频率增加 3～4 次/min。

2. **呼吸过缓**（bradypnea）　指呼吸频率低于 12 次/min。见于颅内压增高、巴比妥类药物中毒等。

（二）深度异常评估

1. **深度呼吸**　又称库斯莫呼吸（Kussmaul's respiration），指一种深而规则的大呼吸。见于糖尿病酮症酸中毒和尿毒症酸中毒等，以便机体排出较多的二氧化碳，调节血中的酸碱平衡。

2. **浅快呼吸**　是一种浅表而不规则的呼吸，有时呈叹息样。可见于呼吸肌麻痹、某些肺与胸膜疾病，也可见于濒死的患儿。

（三）节律异常评估

1. **潮式呼吸**　又称陈-施呼吸（Cheyne-Stokes respiration）是一种呼吸由浅慢逐渐变为深快，然后再由深快转为浅慢，再经一段呼吸暂停（5～20 s）后，又开始重复以上过程的周期性变化，其形态犹如潮水起伏。潮式呼吸的周期可长达 30 s～2 min。多见于中枢神经系统疾病，如脑炎、脑膜炎、颅内压增高及巴比妥类药物中毒。产生机制是由于呼吸中枢的兴奋性过度，只有当缺氧严重且二氧化碳积聚到一定程度，才能刺激呼吸中枢，使呼吸恢复或加强，当集聚的二氧化碳呼出后，呼吸中枢又失去有效的兴奋，呼吸又再次减弱继而暂停，从而形成了周期性变化。

2. **间断呼吸**（cogwheel breathing）　又称比奥呼吸（Biot's respiration），表现为有规律的呼吸几次后，突然停止呼吸，间隔一个短时间后又开始呼吸，如此反复交替，即呼吸和呼吸暂停现象交替出现。其产生机制同潮式呼吸，但比潮式呼吸更为严重，预后更为不良，常在临终前发生。

（四）呼吸音异常评估

1. 蝉鸣样呼吸 表现为吸气时产生一种极高的似蝉鸣样音响。因声带附近阻塞，使空气吸入发生困难而产生。常见于喉头水肿、喉头异物等。

2. 鼾声呼吸 表现为呼吸时发生一种粗大的鼾声，由于气管或支气管内有较多的分泌物积蓄所致。多见于昏迷患儿。

（五）形态异常评估

1. 胸式呼吸减弱、腹式呼吸增强 正常女性以胸式呼吸为主。由于肺、胸膜或胸壁的疾病，如肺炎、胸膜炎、肋骨骨伤、肋骨神经痛等产生剧烈的疼痛，均可使胸式呼吸减慢，腹式呼吸增强。

2. 腹式呼吸减弱、胸式呼吸增强 正常男性及儿童以腹式呼吸为主。由于腹膜炎、大量腹水、肝脾极度肿大、腹腔内巨大肿瘤等，可使膈肌下降受限，造成腹式呼吸减弱，胸式呼吸增强。

（六）呼吸困难（dyspnea）评估

呼吸困难是一种常见的症状及体征，患儿主观上感到空气不足，客观上表现为呼吸费力，可出现发绀、鼻翼煽动、端坐呼吸。临床上可分为：

1. 吸气性呼吸困难 其特点是吸气显著困难，吸气时间延长，有明显的三凹征（吸气时胸骨上窝、锁骨上窝、肋间隙出现凹陷）。由于上呼吸道部分梗阻，气流不能顺利进入肺，吸气时呼吸肌收缩，肺内压力极度增高所致。常见于气管异物、喉头水肿等。

2. 呼气性呼吸困难 其特点是呼气费力，呼气时间延长。由于下呼吸道部分梗阻，气流呼出不畅所致。常见于支气管哮喘、阻塞性肺气肿。

3. 混合性呼吸困难 其特点是吸气、呼气均感费力，呼吸频率增加。由于广泛性肺部病变使呼吸面积减少，影响换气功能所致。常见于重症肺炎、广泛性肺纤维化、大面积肺不张、大量胸腔积液等。

（七）呼吸衰竭

呼吸衰竭（respiratory failure）是指由各种原因导致的中枢性和（或）外周性的呼吸生理功能障碍，使动脉血氧分压降低和（或）二氧化碳分压增加。患儿有呼吸困难（窘迫）的表现，如呼吸音降低或消失、吸气时有辅助呼吸肌参与，出现吸气性凹陷，以及意识状态改变。儿童呼吸衰竭多为急性呼吸衰竭，是儿科重要的危重病，是导致儿童心搏、呼吸骤停的重要原因，具有较高的死亡率。

呼吸衰竭常以血气分析指标来判断，低氧型呼吸衰竭又称I型呼吸衰竭，是指在排除发绀性心脏病的前提下，患儿在吸入氧浓度（FiO_2）>60%时动脉氧分压<60 mmHg。高碳酸血症型呼吸衰竭又称Ⅱ型呼吸衰竭，是指在I型呼吸衰竭的基础上，$PaCO_2$>50 mmHg。但这些传统的单纯将血气分析指标作为呼吸衰竭的诊断存在一定的局限性，随着呼吸急救技术的进步，尤其是机械通气技术的普遍应用，对呼吸衰竭的定义和理解有了新的认识和发展。

1. 原发疾病的临床表现 如肺炎、脑炎等症状和体征。

2. **呼吸衰竭的早期表现** 在严重肺部疾病将要呼吸衰竭发生前，患儿常有明显的呼吸窘迫表现，如呼吸频率加快、过度使用辅助呼吸肌参与呼吸、鼻翼煽动等；由于儿童的胸廓顺应性好，三凹征特别明显。在新生儿及较小的婴儿，由于存在呼气时关闭会厌软骨以增加呼吸末正压的保护机制，可在呼气时出现呻吟。由于呼吸泵衰竭所导致的呼吸衰竭在早期无明显的呼吸窘迫表现，在临床相对不容易发现。例如，患儿有神经肌肉性疾病可引起肺泡通气不足，而此时的三凹征并不出现，只有从呼吸浅表或呼吸率异常减慢等线索中发现。

3. **重要脏器的功能异常** 儿童呼吸衰竭除原发疾病如肺炎、脑炎等症状和体征外，低氧、高碳酸血症、酸中毒等足以导致重要脏器的功能异常，包括：

（1）心血管系统：中等程度低氧和高碳酸血症可引起心率和心排血量增加，而严重低氧血症可致心排血量的降低。中等程度低氧血症可使心律失常的机会增加。低氧和高碳酸血症可引起肺血管阻力增加。

（2）呼吸系统：在呼吸中枢和外围化学感受器正常状态下，呼吸衰竭时患儿的每分通气量增加；随呼吸道阻塞程度的加重，辅助呼吸肌常参与呼吸运动。急性呼吸窘迫综合征是急性呼吸衰竭中较为严重的典型病症。由于严重的肺损伤而影响肺的气体交换，肺顺应性降低，胸部 X 线片显示肺弥漫性浸润。儿童急性呼吸窘迫综合征的常见触发因素有：严重窒息、休克、脓毒症、心脏外科手术后并发症、肺的化学损伤、血液系统恶性肿瘤、重症肺炎，尤其是重症病毒性肺炎如流感、副流感、禽流感等。

（3）中枢神经系统：因低氧和高碳酸血症，可出现头痛、神志模糊、嗜睡、激惹和焦虑等。

（4）肾脏：呼吸衰竭可导致钠、水排出减少。

（5）血液系统：慢性呼吸衰竭可引起红细胞增多，由于血二氧化碳分压增加，氧离曲线右移，使红细胞携带的氧在外周更易释放。

（6）代谢：由于无氧代谢，乳酸产生增加，使血 pH 值明显降低，产生代谢性酸中毒。

二、呼吸支持技术

（一）氧气治疗

氧是维持人体生命必需的物质。缺氧可导致体内的代谢和生理紊乱，严重者可致重要脏器的组织损害，甚至细胞死亡，危及生命。氧气治疗（oxygen therapy）是通过增加吸入氧浓度来纠正患儿缺氧状态的治疗方法，简称氧疗。合理的氧疗能使体内可利用氧明显增加，并减少呼气做功，降低缺氧性肺动脉高压。

1. **适应证** PaO_2 正常值为 $80 \sim 100$ mmHg，一般而言，只要 PaO_2 低于正常即可氧疗。

（1）不伴 CO_2 潴留的低氧血症：此时患儿的主要问题为氧合功能障碍，而通气功能基本正常。可予较高浓度（>35%）吸氧，使 PaO_2 提高到 60 mmHg 以上或 SaO_2 达到 90% 以上。

（2）伴明显 CO_2 潴留的低氧血症：对低氧血症伴有明显 CO_2 潴留者，应予低浓度

（＜35％）持续吸氧，控制 PaO₂ 于 60 mmHg 或 SaO₂ 于 90％或略高。

2. 氧疗方法

（1）鼻氧管给氧法：是将鼻氧管前端插入鼻孔内约 1 cm，导管环固定稳妥即可。此法比较简单，患儿感觉比较舒适，容易接受，因而是目前临床上常用的给氧方法之一。

（2）鼻塞法：鼻塞是一种用塑料制成的球状物，操作时将鼻塞塞入一侧鼻孔鼻前庭内给氧。此法刺激性小，患儿较为舒适，且两侧鼻孔可交替使用。适用于长期吸氧的患儿。

（3）面罩法：将面罩置于患儿的口鼻部供氧，氧气自下端输入，呼出的气体从面罩两侧孔排出。由于口、鼻部都能吸入氧气，效果较好。给氧时必须有足够的氧流量，一般需要 6～8 L/min。适用于张口呼吸且病情较重患儿。

（4）氧气头罩法：将患儿头部置于头罩里，罩面上有多个孔，可以保持罩内一定的氧浓度、湿度和温度。头罩与颈部之间要保持适当的空隙，防止二氧化碳潴留及重复吸入。此法主要用于小儿。

（5）氧气枕法：氧气枕是一长方形橡胶枕，枕的一角有一橡胶管，上有调节器可调节氧流量。此法可用于家庭氧疗、危重患儿的紧急抢救或转运途中，以氧气枕代替氧源。

（6）高流量鼻导管吸氧：临床多用于治疗新生儿呼吸窘迫综合征、早产儿呼吸暂停及预防拔管失败，是通过双侧细小锥形鼻导管（鼻塞短于 1 cm），经过加温湿化的医用空氧混合气体输送给患儿的吸氧方式。

其他氧疗方式还有机械通气氧疗、高压氧疗、气管内给氧或氦-氧混合气吸入等。

3. 机械通气 机械通气是在患儿自然通气和（或）氧合功能出现障碍时，运用器械（主要是呼吸机）使患儿恢复有效通气并改善氧合功能的技术方法。

（1）无创机械通气：近年来无创正压通气已从传统的主要治疗阻塞型睡眠呼吸暂停低通气综合征（OSAHS）扩展为治疗多种急、慢性呼吸衰竭，其在慢性阻塞性肺疾病急性加重早期，慢性阻塞性肺疾病有创-无创序贯通气、急性心源性肺水肿、免疫力低下患儿，频繁呼吸暂停的早产儿，术后预防呼吸衰竭及家庭康复等方面均有良好的治疗效果。具有双水平气道正压（BiPAP）功能的无创呼吸机性能可靠，操作简单，临床应用较多。

（2）有创机械通气：主要用于以通气功能障碍为主的疾病，包括阻塞性功能障碍（如慢性阻塞性肺气肿急性加重期、哮喘急性发作等），限制性通气功能障碍（如神经肌肉疾病、间质性肺疾病等），通气功能障碍为主的疾病（如急性呼吸窘迫综合征、重症肺炎等）。

（3）其他通气技术：高频通气（HFV）、液体通气（LV）、气管内通气（TGI）、一氧化氮（NO）吸入、体外膜肺（ECMO）等技术，亦可应用于急性呼吸衰竭的治疗。

（二）建立人工气道

人工气道（artificial airway）是指为保证气道通畅而在生理气道与空气或其他气源之间建立的有效连接。人工气道的建立是通过口咽通气道、鼻咽通气道、喉罩、气管插管和气管切开为主要途径。

1. 建立人工气道的目的

(1) 解除气道阻塞。

(2) 及时清除呼吸道内分泌物。

(3) 防止误吸。

(4) 严重低氧血症和高碳酸血症时实行正压通气治疗。

2. 建立人工气道的方法

(1) 气道紧急处理：紧急情况下应首先保证患儿有足够的通气及氧供，而不是一味强求气管插管。在某些情况下，一些简单的方法能起到重要的作用，甚至能避免紧急气管插管，如迅速清除呼吸道和口咽部的分泌物或异物，头后仰，托起下颌，放置口咽通气道或用简易呼吸器经面罩加压给氧等。

(2) 人工气道建立方式的选择：气道的建立分为喉上途径和喉下途径，喉上途径主要指经口或经鼻气管插管，喉下途径主要指环甲膜穿刺或气管切开。

3. 人工气道的种类

(1) 口咽通气道：

1) 型号、作用：口咽通气道是经口置入患儿咽部的人工气道，选择大小合适的口咽通气管（图3-1），一般长度为口角至下颌角的距离。主要作用是预防舌后坠、避免舌咬伤、便于吸痰。

2) 优缺点：口咽通气道的优点是易插入，使用方便且迅速，可防止舌和咽部软组织松弛引起的呼吸道梗阻。缺点是刺激咽后部易引起恶心、呕吐，有吸入性危险，容易异位或滑脱，易引起喉痉挛，可引起舌和牙齿的损伤。

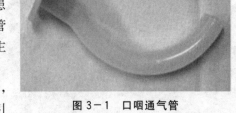

图3-1 口咽通气管

3) 置入方法：①反转法。口咽通气道的咽弯曲部朝上插入口腔，当其前端接近口咽部后壁时，将其旋转180°成正立位，并用双手拇指向下推送至合适的位置，在舌头和上腭之间形成一个空隙到上口咽部位，此方法临床上最常用。②顺插法。张开患儿的口腔，在舌拉钩或压舌板的协助下，将口咽通气道放入口腔。

(2) 鼻咽通气道：

1) 型号、作用：鼻咽通气道是通过鼻腔插入到达鼻咽管前端会厌上、舌根处的人工呼吸道。一般长度的选择为鼻尖到耳垂的距离，导管头应在会厌水平之上。主要作用是预防舌根后坠和减少吸痰对鼻黏膜的损伤。

2) 优缺点：鼻咽通气道的优点是利于口腔护理，无恶心、呕吐，患儿耐受性好，避免损伤舌牙；缺点是鼻黏膜易溃疡坏死，导管易滑进食管造成胃胀气及换气不足。凝血机制障碍和脑脊液鼻漏者禁用鼻咽通气道。

3) 适用范围：适用于所有需要建立人工气道的清醒患儿。因其耐受性较好，可以放置稍长时间。

(3) 喉罩：

1) 发展与结构类型：喉罩是由英国医生布雷恩（Brain）于1981年根据解剖成人

咽喉结构所研制的一种人工气道（图3-2）。将大小适中的喉罩放置在患儿的咽喉部，其周边有用于密封的气囊。经口将其插入咽喉部以后，向气囊内充气即可使喉罩远端固定于气管开口处。

喉罩有普通型、插管型、双管型、可视型（图3-3）。

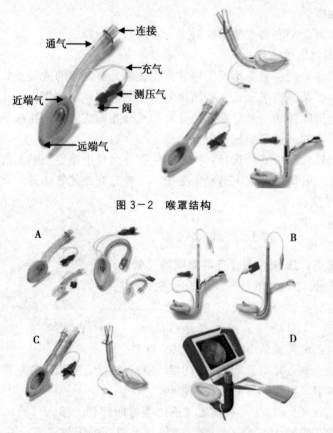

图3-2 喉罩结构

A. 普通型 B. 插管型 C. 双管型 D. 可视型

图3-3 喉罩类型

2）优缺点：喉罩的优点是无创伤，体积小，易固定和密闭，较少引起胃肠胀气，患儿易于接受，适用于急救、麻醉、呼吸衰竭的治疗等，可以减少气管插管的机会。缺点是由于仅能插入环状软骨的下方，不能完全阻塞食管，在正压通气下可引起胃内容物的反流，从而造成误吸。不利于呼吸道湿化和吸引，不适合呼吸道分泌物多者。

3）喉罩适用范围：①各种场合的急救复苏；②不能进行气管插管的患儿；③气管内检查、喉头的检查与气管异物的清除。

（4）气管插管术：详见第六章第三节。

（5）气管切开术（tracheotomy）：用于解除喉阻塞和下呼吸道分泌物滞留引起的呼吸衰竭等症状的一种急救手术。

1）气管切开术的适应证：①喉梗阻，如咽喉部炎症、肿瘤、异物、外伤或瘢痕性狭窄等因素引起的急慢性喉梗阻。②下呼吸道分泌物堵塞，如各种原因引起的昏迷、下呼吸道炎症、胸部外伤或术后不能有效咳嗽排痰以致下呼吸道分泌物堵塞者。③较长时间需要呼吸机辅助呼吸者。④预防性气管切开，用于上呼吸道手术前准备，如某些口腔、鼻腔、咽部及喉部手术，为防止术中血液及分泌物流入呼吸道引起阻塞，或为避免咽部做放射性治疗者喉以下呼吸道的放射性损伤而采用的预防性措施。⑤其他，如某些需要气管内麻醉手术而又不能经口鼻插管者，呼吸道异物不能经喉取出者。

2）气管切开的禁忌证：严重出血性疾病或切开部位以下呼吸道梗阻者。

3）气管切开导管种类：分为聚氯乙烯导管和金属导管，聚氯乙烯导管（图3-4）带气囊，可用于机械通气；金属导管（图3-5）无气囊，不可用于机械通气。

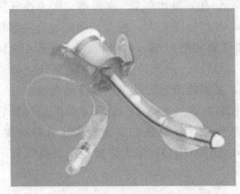

图3-4 聚氯乙烯导管

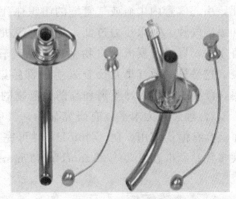

图3-5 金属导管

4）气管切开的护理：

A. 伤口的清洁：气管切开处要保持清洁、干燥，及时更换切口纱布，4~6次/d。分泌物增多或感染时，可局部应用抗生素溶液滴注切口处或纱布浸湿抗生素敷于切口处，局部有出血或渗血时，应及时清洁切口并更换敷料。如局部有活动性出血，应及时处理，以免流入呼吸道。

B. 套管的固定：气管切开患儿的套管固定很重要，避免套管滑出或误入皮下组织，尽量减少患儿头部的活动或强调头颈部同向的转动，可减少此类情况的出现。此外，由于患儿颈部软组织的状况可能经常变化，如局部水肿、出血、皮下血肿等，固定带的松紧也应随之改变，一般以伸入两指为宜。应经常检查和调整固定带，固定带应系死结，以免无意拉脱而致套管滑出。

C. 套管的清洁：有内套管的气管切开套管要经常取下清洁和消毒，频率依套管的材料不同而异。聚氯乙烯导管采用过氧化氢溶液清洗浸泡消毒；金属导管清洗干净后采用煮沸消毒法。

5）气管切开拔管：在决定拔管前，先换金属导管或无气囊导管，数日后再更换较小的导管，更换小号导管24 h后无不良反应可试堵管。若堵管后出现呼吸阻力增大，呼吸费力，经吸氧、湿化、吸痰无效时，说明患儿暂不具备拔管条件，应解除堵管。若堵管后24 h无不良反应，则可拔出导管。拔管前，先清洁皮肤创口，气管内充分吸痰，拔出导管后再吸引窦道分泌物，以蝶形胶布将切口拉拢固定，再以无菌纱布覆盖。患儿咳嗽时压住切口，防止切口裂开，每日换药1次，直至局部切口愈合。

6）优缺点：

A. 优点：①气管切开的优点是易于固定且较安全，多能耐受，适于长期需要人工气道的患儿；②易于口腔护理，患儿可经口进食，导管较短，管腔较大，易于吸痰，易于鼻咽部分泌物的引流。

B. 缺点：操作较复杂，创伤较大，局部切口需特殊护理，痊愈后颈部留有瘢痕，并发症（出血、皮下气肿或纵隔气肿、气胸、切口感染）较多。

（6）气囊管理：气囊的作用是密封呼吸道和防止误吸。

1）意义：如果气囊充气过多，气囊内压力过高，会导致气管黏膜缺血、糜烂、坏死，引起气管内出血或气管壁的组织坏死，甚至穿孔，发生气管-食管瘘、张力性气胸和纵隔气肿。如果压力过低，随着呼吸机送气，气管管径扩大，患儿口咽部的分泌物和寄生菌，胃食管反流的食物也可能从气管壁和气囊的缝隙漏入气管内，引起吸入性肺炎。这是机械通气患儿反复发生肺部感染的主要原因。因此，恰当的气囊充气十分重要，既要达到密封呼吸道和预防分泌物的吸入，又不能阻断气管毛细血管的血流。

2）理想压力水平：有研究显示，气管的毛细血管压力达 22 mmHg 时可见对气管血流具有损伤作用，在 37 mmHg 时可完全阻断气流。气囊压的安全范围还有待确定，大多数专家推荐以 20～25 mmHg（1 mmHg≈1.36 cmH$_2$O）作为可接受的最高气囊压范围。

3）气囊充气方法：

A. 最小闭合容量技术：排空气囊后缓慢充气，使吸气末气囊周围的气流声恰好消失，此时的气囊体积是将气管完全阻断所必需的最小体积。临床上多采用此方法。

B. 最小漏气技术：开始操作同最小闭合容量技术，然后再回抽小量气体，直到在吸气末能听见少量的漏气声。因容易产生微量误吸故现在已不推荐使用。

4）气囊压力测定：应用气囊测压表每 6～8 h 测量 1 次。常规定时气囊放气会造成微量误吸，对呼吸道黏膜压力的缓解效果不能肯定，故临床上不推荐使用。维持气囊压力的理想水平才是防止呼吸道黏膜受损的关键。

（三）人工呼吸道温湿化管理

1. 呼吸道湿化不足的危害

（1）削弱纤毛运动。

（2）增加排痰困难及缺氧。

（3）引起或加重炎症。

（4）降低肺的顺应性。

2. 人工气道温湿化的标准　经人工气道吸入气体，温度应达 32～34 ℃，相对湿度达 95%～100%（绝对湿度至少达 36 mg/L）。如果温度和湿度低于此水平，就产生湿度缺乏；如果温度和湿度高于此水平，即可能发生液体过度负荷或使患儿感觉不适。

3. 人工呼吸道温湿化的方法

（1）人工鼻：是模拟人体解剖湿化系统机制所制造的替代性装置。它将呼出气中的热和水气收集和利用，以温热和湿化吸入的气体。人工鼻所应用的基本物理原理是：患儿呼气时，相当于体温和饱和湿度的气体进入人工鼻，在人工鼻的内侧面凝结，同时释放以蒸汽状态保存的热量；吸气时，外部干燥的气体进入人工鼻，在人工鼻内得到湿化和温热，然后进入肺内，如此往复循环，不断利用呼气中的热度和湿度来温热和湿化吸入的气体。

（2）人工鼻的优点：减少冷凝水的产生、过滤细菌、操作简单。适用于急诊、麻醉、ICU 短期机械通气患儿和结核、重症急性呼吸综合征、甲型 H1N1 流感等呼吸道传染病患儿。

（3）人工鼻的禁忌证：①分泌物多的患儿，人工鼻的芯内存在分泌物将显著增加气流阻力。②潮气量非常低或非常高的患儿，潮气量低（<150 mL）时，人工鼻的无效腔可损害通气，导致二氧化碳潴留，人工鼻的无效腔为 10~90 mL；潮气量高（>1.0 L）时，人工鼻对吸入气的湿化能力受限。③同步间歇指令通气（SIMV）低频率的患儿，应用 SIMV 频率≤4 次/min 时，应慎用人工鼻。④自主呼吸而通气储备的患儿，人工鼻可引起呼吸能力的降低。⑤有很高的自主每分通气量（>10 L/min）的患儿，自主呼吸每分通气量大时，流量也大，通过人工鼻时阻力增加，可导致呼吸功增加。⑥呼出潮气量低于吸入潮气量 20% 的患儿，功能正常时，吸入气体和呼出气体都必须通过人工鼻；支气管胸膜瘘或气管插管套囊封闭不全的患儿会没有足够的呼出气量通过人工鼻。⑦低体温患儿，体温低于 32 ℃时，不使用人工鼻。⑧雾化治疗时，应从呼吸机管路卸除人工鼻。

4. 主动加热湿化装置　原理是将无菌水加热，产生水蒸气，与吸入气体混合，起到加温加湿的作用，适用于所有建立人工气道患儿。

（1）分类：①无伺服控制型仅通过底盘加温，无温度显示；②有伺服控制型通过微电脑调节和显示温度。

（2）注意事项：①严格的终末消毒；②加水时避免断开呼吸机；③及时清除管路中冷凝水；④避免湿化罐内液体过多或过少；⑤勿将积水回倒至湿化罐和气道内。

5. 其他简便湿化法　没有任何湿化器时，可通过一细塑料管向气管插管或气管切开套管内滴入液体，但滴入液体不能过多，一般进液量 1.5~3 mL/min。每日湿化液量在 150~250 mL 较合适，确切的滴液量可根据痰液的性质来决定。如痰液稀薄，容易吸出，表明湿化满意；若痰液稀过多，频繁咳嗽，需经常吸痰即表明湿化过度；痰液黏稠结痂，则表明湿化不足。该方法会引起患儿呛咳、SpO$_2$ 下降、BP 升高等，造成呼吸道壁上细菌异位，增加呼吸机相关性肺炎（ventilato-associated pneumonia，VAP）发生，不推荐常规使用。

（四）分泌物的吸引

1. 呼吸道内吸引

（1）呼吸道内吸引在方法不当时，可能带来如下并发症：

1）呼吸道黏膜损伤：因负压过高或吸痰管开口正对气管壁，且停留时间较长，负压可将呼吸道黏膜吸入管内，而致损伤、出血。

2）加重缺氧：负压吸引不仅吸出分泌物，也吸走了一定量的肺泡内气体，使肺内含气量减少。加上导管内插入吸痰管后气流阻力增加，通气不充分，使得原有的低氧血症进一步加重。

3）肺不张：负压吸引，减少了肺内含气量，加重了肺不张的发生。

4）支气管痉挛：支气管哮喘患儿，因负压吸引的机械刺激，可能诱发支气管痉挛。

（2）按需吸痰，出现如下情况应给予吸引：①人工气道内可见痰液涌出；②患儿咳嗽或突然发生呼吸困难；③可听到大呼吸道痰鸣音；④怀疑呼吸道内有分泌物；⑤需要留取呼吸道分泌物标本。

（3）吸引方法：为防止吸引管被吸引器的吸力吸附在气管或人工气道的局部，影响吸痰管插入呼吸道的深度，送管时应将吸引器关闭或用手指将吸痰管与吸引器接头的部位折住，以防吸引器的吸力进入吸痰管；待吸痰管被送至足够的深度时，再将吸引器或吸痰管的折叠处打开，使吸力出现，并边吸引边缓慢退出吸引管；逐渐退管时，还可不断地旋转吸痰管，以防吸管被吸附或停留在某个部位。

（4）注意事项：

1）吸痰前向患儿做好解释，安抚情绪。

2）吸痰前后给予提高氧浓度吸氧 2 min。

3）严格执行无菌操作技术。

4）将吸痰管送入人工气道深部后再给负压，动作要轻柔。

5）按照旋转提吸的手法，吸痰时间≤15 s。

6）选择的吸痰管直径应小于人工气道直径的 1/2。

7）保持吸引负压在 100～120 cmH$_2$O。

8）操作过程中观察患儿 SpO$_2$、呼吸节律、心率（律）的变化。

9）吸引过程中观察分泌物的颜色、性状、量。

10）保持吸引装置及物品始终处于功能状态，吸痰管保持无菌状态。

2. 气囊上滞留物清除 气囊上滞留物主要由口咽部分泌物流入和胃内容物的反流形成，滞留物的吸入是形成呼吸机相关性肺炎（VAP）的重要途径。清除滞留物方法包括：①应用声门下分泌物吸引管；②正压气流冲击法。

在分析建立人工气道患儿肺部感染的诱发因素中，人工气道建立时间可能也是主要因素之一。因此，在保障生命体征平稳和肺功能状况相对正常的前提下，尽可能地缩短人工气道建立时间，可能是降低感染发生率的关键。

（五）肺功能测定

通过检测肺功能对呼吸功能进行评价，了解呼吸系统疾病对肺功能损伤的性质及程度，对某些肺部疾病的早期诊断具有重要价值。临床上对 5 岁以上能呼吸配合患儿，常进行常规通气肺功能检测。小年龄段患儿因其检测方法在国内尚无正常值标准，肺功能检测结果一般仅作参考。常规通气肺功能异常时，一般仅有几种诊断，如阻塞性通气功能障碍、限制性通气功能障碍、混合性通气功能障碍，而这几种诊断主要根据有限的几项指标：肺活量、残气量、肺总量、最大通气量、用力肺活量等。如慢性阻塞性肺疾病（COPD）表现为阻塞性通气功能障碍，而肺纤维化、胸廓畸形、胸腔积液、胸膜增厚或肺切除术后均显示限制性通气功能障碍。这些变化常在临床症状出现之前存在。阻塞性通气功能障碍和限制性通气功能障碍的特点见表 3-2，用力吸气和用力呼气的典型流量-容积曲线见图 3-6。弥散功能测定有助于明确换气功能损害的情况，如特发性肺纤维化及弥散性肺泡癌的弥散功能损害尤为突出。呼吸肌功能和呼吸中枢敏感性反应测定，结合动脉血气分析，可对呼吸衰竭的性质、程度，以及防治和疗效等做出全面评价。

表 3-2　阻塞性通气功能障碍和限制性通气功能障碍的特点

检测指标	阻塞性	限制性
VC	降低或正常	降低
RV	增加	降低
TLC	正常或增加	降低
RV/TLC	明显增加	正常或略增加
FEV1	降低	正常或降低
FEV1/FVC	降低	正常或增加
MMFR	降低	正常或降低

注：VC 为肺活量，RV 为残气量，TLC 为肺总量，FEV1 为第 1 秒用力呼气量，FVC 为用力肺活量，MMFR 为最大呼气中期流速。

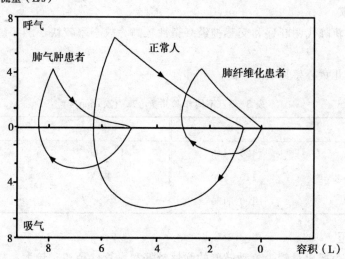

图 3-6　正常人、肺气肿和肺纤维化患者用力吸气和用力呼气的典型流量-容积曲线

支气管哮喘患儿，FEV1/FVC 及呼气峰流速（PEF）值均减低。FEV1/FVC 正常值：成人＞75％，儿童＞85％。FEV1/FVC＜70％提示气流受限，比值越低受限程度越重。若 FEV1/FVC 下降，吸入支管扩张剂 15～20 min 后 FEV1/FVC 增加 12％或更多，则表明可逆性气流受限，是诊断支气管哮喘的有力依据。

第二节　循环支持

一、小儿循环系统生理特征

（一）心脏大小和位置

小儿心脏体积相对较成人大，随着年龄的增长，心脏重量与体重的比值下降，且左、右心室增长不平衡。胎儿的右心室负荷较左心室大，出生时两侧心室壁厚度几乎相等，随着小儿的生长发育，体循环量日趋扩大，左心室负荷明显增加，而肺循环的阻力在生后明显下降，故左心室壁较右心室壁增厚更快。小儿心脏在胸腔的位置随年龄而改变。新生儿和小于 2 岁婴幼儿的心脏多呈横位，心尖冲动位于左侧第 4 肋间、锁骨中线外侧，心尖部主要为右心室；以后心脏逐渐由横位转为斜位。3～7 岁心尖冲动已位于左侧第 5 肋间、锁骨中线处，左心室形成心尖部；7 岁以后心尖位置逐渐移到锁骨中线以内 0.5～1 cm 处。

（二）心率

由于小儿新陈代谢旺盛和交感神经兴奋性较高，故心率较快，随年龄的增长，心率逐渐减慢。

不同年龄儿童心率见表 3－3。

表 3－3　不同年龄儿童心率（次/min）

年龄	心率	年龄	心率
新生儿	120～140	4～7 岁	80～100
1 个月～1 岁	110～130	8～14 岁	70～90
2～3 岁	100～120		

（三）血压

小儿由于心搏出量较少，动脉壁的弹性较好和血管口径相对较大，故血压偏低，但随着年龄的增长逐渐升高。各年龄组的血压平均值见表 3－4。

表 3－4　各年龄组的血压平均值（mmHg）

年龄	血压	年龄	血压
新生儿	（65～90）/（45～60）	3～5 岁	（82～112）/（50～80）
1 个月～1 岁	（75～100）/（50～70）	5～8 岁	（84～120）/（54～80）
1～3 岁	（80～110）/（50～78）	9～17 岁	（110～120）/（65～80）

二、异常心率、血压的评估

(一)异常心率

进食、活动、哭闹和发热可影响小儿心率,因此,应在小儿安静或睡眠时测量心率和脉搏。一般体温每升高 1 ℃,心率增加 10～15 次/min。凡脉搏显著增快,而且在睡眠时不见减慢者,应怀疑有器质性心脏病。

(二)高血压

高血压是指在未使用降压药物的情况下,血压高于相同年龄段收缩压或舒张压 20 mmHg,或学龄前儿童 >110/70 mmHg,学龄儿童 >120/80 mmHg 要考虑高血压。

(三)低血压

小儿低血压的定义尚无统一标准,常见于大量失血、休克、急性心力衰竭等。

(四)脉压异常

(1)脉压增大常见于主动脉硬化、主动脉瓣关闭不全、动静脉瘘、甲状腺功能亢进症。

(2)脉压减小常见于心包积液、缩窄性心包炎、末梢循环衰竭。

三、小儿循环系统基础监测

(一)无创监测

无创监测包括多导联心电监测,脉搏、血压、持续血氧饱和度及呼气末二氧化碳监测。

1. **心电图监测** 通过床边心电监护仪,持续 24 h 监测心率、心律、QRS 振幅、ST－T 变化,及时发现各种心律失常,迅速寻找原因,及时处理。电解质紊乱、洋地黄中毒时,心电图可有异常表现。

2. **无创血压监测** 可用汞柱血压计或非创伤性自动血压监测仪定时监测血压。应注意袖带宽度大致是上臂长度的 2/3,过窄的袖带测得的血压偏高,过宽则血压偏低。对于血流动力学不稳定的小婴儿,不建议使用此法。

3. **体温监测** 对患儿进行直肠或皮肤温度间断或持续性监测。低温患儿的体循环阻力高,高温患儿的基础代谢率高。

4. **经皮血氧饱和度监测** 可直观地反映血氧饱和度的变化,还间接提供与心输出量有关的信息。如果血氧饱和度监测仪不能获得脉冲,提示患儿可能存在体温低、末梢冷、外周血管收缩或心输出量不足。

(二)有创监测

有创的监护技术包括体循环动脉和中心静脉压力的监测。

1. **动脉插管** 经动脉穿刺插管可持续监测体循环动脉压力,且便于采集动脉血标本行血气分析和其他实验室检查。年龄稍大的小儿可选择桡动脉、股动脉和足背动脉,新生儿可采用脐动脉导管途径。先天性主动脉缩窄病例常于右侧上、下肢动脉插管,有利于术后监测上、下肢血压阶差。通常用含肝素生理盐水(含肝素 1 u/mL),以 2 mL/h 速度微量泵持续灌注以保持管道通畅,管道内不可含气泡与血块,也不可用力推注,以免造成动脉内膜损伤。传感器应放置在正常位置（平右心房水平），定期校零。当患儿出现心动过速、平均动脉压降低、心房压力上升时，需警惕出现心包填塞。动脉插管的并发症与使用插管质量、放置时间的长短有关。

2. 静脉插管 中心静脉插管可用于监测中心静脉压，且可提供可靠的双腔或三腔的静脉通路。穿刺部位包括颈内静脉、颈外静脉、锁骨下静脉、腋静脉、贵要静脉及大隐静脉。新生儿常用脐静脉插管。静脉压高低取决于血容量、血管张力、心功能及腔静脉有无梗阻。中心静脉压部分反映全身有效循环血容量及右心功能。其正常值为 $0.8 \sim 1.2 \, kPa$（$8 \sim 12 \, cmH_2O$）。

（三）心排血量测定

在某些复杂型先天性心脏病纠治术后，血流动力学会发生很大的变化，监测心排血量（cardiac output）十分重要。心排血量是反映心泵功能的主要指标。

1. 热稀释法 麻醉诱导时置入肺动脉漂浮导管（Swan-Ganz 导管），手术结束前在直视下将导管送入肺动脉。这种方法减少了床边插管的盲目性，成功率高，可减少心律失常、导管打结等并发症。另一种方法是经胸置右心房、左心房监测管及带热敏电阻的肺动脉监测管。如为特别小的婴儿，或患儿存在心内残余分流、肺动脉瓣反流，应慎用。

2. 二维多普勒超生心动图 通过监测主动脉瓣环内径和升主动脉血流速度可监测心排血量。这项检查为无创伤床边检查，可重复，尤其适用于先天性心脏病手术后的危重患儿。

3. 脉冲持续心排血量测定 为脉搏波形与温度稀释联合应用的监测技术，利用跨肺热稀释法测量心排血量，对脉搏波形分析技术进行校正，实现心排血量连续监测，可安全用于小儿先天性心脏病手术后血流动力学监测。因使用外周动脉导管取代肺动脉导管，创伤小。

此外，还有锂稀释心排血量测定及无创心排血量测定。

四、心功能不全

心功能不全（cardiac insufficiency）又称心力衰竭，由不同病因引起的心脏舒缩功能障碍，使心排血量在循环血量与血管舒缩功能正常时不能满足全身代谢对血量的需求，从而导致的具有血流动力异常和神经激素系统激活两方面特征的临床综合征。各年龄小儿均可发病，以 1 岁内发病率最高，是小儿危重症之一。

（一）病因

根据病理生理变化特点分为三类。

1. 心肌病变

（1）原发性心肌病变：心肌炎、心肌病、心内膜弹力纤维增生症等。

（2）心肌代谢障碍：新生儿重度窒息、休克、严重贫血、高原病、维生素 B_1 缺乏症。

2. 心室压力负荷过重 指心脏收缩时承受的阻抗负荷增加。

（1）左室压力负荷过重：见于主动脉瓣狭窄、主动脉缩窄、高血压等。

（2）右室压力负荷过重：见于肺动脉瓣狭窄、肺动脉高压、新生儿持续肺动脉高压等。

3. 心室容量负荷过重 指心室舒张期承受的容量负荷过大。

（1）左室容量负荷过重：见于动脉导管未闭、室间隔缺损、主动脉瓣或二尖瓣关闭不全等。

（2）右室容量负荷过重：见于房间隔缺损、完全性肺静脉异位引流、三尖瓣或肺动脉瓣关闭不全等。

（3）其他：严重贫血、甲状腺功能亢进、肾脏疾病等可引起左右室容量负荷过重。

4. 诱因

（1）感染：特别是呼吸道感染，如左向右分流型先天性心脏病并发肺炎而诱发心功能不全。

（2）过度疲劳及情绪激动。

（3）贫血。

（4）心律失常：以阵发性室上性心动过速最常见。

（5）输液过快或钠摄入量过多。

（6）水、电解质紊乱和酸碱平衡失调。

（7）停用洋地黄过早或洋地黄过量。

（二）症状

1. 全身症状 多由心排血量下降、组织灌注不足及静脉瘀血引起，表现为精神萎靡、乏力、多汗、食欲减退、消化功能低下、生长发育停滞等。

2. 肺循环静脉瘀血表现 心功能不全导致肺静脉充盈、扩张、压力升高，可使毛细血管压超过胶体渗透压，液体渗出至肺间质甚至渗入肺泡，可影响呼吸功能。婴幼儿心功能不全发病较急，往往先出现呼吸系统症状。

（1）呼吸急促：由于肺瘀血，肺顺应性下降、间质水肿，致呼吸快而表浅。运动后气促更明显。严重者肺泡、支气管黏膜水肿剧增，影响肺通气功能，出现呼吸困难，甚至端坐呼吸。婴幼儿多在哭闹、喂养时气促显著。发病较急者常突然表现气促、呻吟、烦躁不安，不能安睡或睡后阵发哭闹，不能平卧，要竖抱，伏在大人肩上时稍能安睡（婴幼儿端坐呼吸表现）。

（2）咳嗽：由于支气管黏膜瘀血、水肿而出现干咳；严重者因肺水肿可咳出泡沫样血痰或鲜血。

（3）发绀：严重肺瘀血可影响肺循环血液氧合过程而出现不同程度青紫。

（4）哮鸣及肺部啰音：婴幼儿易出现哮鸣，系气管、支气管黏膜水肿、肺血管扩张或增大的左心房压迫呼吸道而引起。液体进入肺泡时肺部出现湿性啰音，常表示病情严重。

3. 体循环静脉瘀血表现

（1）肝大：肝瘀血致肝大、压痛、边缘圆钝，为心功能不全的早期表现及最常见征象。肝脏在短期内增大 1.5 cm 以上即应考虑心功能不全。病情改善后肝脏迅速回缩。

（2）颈静脉怒张：患儿在坐位时颈静脉充盈，同时压迫肝脏时更明显（肝颈静脉反流征）。婴幼儿由于颈短，皮下脂肪多，颈静脉怒张不易显现，可以观察手背静脉充盈情况。置患儿于半坐位（躯体成 45°角），将手抬至胸骨上窝水平略高时仍显现手背静脉充盈，表示静脉瘀血。

（3）水肿：由于体循环瘀血、静脉压增高、肾滤过率降低以及心功能不全引起的一系列神经内分泌调节，导致水、钠潴留，液体积聚于间质而出现水肿。水肿最先见于下垂部位如踝部、胫前部。严重者伴胸水、腹水、心包积液。婴幼儿细胞外液虽增多但分布均匀，水肿不明显，有时仅见眼睑、面部轻微水肿或伴手足背略肿，而体重却迅速增加。

（4）发绀：因血流淤滞，组织自血液中摄取氧量增加，使毛细血管中还原血红蛋白增多而出现青紫，见于指（趾）末端、鼻唇周围。

4. 心脏体征及辅助检查　除原发疾病的症状和体征外，心功能不全时常有心脏增大、心音低钝、心动过速，易出现奔马律，并可有各类心律失常。胸部 X 线摄片，除原有心脏病的各项特征外，多有心影增大、搏动减弱、肺纹理增粗。心电图除发现心律失常外，对心功能不全的诊断无特殊价值。超声心动图可显示心室内径增大，射血分数降低，收缩时间间期延长等。

（三）心功能不全的监护

1. 减轻心脏负荷

（1）休息：限制体力活动，保证充足的睡眠。根据心功能情况决定休息原则。轻度心功能不全者（心功能二级）可适当活动，增加休息；中度心功能不全者（心功能三级）应限制活动，增加卧床休息；重度心功能不全者（心功能四级）应绝对卧床休息，待病情好转后，活动量可逐渐增加，以不出现心功能不全症状为限，对需要长期卧床的患儿定时帮助其进行被动的下肢运动。

（2）少量多餐，避免过饱：新生儿与婴儿可给予鼻饲。幼儿、学龄前期儿童、学龄期患儿以低盐、低热量、易消化饮食为宜，控制钠盐的摄入，一般限制在每日 5 g 以下；中度功能不全的患儿，每日盐的摄入量应为 3 g；重度者控制在 1 g 以内。

（3）保持大便通畅：注意大便情况，有便秘者饮食中需增加粗纤维食物，必要时给缓泻剂或开塞露。

2. 缓解呼吸困难

（1）注意室内空气的流通，患儿的衣服应宽松，以减少憋闷感。

（2）给予舒适的体位，采取半卧或坐位。

（3）一般为低流量吸氧，流量为 0.5～2 L/min，肺源性心脏病为 1～2 L/min。

3. 控制体液量

（1）精确记录液体出入量，维持液体平衡。

（2）每日测量体重，固定测量时间与测量工具。

（3）严格控制钠和水的摄入。

4. 应用洋地黄类药物的护理

（1）给药前应先测量心率，若新生儿心率＜100 次/min、婴幼儿心率＜60 次/min或心率较上次给药时有明显下降，则暂停给药，通知医生。

（2）注意观察洋地黄中毒反应。新生儿中毒症状不典型，可表现为嗜睡、拒乳、心律失常等；婴幼儿有恶心、呕吐、乏力、黄绿视或心电图出现各种心律失常表现。

（3）严格遵守给药时间；钙剂与洋地黄有协同作用，避免同时应用，必须使用时，两者应间隔 4～6 h，以免剂量增加而致中毒。

（4）当患儿发生洋地黄中毒时，应立即停用所有洋地黄类制剂及排钠利尿剂，遵医嘱给予纠正心律失常的药物。

5. 病情观察

（1）注意观察发绀情况、呼吸困难的程度、使用辅助呼吸机的情况，以及肺内啰音的变化。

（2）观察循环状态，做毛细血管充盈时间试验［手指压迫患儿指（趾）甲或额部、胸骨表面、胫骨前内侧面等皮下组织表浅部位，片刻后去除压力，观察按压局部皮肤颜色变红的时间；≤2 s 为正常］，由白转红时间＞3 s，或呈斑点状发红为试验阳性，说明循环功能障碍。

（3）观察肾灌注减少的指征，测量并记录尿量。如果新生儿每小时尿量＜1 mL/kg、婴幼儿每小时尿量＜10 mL 为少尿，应立即通知医生。

（4）监测体重有无显著变化，连续观察数天体重变化的演变趋势。

（5）监测血气分析结果和血氧饱和度。

五、心脏复律和心脏除颤

心脏复律（cardioversion）和心脏除颤（defibrillation），是指在严重快速心律失常时，将一定强度的电流直接或经胸壁作用于心脏使全部或大部分心肌在瞬间除极，然后心脏自律性最高的起搏点（通常是窦房结）重新主导心脏节律的治疗过程，即通过电击的方式将异常心脏节律转复为正常窦性节律。心脏复律是药物和射频消融以外的治疗异位快速心律失常的另一种方法，具有作用快、疗效高、简便和比较安全的特点，已成为救治心房颤动和其他快速心律失常患儿的首选或重要的措施。

（一）心脏复律与心脏除颤的区别

1. 治疗的适应证不同　心脏复律主要用于治疗快速性心律失常，而心脏除颤仅用于心室颤动和心室扑动或不能分辨 R 波的心动过速的治疗。

2. 放电方式不同　心脏复律通过患儿心电图 R 波来同步触发放电，仅在心动周期的绝对不应期电击，以避免诱发心室颤动，而心脏除颤则是随机的非同步放电方式。

3. 所需电击能量不同　心脏复律一般比心脏除颤所需的能量要小。

（二）心脏除颤的禁忌证

（1）缓慢心律失常，包括病态窦房结综合征。

（2）洋地黄过量引起的心律失常（除心室颤动外）。

（3）伴有高度或完全性传导阻滞的心房颤动、心房扑动、房性心动过速。

（4）严重的低血钾暂不宜进行心脏除颤。

（5）左心房巨大，心房颤动持续 1 年以上，长期心室率不快者。

（三）心脏除颤的并发症

1. **心律失常**　心室颤动或者心动过缓，心室颤动可再次除颤；心动过缓多为暂时性，一般无须处理，也可视病情微量泵缓慢推注异丙肾上腺素或阿托品提高心室率。

2. **呼吸抑制、喉痉挛**　可能由镇静剂对呼吸中枢抑制或电击本身引起。

3. **低血压**　多发生于高能量电击后，可持续数小时，多可自行恢复；如血压下降明显，可用多巴胺、间羟胺（阿拉明）等血管活性药物。

4. **心肌损伤**　可发生急性肺水肿、心肌酶升高。

5. **栓塞**　肺栓塞或其他部位栓塞，可用抗凝治疗。

6. **皮肤烧伤**　多由于电极板按压不紧，导电膏过少或涂抹不均匀造成，一般无须特殊处理。

（四）操作方法

1. **用物准备**　除颤仪、导电膏、除颤电极板、干纱布、酒精纱布。

2. **操作流程**

（1）评估患儿意识、病情，心电图或心电示波是否有室颤波，确定除颤指征。

（2）将用物推至患儿床旁，使患儿平卧于硬板床。

（3）暴露前胸，确定患儿除颤部位无潮湿、无敷料，在除颤电极板及患儿胸部均匀涂抹导电膏。

（4）打开除颤器电源，设置到非同步位置，根据除颤器不同（单项波和双向波）调节除颤器能量至所需读数，小儿 $2\sim4\,J/kg$，开始充电。

（5）将胸骨电极板（Sternum）置于右锁骨下胸骨右缘，胸尖电极板（apex）置于左腋中线第 5 肋间，用较大压力使胸壁与电极板紧密接触。

（6）充电至所需能量后，再次观察心电示波，确实需要除颤时，嘱无关人员离开患儿和病床，两手拇指同时按压放电开关。

（7）除颤后立即进行心肺复苏术（5 个循环）；若除颤无效可重复电击一次，每次间隔 $1\sim3\,min$，除颤间隔期继续心脏按压和人工呼吸，利用此时间遵医嘱给予复苏用药。

（8）观察心电图或心电示波，心律恢复正常，除颤结束。

（9）为患儿盖被，整理床单位，整理用物。

（五）注意事项

（1）定时检查除颤仪性能，及时充电，用后消毒处理。

（2）电极板涂导电膏时不可将 2 个电极板相互摩擦涂抹，电极板应与患儿皮肤密切接触，保证导电良好。

（3）患儿较瘦或皮肤不平整，可将 2 块蘸有生理盐水的纱布直接放在患儿除颤部位。

（4）电击时，任何人不得接触患儿及病床，以免触电。

（5）对于细颤型，应先注射肾上腺素 1 mg，使之变为粗颤，再行除颤，以提高成功率。

第三节 营养支持

营养支持是指机体在营养状况异常或营养不良的情况下，维持和补充各种营养物质特别是维持能量和蛋白质代谢的平衡，所有不能正常进食的危重患儿都应该给予合理的营养支持。

危重症患儿受病情限制或消化、吸收、代谢功能的影响，易并发营养障碍或营养不良，从而使免疫功能进一步下降，加重或诱发感染，甚至死亡。因此，营养支持对于危重患儿的救治和预后具有重要的临床意义，它是危重病患儿综合治疗的重要环节，应得到足够的重视。

一、营养支持的目的

危重症患儿营养支持的目的在于供给细胞代谢所需要的能量和营养，维持组织器官结构与功能，通过营养素的药理作用调理代谢紊乱，调节免疫功能，增强机体抗病能力，从而影响疾病的发展与转归，这也是实现危重症患儿营养支持的总目标。

二、危重症患儿应激状态下的代谢特点

小儿体内营养素储存量少、重要器官（脑、肝、心、肾）的重量与体重之比高、基础代谢率高，且处在生长发育阶段，故年龄越小需要的液量和能量相对越多，这也是小儿，特别是婴幼儿对代谢应激的耐受性较差，易发生营养耗竭的主要原因。

当机体受到内、外因素如创伤、感染、休克及强烈刺激时，机体在应激状态下会发生明显的代谢紊乱。

(一)神经-内分泌激素水平增加

应激时体内儿茶酚胺、糖皮质激素、胰高血糖素及甲状腺素水平明显增高，使血糖浓度增加，但糖氧化直接供能减少，糖无效循环增加，组织对糖的利用也发生障碍。

(二)细胞因子生成增加

与代谢改变有关的细胞因子如肿瘤坏死因子（TNF）、白介素（IL）、前列腺素 E2（PGE2）等在应激时明显增加，其中最重要的是 TNF、IL-1、IL-6，这些均能增加急性时相蛋白的合成，致氨基酸从骨骼肌中丢失增多，肌蛋白降解增加，其中 IL-1 能引起谷氨酰胺酶活性下降，使肠道对谷氨酰胺的摄取减少；IL-1、TNF 还能减少白蛋白信使 RNA（mRNA）转录，并促进白蛋白自血管内向血管外间隙转移，加重低蛋白血症。

(三)蛋白质代谢改变

应激时蛋白质分解代谢较正常机体增加 40%～50%，尤其是骨骼肌的分解明显增加，瘦体组织明显减少，分解的氨基酸部分经糖异生作用后生成能量，部分供肝脏合成急性时相蛋白（如 C 反应蛋白），每日约需 70 g 蛋白质。由于蛋白质分解增加，机体内的肌酐、尿素生成量增加，呈明显负氮平衡，机体每日尿氮排出 20～30 g。

（四）糖代谢改变

危重患儿糖代谢为糖异生，血糖浓度升高，但糖的氧化直接供能减少，组织对糖的利用也发生障碍。研究发现，应激时血糖的生成速度 2 mg/（kg·min），较正常血糖量增加 150%～200%，糖的利用障碍是应激状态下糖代谢的另一个特点。虽然胰岛素的分泌量正常或更高，但却因胰岛素受体的作用抑制，糖的氧化代谢发生障碍，糖的利用受限。

（五）脂代谢改变

应激状态下脂肪动员增加，氧化加速，其脂肪氧化速度是正常时的 2 倍，血液中极低密度脂蛋白、甘油三酯及游离脂肪酸浓度增加，游离脂肪酸浓度增加又可在肝内重新转变成甘油三酯，如果甘油三酯转运障碍，则在肝内堆积成脂肪肝导致脂肪分解加速，形成酮酸血症；并因糖无氧酵解增加，出现乳酸血症，二者均可引起代谢性酸中毒。

（六）电解质及微量元素改变

严重的创伤及多器官功能障碍综合征（multiple organ dysfunction syndrome，MODS）患儿极易出现低血钾、低血镁、低血磷及电解质紊乱，这可能与高糖血症及高胰岛素血症密切相关。胰岛素促进钾离子由细胞外向细胞内转移，故可引起低血钾，同时胰岛素促进腺苷三磷酸（ATP）合成，使磷消耗增加，血磷下降；胰岛素还能增加肌肉对镁的摄取而导致低镁血症。

危重症患儿应激后机体代谢率明显增高，出现代谢紊乱，机体营养状况下降，发生营养不良是危重症患儿普遍存在的现象，并成为影响患儿预后的独立因素。机体应激后分解代谢远远大于合成代谢，过早地增加营养不但不能利用，反而会增加代谢负担，甚至产生不利的影响，营养支持时机应在应激后 48 h。危重病由于在病情相对稳定之前多不能由膳食提供足够的营养，加上原发病和应激所致的呼吸、循环，以及内环境紊乱又会影响营养支持的实施，因此营养支持应在呼吸、循环相对稳定和内环境紊乱基本纠正后才能进行。

三、营养低下的判断标准

（1）体重比正常的体重低 10%。

（2）血清白蛋白在 3.5 g/dL 以下。

（3）最近 10 d 的食物摄入量低于平日的 50%。

四、营养素的需要量

（一）简单快速的热量计算方法

热卡需求＝（25～30）kcal*/（kg·d），这一简单公式要根据患者的性别、年龄、应激强度、疾病情况及活动度进行适当调整。

（二）碳水化合物

碳水化合物是非蛋白热卡的主要供应源，容易吸收与代谢。经消化道摄入，碳水化

---

* kcal 为非法定计量单位，1kcal≈4184 J。

合物产生 4 kcal/g 的热量，可以提供总热卡需求的 50%～60%。在某些患儿中，碳水化合物供能可以降至总热卡的 30% 左右。应激情况下患儿至少需要葡萄糖 100 g/d 方可避免出现酮症。

（三）脂肪

脂肪不仅提供热量，还供应人体必需脂肪酸。健康人脂肪能提供总热卡需求量的 20%～30%，通常推荐剂量是每日每千克体重 1 g。某些疾病需提供更多的脂肪热卡。例如，需要控制血糖水平、对葡萄糖不耐受的糖尿病患者、需要减少二氧化碳排出的慢性阻塞性肺疾病患者，在这些情况下，提供的脂肪最好是不饱和脂肪的植物油，如葵花籽油、橄榄油等。

（四）蛋白质

正常人每日蛋白需求取决于个人的体重、年龄。正常健康人每日蛋白质需要量是 0.8～1.0 g/（kg·d）。由于应激，代谢氮丢失增加，危重患儿蛋白需求应当增加，蛋白质推荐量是 1.2～2.0 g/（kg·d），或为患儿需求总热卡的 20%～30%。除了提供足够的热卡，为减少和防止瘦体组织被动员作为能源消耗，蛋白质与能量需求应按比例供给，确定合适的热卡氮比例，按 6.25 g 蛋白质相当于 1 g 换算出供给的氮量。非应激情况下热卡与氮比例为 150 kcal∶1 g 氮，而在严重应激情况下该比例为 100 kcal∶1 g。

（五）不同代谢底物提供热量的比例

在健康人与分解代谢患儿中，不同代谢底物提供热卡的比例不尽相同。正常人碳水化合物提供总热卡的 60%，脂肪提供 25%，蛋白质提供 15%。分解代谢旺盛的患儿，总的热卡需求可能与健康人一样或是增加，但不同底物提供的热卡的比例则明显不同，蛋白质提供热卡可增加到总热卡的 20%～25%，而碳水化合物提供热卡比例降低 45%，脂肪供能有一定增加，占到总热卡的 30%～35%。

（六）其他营养素

其他营养素包括维生素、电解质、微量元素，按生理需要量补给。维生素在代谢过程中是十分重要的，任何营养支持治疗必须提供足够量维生素以预防维生素缺乏。脂溶性维生素 A、D、E、K 有着各自的生理作用，多数随饮食中的脂肪被机体吸收，需要胆汁与胰酶作用确保有效吸收。脂溶性维生素与脂蛋白成分经淋巴途径运至肝脏，并储存在人体的不同组织之中。水溶性维生素是许多关键酶的成分，与能量代谢有关。水溶性维生素容易从尿中排泄，体内储存少，因此应保证每日足够的水溶性维生素供应，避免因缺乏而影响代谢供能的改变。微量元素、维生素、矿物质在应激代谢状态下比健康人群需求增加，对于这些营养物质的需求并无特别的指标。考虑到这些物质的代谢作用，在应急患儿中予以补充是合理的。

五、危重症营养支持的途径及适应证

临床营养支持的途径分为：

（一）肠内营养

肠内营养（enteral nutrition，EN）是指通过喂养管经胃肠道补充营养物质的方法。该途径有助于维护消化道的屏障功能和免疫功能，是危重病首先考虑的营养支持途径，可获得与肠外营养相似的营养支持效果。

1. **肠内营养适应证** 本途径适用于有部分或完全肠道功能的患儿。

2. **肠内营养种类** 肠内营养支持疗法根据营养供给的途径不同分为经鼻置管营养法、经皮内镜胃造瘘等方法。当判断需要经肠营养时，必须根据营养支持疗法的目的选择恰当的方法。

（1）经鼻置管营养法：是经鼻腔将饲管留置于胃内的方法。此法应用已久，简便易行、成本低，适用于短期的营养支持。缺点是患儿有鼻咽部不适感，对鼻咽部有疾患的患儿不适用。

（2）外科留置管：

1）胃造瘘：用于因食管闭锁不能经口进食，且无法实施经鼻置管营养法的患儿。通过手术的方法将饲管的前端插入胃，然后将饲管的另一端从腹壁切口引出并固定。

2）空肠造瘘：空肠造瘘是一种把饲管直接置于空肠内的方法，多用于术后需长时间经肠营养支持疗法的患儿。

3）经皮内镜胃造瘘（PEG）：经皮内镜下胃造瘘简单省时，易于普及。用内镜使胃膨起，从腹壁插入导丝钩，将饲管留置于胃内或越过幽门留置于十二指肠。

4）胃钮：胃钮是选胃造瘘术后 6 周瘘孔形成的患儿，通过连接皮肤和胃内的塑料导管（胃钮），实施经肠营养支持疗法，胃钮可装于瘘孔处，固定于体表，适用于家庭经肠营养支持疗法，也可用于空肠造瘘患儿。

3. **肠内营养并发症** 误吸是肠内营养最可怕的并发症，在肠内营养过程中，年龄和营养的位置是误吸最显著的危险因素。在怀疑患儿需要延长肠内营养的情况下，推荐早期使用经皮胃造瘘术或经皮空肠造瘘术，可以减少危重患儿肠内营养中断和并发症。误吸危险因素还包括神经状态的恶化、胃反流和胃排空能力的降低。重症患儿往往合并肠胃动力障碍，头部抬高 30°～45°可以减少误吸及其相关肺部感染的可能性。经胃营养患儿应严密检查其胃腔残留量，避免误吸危险。

4. **肠内营养配方** 对危重患儿而言，肠内营养的选择要根据患儿的代谢支持及器官支持状态来决定。目前有许多"疾病专用配方"的肠内营养，如针对高脂血症、低蛋白血症等的肠内营养液，配方中以果糖或缓释淀粉作为碳水化合物供给，以降低高血糖，或配方中增加蛋白含量来纠正低蛋白血症。

通常情况下，有一部分肠内营养中的蛋白质以短肽形式存在，与整蛋白和游离氨基酸相比，短肽更易消化。脂肪中也有一部分为中链脂肪酸，无须胰液和胆盐即可吸收。患儿本身的消化吸收能力决定了选择哪一种配方。存在胃肠道功能不良的患儿应当选择短肽型或氨基酸型的水解蛋白配方。

在危重病患儿中，也可以通过肠内营养途径补充营养素。有研究证实，精氨酸、脂肪酸、核苷酸等增强免疫的肠内营养有助于改善预后，包括降低感染率、促进黏膜修复、减少 ICU 患儿多器官功能衰竭发生率、缩短住院时间等。

（二）肠外营养支持

肠外营养（parenteral nutrition，PN）是指通过外周或中心静脉途径补充营养物质的方法。

1. **适应证** 任何原因导致胃肠道不能正常进食或胃肠功能紊乱的患儿，均应考虑肠外营养，或肠外营养联合应用肠内营养；对于合并肠功能障碍的危重症患儿，肠外营养是其综合治疗的重要组成部分。合并营养不良而又不能通过肠胃途径提供营养的危重症患儿，如不给予有效的肠外营养治疗，患儿的死亡危险将增加 3 倍。

下列情况必须进行肠外营养支持：完全性肠梗阻、腹膜炎、无法控制的呕吐、小肠源性的严重腹泻（1 500 mL/d）、重度小肠麻痹、高流量（500 mL/d）肠瘘、重度营养不良等。

2. **禁忌证** 肠外营养不应用于能经口或者鼻饲摄入足够营养素的患儿，亦不应用于延长终末期患儿的生命。

3. **肠外营养输注方式**

（1）多瓶输液：氨基酸与葡萄糖电解质溶液混合后，以"Y"形管或三通管与脂肪乳剂体外连接后同时输注。适用于不具备无菌配制条件的单位，但工作量相对大，易出现血糖、电解质紊乱，不利于营养素充分利用，应注意脂肪乳剂输注时间应 >16 h。

（2）全合一（all-in-one）：将所有肠外营养成分在无菌条件下混合在一个容器中进行输注。新生儿肠外营养支持输注方式建议采用全合一方式。

1）配制：肠外营养所用营养液根据当日医嘱在层流室或配制室超净台，严格按无菌操作技术进行配制。

2）混合顺序：①电解质溶液（10%NaCl、10%KCl、钙制剂、磷制剂）、水溶性维生素、微量元素制剂先后加入葡萄糖溶液或（和）氨基酸溶液；②将脂溶性维生素注入脂肪乳剂；③充分混合葡萄糖溶液与氨基酸溶液后，再与经步骤②配制的脂肪乳剂混合；④轻轻摇动混合物，排气后封闭备用。保存：避光、4 ℃保存，无脂肪乳剂的混合营养液尤应注意避光，现配现用。国产聚氯乙烯袋建议 24 h 内输完，乙烯乙酸乙酰酯袋可保存 1 周。

3）注意：①全合一溶液配制完成后，应常规留样，保存至患儿输注该混合液完毕后 24 h；②电解质不宜直接加入脂肪乳剂液中，全合一溶液中一价阳离子电解质浓度不应高于 150 mmol/L，二价阳离子电解质浓度不应高于 5 mmol/L。③避免在肠外营养液中加入其他药物，除非已经过配伍验证。

肠外营养支持应当在限定的情况下根据治疗计划进行，且在患儿的血流动力指标稳定后进行，肠外营养输注的启动应以持续 24 h 为基础，尤其对心功能不全或无法耐受循环的全肠外营养输注计划所需的高速液体量的患者，为避免代谢性并发症，速度应在 2~3 d 内缓慢增加至目标量。此外，最好采用输液泵输注。

第四节 肾脏代谢支持

一、小儿肾脏解剖生理特点

1. **解剖特点** 小儿年龄越小，肾脏相对越重，新生儿两肾重量约为体重的 1/125，而成人两肾重量约为体重的 1/220。婴儿肾脏位置较低,其下极可低至髂嵴以下第 4 腰椎水平,2 岁以后始达髂嵴以上。右肾位置稍低于左肾。2 岁以内健康儿童腹部触诊时容易扪及肾脏。婴儿肾脏表面呈分叶状,至 2～4 岁时,分叶完全消失。新生儿肾小管相对较短,尤其以近端小管为甚,同一水平肾单位的近端小管长度不一。

2. **生理特点**　肾脏有许多重要的功能:①排泄体内代谢终末产物,如尿素、有机酸等;②调节机体水、电解质、酸碱平衡,维持内环境相对稳定;③内分泌功能,产生激素和生物活性物质如促红细胞生成素、肾素、前列腺素等。肾脏完成其生理活动,主要通过肾小球滤过和肾小管重吸收、分泌及排泄。小儿肾脏虽具备大部分成人肾脏的功能,但其发育是由未成熟逐渐趋向成熟。在胎龄 36 周时肾单位数量(每肾 85 万～100 万肾单位)已达成人水平,出生后上述功能已基本具备,但调节能力较弱,储备能力差,一般至 1～2 岁时才接近成人水平。

(1) 肾小球滤过率 (glomerular filtration rate, GFR):新生儿出生时肾小球滤过率比较低,平均约为 $20\ mL/(min \cdot 1.73\ m^2)$,仅为成人的 1/4,早产儿更低,出生后 1 个月 GFR 可以增长到 $48\ mL/(min \cdot 1.73\ m^2)$,3～6 个月时为成人的 1/2,6～12 个月时为成人的 3/4,2 岁时达成人水平,故新生儿不能有效地排出过多的水分和溶质,很容易发生急性肾衰竭。

(2) 肾小管重吸收及排泄功能:新生儿肾小管重吸收及排泄功能同样也是逐步趋向成熟。新生儿的葡萄糖肾阈较成人低,静脉输入或大量口服葡萄糖时易出现糖尿;氨基酸和磷的肾阈也较成人低。新生儿血浆中醛固酮浓度较高,但新生儿近端小管重吸收钠较少,远端小管重吸收钠相应增加,生后数周近端小管功能发育成熟,大部分钠在近端小管重吸收,此时醛固酮分泌也相对减少。新生儿排钠能力较差,如输入过多钠,容易发生钠潴留和水肿。

(3) 浓缩和稀释功能:新生儿及婴幼儿由于髓襻短,尿量形成少、抗利尿激素分泌不足,肾髓质间液渗透梯度较成人低,使浓缩尿液功能不足,在应激状态下保留水分的能力低于年长儿和成人。婴儿尿中排出 1 mmol 溶质时需水分 1.4～2.4 mL,成人仅需 0.7 mL。脱水时,婴幼儿尿渗透压最高不超过 700 mmol/L,而成人可达 1 400 mmol/L,故婴幼儿入量不足时易发生脱水,甚至诱发急性肾功能不全。新生儿及婴幼儿尿稀释功能接近成人,可将尿稀释至 40 mmol/L,但因肾小球滤过率较低,大量水负荷或输液过快易出现水肿。大约有 1/3 的新生儿出生后不久即排尿,93% 的新生儿于出生后 24 h 内排尿,99% 在 48 h 内排尿。新生儿正常尿量为每小时 1～3 mL/kg,婴儿正常尿量为 400～500 mL/d;幼儿为 500～600 mL/d;学龄前儿童为 600～800 mL/d;学龄期儿童为 800～1 400 mL/d。新生儿尿量每小时<1.0 mL/kg 为少尿;婴幼儿尿量<200 mL/d,学龄前期儿童尿量<300 mL/d,学龄儿童尿量<400 mL/d,或其他任何年龄小儿每日尿量<250 mL 均为少尿;新生儿尿量每小时<0.5 mL/kg 为无尿,其他年龄小儿每日尿量<30～50 mL 均为无尿。

(4) 酸碱平衡:新生儿及婴幼儿时期易发生酸中毒,主要原因有:肾保留碳酸氢盐的能力差,碳酸氢盐的肾阈低,仅为 19～22 mmol/L;分泌 NH_3 和 H^+ 的能力低;尿中排磷酸盐量少,故排除可滴定酸的能力受限。

（5）肾脏的内分泌功能：新生儿的肾脏已具有内分泌功能，其血浆肾素、血管紧张素和醛固酮均等于或高于成人，出生后数周内逐渐降低。新生儿肾血流量低，因而前列腺素合成速率较低。由于胎儿血氧分压较低，故胚胎肾合成促红细胞生成素较多，出生后随着血氧分压的增高，促红细胞生成素合成减少。婴儿血清 1，25 $(OH)_2D_3$ 水平高于儿童期。

3. 小儿肾功能临床检查及评估

（1）血尿素氮及血肌酐：血尿素氮常受多种因素影响，如饮食中的蛋白含量、组织分解代谢状态、肝功能、尿量。其正常值因年龄而异，新生儿 1.8~6.4 mmol/L，婴儿和儿童 2.5~6.4 mmol/L。肌酐是骨骼肌代谢产物并经肾排出，新生儿出生时与母体水平相近，2~4 周时降至 8.8~17.7 μmol/L，后随年龄增长肌肉逐渐发育再逐步达到成人水平。

（2）肾功能评估：评估肾功能的最好方法是肾小球滤过率，肾小球滤过率还可用于评估肾病的严重程度，临床常通过计算肌酐清除率来反映肾小球滤过率。

肌酐清除率（creatinine clearance rate，Ccr）测定应注意留取尿量要精准，计算Ccr 需以体表面积校正。计算公式如下：

$$Ccr = \frac{尿肌酐浓度 \times 尿流量（mL/min）}{血肌酐浓度}$$

$$依体表面积校正 = \frac{Ccr \times 1.73}{小儿体表面积（m^2）}$$

二、急性肾衰竭

急性肾衰竭（acute renal failure，ARF）是由多种病因引起的急性肾损害，肾脏调节水、电解质及酸碱平衡的功能在数小时或数日内急剧减退以致内环境失衡，以血肌酐（Scr）进行性升高、少尿，甚至无尿为主要表现。

事实上，肾功能损害早期并无明显临床表现，但血肌酐水平已有升高，为了早诊断和早干预，减少急性肾衰竭发病率、病死率，国际肾脏病、急救和重症医学界提出用急性肾损伤（acute kidney injury，AKI）来取代传统急性肾衰竭的概念。

（一）病因

传统急性肾衰竭病因可分为 3 类：肾前性、肾性及肾后性。

1. 肾前性 任何原因如休克、心搏骤停、严重腹泻、呕吐、大出血、大面积烧伤、严重感染等引起的有效血容量明显减少，导致的肾血流灌注不足，均为肾前性急性肾衰竭。

2. 肾性 由肾实质损伤、病变所致，如急性肾小球肾炎，溶血尿毒症性综合征、缺血再灌注损伤，重金属、三氯甲烷等有毒化学物质及肾毒性药物所致的急性肾小管坏死，血红蛋白尿或肌红蛋白尿引起的严重肾小管阻塞，肾移植排斥、肾肿瘤等。

3. 肾后性 尿路梗阻为常见原因，大多为慢性经过，少数呈急性过程，如先天性肾脏畸形、尿路狭窄、肿瘤、炎症、血肿、结石等。

（二）症状

急性肾衰竭时，肾脏调节水、电解质、酸碱平衡的能力受损，肾小球滤过率减少，导致少尿或无尿，出现高钾血症、代谢性酸中毒、低钙血症或高磷血症、严重高血压，还可因水、钠潴留，循环超负荷引起心力衰竭和肺水肿，需及早干预及治疗。

1. **高钾血症**　正常血清钾为 $3.5\sim5.5$ mmol/L，血钾 $\geqslant5.5$ mmol/L 即为高钾血症，是急性肾衰竭时最危险的电解质紊乱。人体内 90% 以上的钾由肾脏排出，少尿时肾脏排钾减少，血钾升高。此外，由于细胞内钾浓度远远高于细胞外液，严重组织创伤如挤压综合征、肿瘤溶解综合征、溶血等合并急性肾衰竭情况下，血钾可急剧升高，此常为死亡的首要原因。高钾时患儿可出现恶心、呕吐、胸闷、烦躁、嗜睡等表现，细胞外钾离子浓度升高，致使心肌细胞膜静息电位降低、心肌收缩减弱、心脏传导系统受累，出现一系列心电活动异常，如 P－R 间期延长、P 波低平、QRS 波增宽、T 波高尖、ST 段抬高、房室传导阻滞、心室纤颤甚至心室停搏。

2. **高血压**　由水和钠潴留、血容量增加及肾血流量减少，肾素、血管紧张素分泌增多所致。严重者可出现高血压脑病，头痛、头晕、恶心、呕吐、烦躁不安，甚至惊厥和意识障碍。

3. **心力衰竭及肺水肿**　血容量的急剧增多可导致急性肺水肿、充血性心力衰竭，表现为呼吸急促、口唇发绀、双肺底细湿啰音、心动过速甚至奔马律、下肢水肿。

4. **严重代谢性酸中毒**　肾小管分泌 H^+ 及合成碳酸氢盐障碍引起酸中毒，组织灌注减少，无氧代谢产生大量乳酸及机体高代谢状态有机酸产生增加加重酸中毒。患儿出现乏力、呼吸深快、面色苍白或发灰、口唇樱桃红等表现。

5. **低钠血症**　主要是由水潴留造成的稀释性低血钠。当血钠 $\leqslant130$ mmol/L 时可出现恶心、呕吐、乏力等症状，血钠 $\leqslant120$ mmol/L 时可出现头痛、嗜睡，甚至惊厥。

6. **低钙血症/高磷血症**　肾损害及组织坏死使得体内磷蓄积，血磷升高。钙在肠道内与磷结合，从肠道排出引起低血钙，但因常有酸中毒，游离钙不低，很少发生低钙抽搐。

7. **感染**　急性肾衰竭患儿大多合并感染，以呼吸道及泌尿道感染最为常见。

（三）监护

1. **一般护理及病情观察**　保证患儿充分休息从而减轻肾脏负担。每日记录体重变化及出入量。加强尿液监测，包括尿量、颜色、性状、相对密度和渗透压监测。观察患儿有无意识障碍，使用镇静、镇痛疗法时尤应注意评估意识状态。监测血压、心率及心律；观察患儿呼吸情况，有无酸中毒时的呼吸深快，有无呼吸困难、粉红色泡沫痰等心力衰竭和肺水肿表现。注意血电解质、酸碱平衡情况。

2. **加强营养支持**　急性肾衰竭患儿机体大多处于高分解状态，加之水和蛋白质摄入受限，因此需要足够能量。胃肠功能正常的患儿应尽早开始肠内营养支持，可通过口服或鼻饲的方式摄入高热量、高维生素、低蛋白、易消化的食物。胃肠功能障碍者可采用肠外营养。

3. **防治感染**　周围环境要每日进行消毒，每日早晚进行口腔和会阴护理，勤翻身和皮肤按摩以免发生压疮和皮肤感染，多叩背协助排痰避免呼吸道感染，尽量避免不必要的侵入性操作，留置尿管的患儿应加强消毒、定期更换尿管。合理应用抗生素。

4. **急性肾衰竭的护理**　注意无菌操作，建立血管通路并妥善固定。股静脉放置导管者注意测大腿围，观察穿刺侧肢体有无肿胀及温度、颜色。治疗过程中检查导管有无脱落、扭曲。密切观察透析器、血滤器纤维颜色变化，有无凝血，若有凝血需更换滤器。注意患儿有无皮肤黏膜出血点、穿刺处周围有无血肿或出血，每 4～6 h 检测凝血酶原（PT）、活化部分凝血活酶时间（APTT）一次，若 PT、APTT 延长或有出血表现，应及时调整抗凝剂剂量，给予鱼精蛋白中和肝素。严密观察动脉压、静脉压及跨膜压的变化，动脉压报警提示血流不足需调整导管位置，静脉压增高提示导管扭曲折叠、静脉凝血、导管阻塞等，跨膜压升高提示血滤器凝血需更换。做好记录，每小时记录一次动脉压、静脉压、跨膜压、脱水量、超滤量，调整出入速度，保持输入和滤出平衡。注意定时监测肾功能及血电解质水平，并根据检测结果调整置换液配方。

三、儿科腹膜透析

（一）腹膜透析的适应证和禁忌证

1. **腹膜透析的适应证** 腹膜透析适用于急、慢性肾衰竭，高容量负荷，电解质和酸碱平衡紊乱，药物和毒物中毒等疾病；也可用于肝衰竭的辅助治疗，以及进行经腹腔给药、补充营养等。

2. **腹膜透析的禁忌证** 腹腔严重感染或肠麻痹；腹壁机械性缺陷，如脐疝、腹裂、膀胱外翻、膈疝；腹膜腔缺失或腹膜无功能；近期腹部手术。

（二）腹膜透析方法

1. **间歇性腹膜透析**（intermittent peritoneal dialysis，IPD） 常用于急性肾衰竭及某些药物急性中毒。具体操作方法：患儿卧床，向患儿腹腔内灌入透析液，透析液腹腔内停留弥散 30～45 min 后引出，一个 IPD 透析周期（入液量、停留弥散期及引流期）约需 1 h，每日可透析 8～10 次。

2. **持续性不卧床腹膜透析**（continuous ambulatory peritoneal dialysis，CAPD） 每日交换透析液 4 次左右，透析液白天在腹腔内停留 4～5 h，晚上留置 10～12 h，每周透析 6～7 d。

IPD 与 CAPD 相比，由于透析液在腹腔停留时间短，超滤量大，因此脱水效果较 CAPD 好，但是存在如下缺点：对中、小分子毒素的清除率低，透析不充分；对透析液的需求量大；患儿必须卧床，活动受限，占用医务人员大量时间用于频繁换液。

3. **连续循环腹膜透析**（continuous cycling peritoneal dialysis，CCPD） 采用计算机程序控制的自动循环腹膜透析机，患儿在夜间睡眠时，腹膜内留置的腹膜透析管端与自动循环腹膜透析机连接，透析液持续透析 9～10 h，日间脱离透析机，不更换透析液，患儿可自由活动。

（三）腹膜透析的物品及药品准备

1. **腹膜透析管** 目前广泛使用的是田克霍夫（Tenckhoff）透析管。多数患儿采用双涤纶套儿童型透析管。体重＜3 kg 的患儿选用单涤纶套透析管，体重＞30 kg 的患儿选用成人型透析管，急性腹膜透析多用单涤纶套导管。透析管插入腹腔的长度依据患儿年龄、身高、体重而定，约相当于患儿的脐至耻骨联合的距离。根据透析管进入腹腔的情况，将腹膜透析管分为腹内段、皮下隧道段、腹外段。

2. **连接系统** 通连接头、延长管、集尿袋、加热器、双袋（ultra bag）双连系统。

3. **腹透液** 目前常用的透析液包括葡萄糖透析液、多聚糖透析液、氨基酸透析液、碳酸氢盐透析液等。腹膜透析使用的透析液需满足以下条件：①电解质成分及浓度与正常人血浆相似；②含一定的缓冲剂，可纠正机体代谢性酸中毒；③渗透压等于或稍高于血浆渗透压；④配方易于调整，允许加入适当的药物以适用于不同患儿病情需要；⑤一般不含钾；⑥制作要求同静脉输液，应无致热原、内毒素及细菌。葡萄糖透析液是临床应用最广泛的一种透析液，葡萄糖浓度根据临床需要可选用1.5％、2.5％或4.25％三种不同规格。葡萄糖透析液的基本成分见表3-5。

表3-5 葡萄糖透析液的基本成分

成分	浓度
葡萄糖	1.5～4.25 g/L
钠离子	132～141 mmol/L
氯离子	95～102 mmol/L
钙离子	1.25～2.5 mmol/L
镁离子	0.25～0.75 mmol/L
醋酸/乳酸根/碳酸氢根	35～40 mmol/L

注：渗透压346～485 mOsm/L，pH值5.0～7.0。

腹膜透析液的其他成分：一般不主张加入药物或其他成分，若病情需要，应在严格无菌操作下慎重加入其他成分。①肝素可防止腹膜透析液中蛋白凝固堵塞管路及发生肠粘连，常用剂量为500 U/L。②一般建议预防性使用抗生素。③当血钾恢复正常时，应向透析液中加入氯化钾4 mmol/L。④高血糖时可加入胰岛素，需注意调整剂量，避免透析终止后低血糖。⑤腹痛时可加入适量利多卡因或普鲁卡因，如有蛋白凝块可加入适量尿激酶等。

（四）腹膜透析的操作流程

常用IPD腹膜透析操作流程包括如下步骤：

（1）加热液体。

（2）交换液灌注量由低到高，开始时10～20 mL/kg，逐日增加，最大至30～50 mL/kg。

（3）腹腔灌洗3次。

（4）入液时间一般为10 min。

（5）保留时间为30～45 min。

（6）流出时间一般为10～20 min。

每一个循环约需1小时，根据患儿不同临床状况，可通过调整透析液配方，调整透析液在腹腔内停留时间等方法，达到清除不同分子量溶质及液体的目的。如需增加溶质清除，可延长保留时间、增加每次交换的留腹剂量、增加透析次数。如需增加水分清除，可缩短腹膜透析液的留腹时间，增加腹膜透析交换次数，增加腹膜透析液浓度或应用艾考糊精透析液；同时采取非腹膜透析方法，如加强利尿、限水、限盐等。

（五）腹膜透析并发症

1. **置管损伤** 置管操作带来的相关损伤，如膀胱破裂、肠穿孔等。

2. **漏液** 常见原因包括：①透析管有孔段位于腹膜腔外；②切口过大缝合不好，封闭不好；③腹部过度膨胀、腹壁张力高。

3. **透析液引流不通畅** 透析管未进入腹腔、未建立"库存"、透析管阻塞、体位不良致生理隐窝积液等，均可引起引流不畅。

4. **低血压** 快速大量清除液体致血容量降低，尤易发生于低蛋白血症患儿，因此应补足有效循环血量，保障组织灌注。

5. **电解质紊乱** 腹膜透析可导致低血钾、高钠血症、高血糖等电解质紊乱发生。

6. **腹痛** 透析管压迫内脏、使用冷透析液及高渗透析液、透析液量太多而致腹腔容量减少、透析液输入过快、腹膜腔感染等因素均可导致腹痛；可使用利多卡因 $10 \sim 50$ mg/L 或普鲁卡因 150 mg/L 镇痛。

7. **腹膜腔感染** 腹膜腔感染的发生率约为 12%，常发生在透析 48 h 内。病原菌多为革兰氏阳性球菌，以表皮葡萄球菌最为常见。患儿出现发热、腹痛，透析液变混浊，透析液白细胞计数 $>100/\mu L$，且中性粒细胞 $>50\%$，可诊断为腹膜炎。应对引流液进行细胞计数和分类、革兰氏染色及病原菌培养，如透析液中找到细菌或培养阳性则可确诊。一旦考虑为腹膜透析相关性腹膜炎，即可开始经验性治疗，应联合使用抗生素，选用抗菌谱覆盖革兰氏阴性菌和革兰氏阳性菌的抗生素。一般病原菌应用抗生素治疗 2 周左右，如为金黄色葡萄球菌、铜绿假单胞菌及肠球菌等应用抗生素治疗 3 周左右。儿童腹膜炎腹腔内抗生素给药剂量见表 3-6。

表 3-6 儿童腹膜炎腹腔内抗生素给药剂量

抗生素	持续腹腔内给药		间歇性给药
	负荷剂量	维持剂量	
庆大霉素	8 mg/L	4 mg/L	
头孢唑林	$250 \sim 500$ mg/L	125 mg/L	15 mg/kg，每日一次
头孢呋辛	200 mg/L	125 mg/L	15 mg/kg，每日一次
头孢他啶	$250 \sim 500$ mg/L	125 mg/L	15 mg/kg，每日一次
头孢噻肟	500 mg/L	250 mg/L	30 mg/kg，每日一次
万古霉素	500 mg/L	$25 \sim 30$ mg/L	$15 \sim 30$ mg/kg，每 $5 \sim 7$ d 一次
替考拉宁	200 mg/L	20 mg/L	15 mg/kg，每 $5 \sim 7$ d 一次
氟康唑			$3 \sim 6$ mg/kg，每 $1 \sim 2$ d 一次（最大剂量 200 mg/d）

注：儿童患者，慎用喹诺酮类及氨基糖苷类抗生素。

8. **蛋白质能量营养不良** 蛋白质能量营养不良的常见原因：①透析不充分，毒性产物潴留致蛋白质和热量摄入不足；②感染、代谢性酸中毒等致高分解代谢状态；③透析液蛋白质、氨基酸等元素丢失。因此应对患儿进行营养发育管理，定期评估营养状况，并加强透析，维持水、钠平衡，注意残余肾功能的保护，避免使用肾损害药物，防治可能导致的营养不良并发症，进行个体化的营养指导。

第五节　中枢神经系统支持

一、正常小儿神经系统生理特点

（一）脑

小儿脑发育是个连续动态的过程。胎儿期神经系统最先开始发育，出生时的新生儿大脑重量约为370 g，占体重的$10\%\sim12\%$，大脑表面有较浅而宽的沟回，脑皮质较薄，细胞分化较差，髓鞘形成不全，灰质和白质分界不明显。出生后3个月时对外界刺激的反应较慢且易于泛化，表现为肌肉张力较高，出现无意识的手足徐动。基础代谢状态下，小儿脑耗氧量占总耗氧量的50%，所以小儿对缺氧的耐受性较差。

（二）脊髓

脊髓的结构发育与脊柱的发育相对不平衡，新生儿脊髓下端在第2腰椎下缘，4岁时达到第$1\sim2$腰椎之间。故婴儿时期行腰椎穿刺的位置要低，以免损伤脊髓，以第$4\sim5$腰椎间隙为宜，4岁以后应以第$3\sim4$腰椎间隙为宜。

（三）脑脊液

正常小儿脑脊液的量和压力见表$3-7$，新生儿脑脊液的量少、压力低，故抽取较困难。

表3-7　小儿脑脊液正常值

项目	年龄	正常值	
		法定单位	旧制单位
总量	新生儿	5 mL	
	儿童	$100\sim150$ mL	
压力	新生儿	$0.29\sim0.78$ kPa	$30\sim80$ mmH$_2$O
	儿童	$0.69\sim1.96$ kPa	$80\sim200$ mmH$_2$O
细胞数	新生儿	$(0\sim34)\times10^6$/L	$0\sim34$ mm^3
	婴儿	$(0\sim20)\times10^6$/L	$0\sim20$ mm^3
	儿童	$(0\sim10)\times10^6$/L	$0\sim10$ mm^3
蛋白质总量	新生儿	$0.2\sim1.2$ g/L	$20\sim120$ mg/dL
	儿童	$0.2\sim0.4$ g/L	$20\sim40$ mg/dL
糖	婴儿	$3.9\sim5.0$ mmol/L	$70\sim90$ mg/dL
	儿童	$2.8\sim4.5$ mmol/L	$50\sim80$ mg/dL
氯化物	婴儿	$110\sim122$ mmol/L	$650\sim720$ mg/dL
	儿童	$117\sim127$ mmol/L	$690\sim750$ mg/dL

（四）神经反射

1. 生理反射

（1）出生时已经存在且终身不消失的反射：包括角膜反射、瞳孔对光反射、结膜反射和吞咽反射。当神经系统发生病理改变时，这些反射可减弱或消失。

（2）出生时已存在，以后逐渐消失的反射：包括觅食反射、拥抱反射、握持反射、吸吮反射及颈肢反射等。吸吮反射于1岁左右完全消失，觅食反射、拥抱反射、握持反射于出生后3～4个月消失，颈肢反射于出生后5～6个月消失。当神经系统发生病理改变时，这些反射存在与消失的时间将发生变化。

（3）出生时不存在，以后逐渐出现并终身不消失的反射：包括腹壁反射、提睾反射及腱反射等。这些反射在新生儿期不易引出，1岁以前不明显，1岁后可引出并较稳定。提睾反射正常时可有轻度不对称。在某些病理情况下，这些反射可减弱或消失。

2. 病理反射

病理反射包括巴宾斯基（Babinski）征、戈登（Gordon）征、奥本海姆（Oppenheim）征等。但小于2岁的小儿，由于神经系统发育不成熟，巴宾斯基征阳性可为生理现象；若大于2岁，小儿巴宾斯基征阳性或单侧阳性可能为病理现象。小于3～4个月的小儿因屈肌张力较高，凯尔尼格（Kernig）征、布鲁津斯基（Brudzinski）征可呈阳性。脑膜炎、蛛网膜下腔出血和颅内压增高时，可出现脑膜刺激征，即颈强直、Kernig 征、Brudzinski 征阳性。但由于婴儿颅缝和囟门对颅内压力的缓解作用，脑膜刺激征表现通常不明显或出现较晚。

二、神经系统监护

神经系统监护是危重患儿监护的重要组成部分，危重症患儿神经系统的问题常常表现为意识、瞳孔的改变，通过对患儿神经系统的检查、颅内压的检测及生命体征的监测，可较早发现颅内继发性损害，指导医护人员采取有效的治疗、护理措施，挽救患儿的生命，提高患儿舒适度及生存质量。

（一）瞳孔的观察

瞳孔是指虹膜中间的开孔，是光线进入眼内的门户。瞳孔周围的环形肌层受动眼神经中的副交感神经支配，其收缩时使瞳孔缩小，称瞳孔括约肌。虹膜的外周部分是辐射状肌纤维，受由颈部上行的交感神经支配，其收缩时使瞳孔扩大，称瞳孔扩大肌。瞳孔的大小、形态及其反射的改变，除见于眼科本身的疾病（如虹膜炎等）外，还可反映全身性疾病，尤其是在神经系统疾病的诊断、鉴别诊断和护理治疗等方面很有价值。所以护理工作者应该掌握瞳孔的生理及病理变化。对瞳孔的观察包括瞳孔的形态、大小，双侧是否等大等圆，对光反射及近反射等。

1. 瞳孔的形态

（1）正常瞳孔：正常瞳孔呈圆形，对光反射灵敏。瞳孔直径2～5 mm，两眼对称，通常差异不超过0.25 mm。但如果相差超过0.5 mm，而瞳孔反应及药物实验都无异常，也可以认为是正常的差异。

影响正常瞳孔大小的因素有年龄、屈光状态、光线强度及其适应情况等。生理情况下，婴幼儿和老年人瞳孔较小，青少年瞳孔较大。近视者瞳孔较大，远视者瞳孔较小。

正常睡眠时瞳孔显著缩小，可用于鉴别真睡或由其他原因引起的知觉丧失，但吗啡中毒性小瞳孔属例外。

（2）异常瞳孔：常可由瞳孔形态推断出某些眼病。例如，梨形瞳孔为虹膜前粘连引起，多伴有粘连性角膜白斑；D形瞳孔为外伤后虹膜的根部离断，相应的瞳孔缘无固定牵引力所导致；花瓣状瞳孔为虹膜炎或眼外伤后虹膜后层与晶状体粘连所致，用扩瞳药后最为明显，在瞳孔缘或晶体的前面可能还有灰白色陈旧性渗出物；钥匙状瞳孔见于虹膜手术切除后，或先天性虹膜缺损；长圆形瞳孔如原发性闭角青光眼，发作时瞳孔散大，呈长圆形，对光反射亦消失；瞳孔较大且瞳孔缘有细小的缺凹为瞳孔括约肌破裂的症状。

2. **病态性扩瞳和缩瞳**　双侧瞳孔散大伴对光反射消失是濒死状态的表现。双侧瞳孔大小不等常提示有颅内病变，如脑外伤、脑肿瘤、脑疝、中枢神经梅毒等。双侧瞳孔不等大且变化不定，可能是中枢神经和虹膜的神经支配障碍。双侧瞳孔不等大且伴有对光反射减弱或消失及神志不清，往往是中脑功能损害的表现。

3. **瞳孔的反射**　当进入眼的光强度增加时瞳孔缩小，光强度减小时瞳孔扩大，以此调节到达视网膜的光量，这称为瞳孔的对光反射。对光反射是一种检查瞳孔功能活动的测验，分为直接对光反射和间接对光反射两种。直接对光反射是指用手电筒直接照射瞳孔，被照眼瞳孔缩小，移开光源后瞳孔迅速复原。间接对光反射是指光线照射一眼时，另一眼瞳孔缩小，移开光源后瞳孔迅速复原。检查间接对光反射时，应用手挡住光线以免照射到检查眼形成直接对光反射。当两眼同时注视一个1 m外的目标，然后将目标逐渐移近眼球（近眼球5～10 cm），正常人此时可见双眼内聚、瞳孔缩小，称集合反射。由于视物由远及近，也同时伴有晶状体变凸（调节），因此，双眼内聚、瞳孔缩小和晶状体变凸（调节）统称近反射。

（二）颅内压监测

颅内压（intracranial pressure，ICP）是指颅腔内容物（脑组织、脑脊液、血液）对颅腔壁产生的压力，临床上通常以侧卧位腰穿测得的脑脊液压力表示。颅内压增高是颅脑损伤后的常见症状之一，如不能及时发现和解除，常导致脑代谢障碍、脑灌注压下降和脑疝形成等严重后果，是导致患儿病情恶化、预后不良或死亡的常见原因。因此，了解颅内压的变化对危重患儿来说相当重要。

1. **适应证**

（1）重型颅脑伤患儿。

（2）蛛网膜下隙出血或脑内出血患儿。

（3）凝血机制障碍患儿行颅脑手术时。

（4）重症开颅术后患儿，特别是处于昏迷状态患儿。

（5）其他需要了解颅内压动态变化的神经外科患儿。

2. **颅内压的分级**　颅腔是由多个骨块借骨缝相互连合而构成的骨性空腔。颅腔基本不能伸缩，其容量恒定。颅腔内的主要内容物有脑组织、脑脊液和血液。正常状态下此3种内容物的容量基本恒定，三者当中任何一种物质的容量增加，其他就会代偿性地减少，以维持正常颅内压。颅内压分级见表3－8。

表 3-8 颅内压的分级

分级	颅内压
正常	5～15 mmHg
轻度增高	16～20 mmHg
中度增高	21～40 mmHg
重度增高	>40 mmHg

3. 颅内压升高的临床表现

颅内压的正常值为 5～15 mmHg，当颅内压＞15 mmHg 的时候会出现相应的临床症状，如头痛、呕吐、视神经盘水肿、意识障碍和脑疝等。常见的临床表现有以下几种。

（1）头痛：头痛是颅内压增高最常见的症状之一，程度不同，通常早晨或晚间较重，部位多在额部和颞部，可从颈枕部向前方放射至眼眶。头痛程度随颅内压的增高而进行性加重。当用力、咳嗽、弯腰或低头活动时，常使头痛加剧。头痛性质以胀痛和撕裂痛多见。

（2）呕吐：当头痛剧烈时，可伴有恶心和呕吐。呕吐呈喷射性，易发生于饭后，有时可导致水、电解质紊乱和体重减轻。

（3）视神经盘水肿：视神经盘水肿是颅内压增高的重要客观体征之一。表现为视神经盘充血、边缘模糊不清、中央凹陷消失、视神经盘隆起、静脉怒张。若视神经盘水肿长期存在，则视神经盘颜色苍白，视力减退，视野向心缩小，视神经继发性萎缩。此时如果颅内压增高得以解除，往往视力的恢复也并不理想，甚至继续恶化和失明。

以上三个是颅内压增高的典型表现，称之为颅内压增高"三主征"。颅内压增高的三主征各自出现的时间并不一致，可以其中一项为首发症状。

（4）意识障碍与生命体征变化：是由中脑与脑桥上部的被盖部受压缺氧或出血，使脑干网状上行激活系统受损所致。疾病初期意识障碍可出现嗜睡、反应迟钝。严重病例可出现昏睡、昏迷，伴有瞳孔散大、对光反射消失。生命体征变化包括血压升高、脉搏徐缓、呼吸不规则、体温升高等病危状态甚至呼吸停止，终因呼吸循环衰竭而死亡。

（5）脑疝：由于颅内压增高，脑组织会向阻力最小的地方移位。当脑组织被挤压入硬膜间隙或颅骨生理孔道中发生嵌顿，称脑疝。脑疝发生后，一方面是被嵌入的脑组织会发生继发性的病理损害（如瘀血、水肿、出血、软化等）；另一方面是损害邻近的神经组织，阻碍和破坏脑脊液和血液的循环通路及生理调节，使得颅内压进一步增高，形成恶性循环，以致危及患儿生命。临床常见的脑疝有小脑幕裂孔疝和枕骨大孔疝。

1）小脑幕裂孔疝：是多发生于幕上大脑半球的病变，临床表现为意识障碍、病灶侧瞳孔先缩小后散大、对侧偏瘫，生命体征的变化包括心率慢、血压高、呼吸深慢和不规则等。

2）枕骨大孔疝：主要由于增高的颅内压传导至后颅凹或因后颅凹本身的病变所致。早起临床表现为后枕部疼痛，颈项强直。急性的枕骨大孔疝常表现为突然昏迷、明显的呼吸障碍（如呼吸慢、不规则或呼吸骤停），心率增快是其特征，而血压增高不如小脑幕裂孔疝明显。

（三）颅内压的监测方法

理想的监测方法应具备测压准确、操作简便、价格低廉、并发症少等特点。颅内压的监测分为有创监测和无创监测两种。目前，临床上应用较多的是有创监测，但这种方式不可避免地给患儿带来了很多痛苦。

1. 有创颅内压监测

（1）腰椎脊髓腔穿刺测压：该方法始于 1897 年，具有简便易行、操作简单的特点。但是有发生神经损伤、出血、感染等并发症的可能。当病情严重或颅内压急性升高时，因为有诱发脑疝形成的可能，不宜采用此法。当存在蛛网膜粘连或椎管狭窄等导致脑脊液循环梗阻的情况时，腰椎脊髓腔穿刺所测得的压力不能真实地反映颅内压的变化。

（2）脑室内监测：是目前临床上最常用的方法，是颅内压监测的金标准。1951 年纪尧姆（Guilaume）通过侧脑室穿刺直接测得颅内压，1960 年伦德伯格（Lundberg）完成了颅内压的连续监测。后来，发明了多种转换器，并出现了光纤系统和多功能颅内压探头。将导管或换能器放置在侧脑室中，另一端连接监护仪，便可在监护仪上显示颅内压的数据和压力波形，从而连续、动态地观察颅内压变化。该方法操作简便、测压准确，便于监测零点漂移，同时还可以引流脑脊液减压。缺点是当脑严重受压导致脑室变窄、移位甚至消失时，脑室穿刺置管会比较困难；且导管留置时间超过 5 d 感染概率会大大增加，故监测持续时间不应超过 1 周；还可能发生脑脊液漏、出血等并发症。在监护时应避免非颅内因素导致的颅内压增高，如烦躁、呼吸道阻塞、高热、体位偏差等。

（3）脑实质内监测：导管头部安装有显微芯片探头或光学换能器，放置在脑实质内，感染率较低，可用于长时间监测。主要缺点有零点基线的微小漂移；光缆扭曲或传感器脱落移位等；因为颅腔内压力并不是均一分布，所以只能反映局部的颅内压水平。

（4）蛛网膜下隙监测：颅骨钻孔后透过硬脑膜将测压装置置于蛛网膜下隙进行测压。该方法操作简便，对脑组织无明显影响，但感染概率较大，测压装置容易堵塞而影响测量结果。

（5）硬膜下或硬膜外监测：硬膜下监测是将测压装置置于硬脑膜下、软脑膜表面，不穿透脑组织，但是监测结果的准确性较脑室内监测差，感染仍是主要风险。硬膜外监测是将测压装置置于硬脑膜与颅骨内板之间，保留了硬脑膜的完整性，降低了颅内感染的发生率；但监测结果准确性差，不能引流脑脊液。

（6）神经内镜监测：主要用于神经内镜手术。在内镜工作通道中放置微型传感器，能够连续准确地监测颅内压变化。当颅内压变化明显时其应用有所限制，监测效果会受冲洗、吸引和脑脊液流失等因素的影响。该方法尚需进行大样本研究。

（7）有创脑电阻抗监测：脑电阻抗监测是近 20 年发展起来的一种新技术，是利用脑组织不同成分受电信号刺激后所产生的电阻不同的原理进行测定。监测方法分为创伤性和无创伤性。1994 年，伊特基斯（Itkis）等在硬脑膜上放置电极测定脑电阻变化，证实脑组织水分的迁移与总量变化对脑电阻分布有重要影响。有创脑电阻抗监测能较客观地反映脑水肿变化，但只能定性反映水分总量及迁移变化，不能定量测量颅内压值。

2. **无创颅内压监测**　有创方法监测颅内压，需行外科手术，技术要求较高，且易发生颅内感染、脑脊液漏、颅内出血等并发症。因此，寻找安全、有效、可在病床边动态监测的无创颅内压监测方法，成为临床的当务之急。

(1) 临床表现和影像学检查：颅内压增高时头部影像学（CT 或 MRI）表现为脑水肿、脑沟变浅、脑室移位受压、中线移位或脑积水等。影像学监测具有客观、准确、能定位定性等优点，但价格较贵，且不能进行床旁和连续监测。

(2) 视网膜静脉压（retinal venous pressure，RVP）：正常情况下，视网膜静脉压大于颅内压，颅内压影响视网膜静脉压的部位为视神经基底鞘部。该法只能瞬间测定，虽不能连续监测但可重复监测。当视神经盘水肿明显或眼内压高于静脉压时不宜使用。

(3) 闪光视觉诱发电位（flash visual evoked potential，F-VEP）：闪光视觉诱发电位可以反映从视网膜到枕叶皮质视觉通路的完整性。当颅内压升高时，神经元及纤维缺血、缺氧，代谢障碍，神经传导就会发生阻滞，电信号在脑内传导速度减慢，F-VEP波峰潜伏期延长，延长时间与颅内压值成正比。闪光视觉诱发电位是危重症患儿脑功能监测和随访的有效方法，对判断颅内压增高疾病的预后和脑死亡有一定帮助。但该方法也有以下局限性：①易受与脑代谢有关的因素及全身代谢性疾病的影响；②颅内占位性病变压迫或破坏视觉通路时，闪光视觉诱发电位对颅内压的反应将受影响；③严重视力障碍和眼底出血等眼部疾病也会影响闪光视觉诱发电位；④部分深昏迷患儿或脑死亡儿闪光视觉诱发电位不出现波形。

(4) 经颅多普勒检查（transcranial Doppler，TCD）：经颅多普勒检查是应用最广的一种技术。当颅内压增高时，脑血管自动调节功能减退，脑循环变慢，脑血流减少，收缩期、舒张期及平均血流速度均降低。经颅多普勒检查通过观察颅内高压时脑的血流动力学改变来估计颅内压。

(5) 鼓膜移位（tympanic membrane displacement，TMD）：声音反射中声音刺激沿听骨链传入耳迷路，有第Ⅷ对脑神经传入脑干，引起镫骨肌收缩反应，最终导致鼓膜移位。鼓膜移位能在一定范围内较精确地反映颅低压，能较准确地区分颅高压和颅低压引起的头痛。该方法的缺陷有：①患儿不能过度暴露于声音刺激中，因为其能引起暂时性音域改变而影响测量值；②有脑干和中耳病变的患儿，因镫骨肌反射缺陷不能使用此项监测；③不能连续监测；④不安静、不合作儿均不宜行此项监测。

(6) 无创脑电阻抗监测：监测方法为用阻抗分析仪测量颅脑阻抗的变化，颅脑阻抗脉冲波波幅的大小可作为颅内压是否增高的判断，在颅内高压时颅脑阻抗脉冲波幅度增加较大。

(五) 颅内压监测的临床意义

(1) 早期发现病情变化：由于监测出的颅内压增高常先于临床表现，故有利于及早发现颅内压的增高。颅内压的高低与格拉斯哥评分、生命体征之间并无始终如一的相关性，单纯从临床表现推断颅内高压是不可靠的。

(2) 指导临床治疗：通常将颅内压＞20 mmHg 的中度增高作为临床是否需要采取降低颅内压措施的临界值。降低颅内压的治疗包括脑脊液引流、应用脱水药、过度通气、应用巴比妥类药物等。

（3）判断预后：患儿经治疗后颅内压仍＞40 mmHg，则预后不佳。在治疗过程中若颅内压不能降至 20 mmHg 以下，病死率和病残率明显增高。

（4）指导护理实践：在颅内压增高的时候，多种因素均可导致颅内压较大范围的波动。因此，在护理颅内高压的患儿时，要避免导致颅内压急剧增高的诱因出现，如床头高低不适、曲颈、呼吸道不通畅、翻身动作剧烈、躁动、便秘等。

（六）颅内压监测的护理

（1）严格无菌操作，预防感染：穿刺用具、置入导管或换能器、引流装置等物品均为无菌物品。除了在术前应用抗生素预防感染外，医护人员还必须严格遵守无菌操作原则。

（2）患儿的体位：置患儿的头于正中位，避免扭曲，保持颈静脉引流通畅。床头抬高 15°～30°，有利于颅内静脉回流、减轻脑水肿、降低颅内压。

（3）调零测试：为确保监测的准确性，监测前应调整记录仪与传感器（颅内压力换能系统无须调整）的零点（零点参照点一般位于外耳）。长时间的颅内压监护，必须每班进行调零。

（4）保持测压管路通畅：在护理操作过程中应注意加强对导管的保护，测压系统连接紧密，排尽空气，防止其脱落、折叠、阻塞。对躁动的患儿应给予约束或镇静。

（5）严密观察病情变化：

1）严密观察颅内压，损伤早期每 15 min 观察颅内压的数据和波形一次，每次连续观察 3 min。颅内压升高至中度以上且基线波不稳定时，应及时向医生报告。

2）严密观察患儿的意识、瞳孔、生命体征的变化，记录其异常反应和相应的护理措施及效果。

3）观察脑脊液的颜色、量及引流速度，发现异常及时通知医生。

（6）避免导致颅内压急剧增高的因素：躁动、剧烈咳嗽、呼吸道不通畅、翻身动作剧烈、用力排便、尿潴留等均可使颅内压增高，因此要密切观察，及时给予处理。

（7）观察有无并发症的发生：感染、出血及脑脊液漏是颅内压监测的主要并发症，应积极预防、及时处理。

1）感染：患儿枕上垫无菌巾，每日更换。保持监测与引流装置的密闭性，监测时间一般不宜过长，如超过 7 d 应重新穿刺并更换全部用物。监测过程中注意患儿的体温、血常规、脑脊液颜色及其检查结果，如出现高热、白细胞增高、脑脊液混浊、脑脊液中白细胞增高则提示感染，应立即终止监测。

2）出血：穿刺点少量出血一般不需要处理，出血量大时需开颅行血肿清除术。

3）脑脊液漏：导管放置时间长易形成窦道，拔管后应缝合置管处皮肤。

三、亚低温治疗

作为一种保护中枢神经系统功能的有效措施，亚低温治疗在临床上的应用及研究逐渐增多，被多种指南所推荐并使多种危重患儿获益。

（一）概念

亚低温治疗是使用冬眠药物和物理降温的方法，使患儿体温降低，使中枢神经系统，特别是大脑皮层与自主神经系统受到全面良好的保护性阻滞，以减轻机体对外伤或其他病变所引起的不良反应，保护机体免受过多的消耗以达到治疗的目的。

《亚低温治疗新生儿缺氧缺血性脑病方案（2011）》规定："选择性头部亚低温使鼻咽部温度维持在 33.5～34 ℃（目标温度），可接受温度为 33～34.5 ℃，同时直肠温度维持在 34.5～35 ℃。全身亚低温使直肠温度维持在 33.5～34 ℃（目标温度），可接受温度为 33～34.5 ℃。"对于成人和儿童，国际上将低温分为轻度（33～35 ℃）、中度（28～32 ℃）、深度（17～27 ℃）和超深度（≤16 ℃），其中轻度和中度低温（28～35 ℃）统称为亚低温。亚低温对心、脑等重要器官有明显的保护作用。由于 28 ℃以下低温易引起低血压和心律失常等并发症，因此国内外多采用 32～35 ℃的亚低温治疗各种疾病，取得了很好的效果。

（二）亚低温治疗的机制与适应证

目前亚低温治疗的目的仍以脑保护为主，多用于诊断明确的心搏骤停、新生儿缺氧缺血性脑病及创伤性脑损伤恢复。但是近年越来越多证据证明，亚低温是目前最有效的脑复苏方法之一，其适应证已逐渐扩展到各种心律失常的心搏骤停、脑卒中及围手术期的脑保护治疗。

亚低温治疗的脑保护作用机制非常广泛，主要包括降低脑代谢率、抑制脑组织细胞凋亡、减轻脑水肿、抑制心搏骤停后脑内内源性损害因子的释放，以及能够减轻再灌注后的炎性反应。

（三）亚低温治疗的方式

根据体温改变的范围，亚低温治疗分为全身和局部降温法；根据体温诱导和维持的方法，分为血管外降温法和血管内降温法。临床较多采取全身血管外降温法，但近年来选择性脑部降温受到关注。

1. **全身血管外降温**　全身血管外降温是目前临床应用最为广泛的亚低温降温方式，包括采用温水、酒精擦浴，以及冰袋、冰毯降温等，这些方法具有操作简单易行、安全性好的优势，缺点主要是对靶目标温度的控制不稳定，诱导期长，难以达到治疗效果。其中，冰毯降温法在临床的使用更为普遍。进入 20 世纪 90 年代，冰毯机逐渐在临床得以推广使用，可将患儿体温降低到设定温度，并维持指定的时间，疗程结束停用冰毯后，患儿体温自主恢复，减轻了护士的工作量，常用于诱导重型颅脑损伤者的亚低温。其缺点是：毯面和患儿的接触面积小（约为体表的 30%），导致热交换效率低，患儿达到治疗温度所需要的时间长，体表冷热不均匀导致寒战，难以控制复温速度和复温中的病情反跳，对于一些需要快速诱导亚低温的患儿不能立即显效等。这些都明显影响了亚低温的疗效。

2. **选择性脑部降温**　选择性脑部亚低温即通过某种方法进行脑局部的选择性降温，达到脑部的亚低温状态，可避免机体其他器官因低温引起的损伤。推荐以下方法：

（1）冰帽或头部亚低温仪：使用冰帽或头部亚低温仪或降温头盔、降温颈围，近年来临床上已经较广泛地应用头部亚低温仪诱导亚低温治疗新生儿缺氧缺血性脑病，证实这种方法操作简单、安全有效。在治疗过程中，需严密观察患儿咽腔和直肠温度，维持（35±0.5）℃的核心温度，注意头部皮肤血运情况，做好器官功能监护。

（2）选择性脑低温灌注：通过对大脑动脉置入极细管道并用冷盐水灌注，使脑皮质温度和纹状体温度明显降低。选择性脑低温灌注不需心肺旁路和全身大剂量肝素化，降低了术后出血的危险；对脑缺血局部的降温速度快，对脑损伤局部的保护作用明显。但由于低温静脉血直接返回体循环，较长时间后中心体温也会下降。另外，对大脑动脉置管相对困难，必须在相关仪器的辅助下才能完成。护理中要注意监测脑皮质温度和核心体温的改变，核心体温降低后要做好其他器官的保护。

（3）血管内降温法：

1）血管内热交换降温技术：血管内热交换降温技术是一种新型的降温技术，适合重型颅脑损伤的亚低温治疗。这一系统包括具有降温冷却作用的体外机、把冷却液灌注到导管的泵及能插入患儿下腔静脉具有热交换作用的导管。血管内热交换降温技术是一项革命性的降温技术，其降温过程快速，可准确地维持既定温度，波动性小，复温速度快慢易控。由于导管置入后能自动按程序执行降温过程，因此能显著减少医护人员的工作量。在多种卒中模型中进行的实验都已证实了血管内热交换降温技术的安全性、可行性和有效性，并且已得到临床研究的支持。但使用费用较高，临床应用受到一定限制。

2）大量低温液体快速输注法：选择外周大静脉通道，用 4 ℃ 0.9％氯化钠溶液或林格液，30～40 mL/kg 作为目标剂量，250～300 mmHg 加压输注。因其诱导降温快速、无明显并发症等优势而受到研究人员及临床工作者青睐。值得推荐的经验：在亚低温诱导阶段采取低温液体灌注，快速输注法（4 ℃ 0.9％氯化钠溶液/林格液，15～20 mL/kg，250 mmHg 加压）联合体表降温（冷循环水降温毯、冰袋、冰帽）；在亚低温维持阶段采取体表降温联合药物降温（冬眠合剂），能够快速有效地降至目标温度，同时改善亚低温诱发的血管痉挛，且并无严重不良反应的发生。

（四）亚低温治疗的护理

1. 亚低温治疗启动的时间　亚低温治疗是一种较为安全的物理性脑保护措施，对于心搏骤停者，目前的临床研究大多认为在自主循环恢复后开始降温，但动物研究提示降温开始越早，效果越好。

2. 低温治疗的复温时间与方法　目前研究强调采取缓慢复温的策略，延长复温过程以避免反弹性高热和难以控制的颅内高压。欧洲的做法是低温治疗 24 h 后，利用 8 h 进行自主复温；而澳大利亚研究人员则主张自主循环恢复后 18 h，用加热毯进行复温。对复温有困难的患儿应积极采取有效的辅助措施，如增加覆盖等。复温过程中随时监测温度变化，速度应以 0.3～0.5 ℃/h 上升，密切观察患儿的各种生理反应是否恢复及开始恢复时间。

3. 亚低温治疗的体温监测　亚低温治疗中的患儿，体温监测是一个重要项目，避免出现体温忽高忽低。连续监测皮肤、鼻咽部或食管温度，开始每 15 min 记录一次，直至达到目标温度后 1 h，然后每 2 h 记录一次，复温期间每小时记录一次。体温过高可致高钾血症或复温性休克，从而使患儿的病情进入恶性循环状态；体温过低可引起反射性冠脉收缩而导致房室传导阻滞，严重者可因心室颤动而死亡。降温全过程应观察患儿有无寒战，肌束震颤可致低钾血症或高钠血症。如发生寒战或抽搐症状可交替应用镇静剂和解痉剂，也可肌内注射氯丙嗪等，应用时要观察血压变化。对于体温过低的患儿，应暂停亚低温治疗，使其缓慢复温，必要时加盖被子、使用温水袋等。

4. **亚低温治疗并发症的观察与预防**　亚低温的实施过程中有可能发生电解质紊乱、心律失常、免疫力下降、尿崩症等并发症。有文献报道，可通过快速诱导来减少并发症的发生，中心温度一旦降至 33.5 ℃ 以下，患儿生理上重新趋于稳定，低温诱导伴随的水、电解质异常转移，肌束震颤等多数病理变化基本终止。复温期常见的并发症如水、电解质失衡等及其对临床疗效的影响，可以通过控制性缓慢复温（约 0.25 ℃/h）来预防。肌束震颤现象是低温过程中最常见的并发症，也是影响降温疗效的重要原因，经加强镇静联合应用肌松剂后控制良好。因此，护理人员要注意体温诱导期和复温期的温度监测和控制，持续心电监护，密切观察生命体征和尿量，及早发现并发症的预兆，及时处理。同时遵医嘱准确安全用药，对一些镇静剂、肌松剂和低温液体要注意剂量、途径和速度，双人核对，保障安全。呼吸机辅助通气的昏迷者难免出现肺部感染，需要加强呼吸道管理，无菌操作。鉴于冰毯部位皮肤特别容易发生皮肤瘀青，需特别加强对患儿皮肤的护理。可以在冰毯上覆盖一层薄垫或中单，避免冰毯与皮肤直接接触，还要每小时翻身一次，防止冻伤。

第四章　危重患儿常见护理问题

第一节　液体渗出和外渗

在婴幼儿疾病治疗中，静脉输液是常用的、迅速有效的给药途径。由于小儿血管管腔小，且缺乏皮下脂肪的保护，血管弹性差，脆性大，治疗过程中容易发生液体渗出和外渗现象；新生儿表皮组织薄弱，一旦发生液体渗出、外渗，较成人对皮肤的损害更严重。因此，在输液过程中应积极预防，一旦发生液体渗出、液体外渗，应采取积极有效的措施，尽量减轻皮肤损害的程度。

一、液体渗出、外渗的定义

液体渗出是指静脉输液过程中，非腐蚀性药液进入静脉管腔以外的周围组织。

液体外渗是指静脉输液过程中，腐蚀性药液进入静脉管腔以外的周围组织。

二、液体渗出、外渗的原因

1. **化学因素**　与药液的酸碱度、渗透压梯度有关。高渗性溶液、碱性、对血管有刺激性的液体会造成血管壁增厚，内皮细胞破坏，血管内瘀血，周围组织炎症及水肿等。

2. **物理因素**　与环境温度、液体温度、输液量、速度、时间、压力，以及输液器针头的选择有关。

3. **机械因素**　各种穿刺损伤是导致血管外漏的常见因素，如针尖刺破血管或针尖斜面未完全进入血管腔，输液针前段血管被刺破等。

4. **血管因素**　与输液局部血管的舒缩状态、静脉管壁是否发生痉挛、通透性是否增加有关。

5. **人为因素**　包括患儿输液部位过度活动、触碰、牵拉，护士穿刺技术不熟练或固定不牢固。

三、儿科常见易引起渗出和外渗的药物

1. **血管收缩药**　多巴胺、多巴酚丁胺、肾上腺素等。
2. **血管刺激性药物**　葡萄糖酸钙、氯化钾、浓氯化钠等。

3. **高渗性药物** 20％甘露醇、10％NaCl、50％葡萄糖、脂肪乳剂、复方氨基酸、碳酸氢钠。

4. **具有高分子性质的抗生素** 青霉素类、头孢类抗生素，以及万古霉素、稳可信、美平等。

5. **蛋白制剂** 人血白蛋白、免疫球蛋白。

6. **血制品** 血浆、血小板、全血等。

7. **静脉高营养性物质** 氨基酸、脂肪乳、水乐维他、维他利匹特等。

四、渗出和外渗的分期与评估标准

(一)分期

1. **局部组织炎性反应期** 局部肿胀、红斑、持续刺痛。

2. **静脉炎性反应期** 渗漏后2～3 d，沿静脉走向条索状肿胀、发红，引流淋巴结肿大、疼痛，可出现发热。

3. **组织坏死期** 浅层组织坏死，溃疡形成累及皮下肌层，甚至深部组织受累。

(二)评估标准

0度：无任何临床症状。

Ⅰ度：皮肤苍白，水肿范围最大处直径小于2.5 cm，皮肤发凉，伴有或不伴有疼痛。

Ⅱ度：皮肤苍白，水肿范围最大处直径为2.5～10 cm，皮肤发凉，伴有或不伴有疼痛。

Ⅲ度：皮肤发白，半透明状，水肿范围最大处直径大于10 cm，皮肤发凉，轻度、中度疼痛，可伴麻木感。

Ⅳ度：皮肤发白，半透明状，皮肤紧绷，有渗漏，皮肤变色，有瘀斑、肿胀，较深的凹陷性水肿，水肿范围最大处直径大于10 cm，循环障碍，中度或重度疼痛。

五、液体渗出和外渗的临床表现

(一)新生儿液体渗出和外渗的表现

1. **头皮静脉** 穿刺部位局部隆起，皮肤张力增大，早期易于发现；也有表现为穿刺点周围圆形隆起。肉眼观察不明显时可用触摸法，与对侧位置比对，可早期发现渗出。

2. **四肢静脉外渗** 穿刺部位呈弥散性隆起，皮肤张力增大不明显，以针尖为中心向四周均匀扩散，不易觉察；应对比左右肢体粗细程度、皮肤弹性及皮肤颜色，及时发现异常。

3. **不同药物外渗** 刺激性强的药物如钾、钙剂外渗时，由于新生儿静脉表浅，易出现条索状红肿。血管收缩剂如多巴胺外渗时，出现穿刺部位皮肤颜色苍白，呈条索状延伸，有时会呈树枝状蔓延。如持续使用同一静脉，时间过长会引起整条注射静脉色素沉着，呈条索状硬化，甚至失去弹性。高分子抗生素外渗时，浓度过大会造成穿刺部位皮肤周围呈缺血性苍白改变，如果缺血时间过长，会造成局部组织呈青色、紫色，甚至发黑坏死。营养性药物外渗时，局部肿胀，外渗部位红肿变黑，短时间不易恢复；肿胀部位的肌肉组织亦容易缺乏弹性，影响肢体活动。

（二）儿童液体渗出和外渗的表现

1. 哭闹 由于疼痛常引起患儿哭闹。

2. 局部表现

（1）穿刺部位局部皮肤发红、隆起，皮肤张力增大，输液导管无回血；用手适度按压注射部位，肿胀部位有凹陷或有张力，无弹性。

（2）严重者局部可出现水疱，皮肤发黑变硬，发黑变硬的皮肤下溃疡可能已经形成。当厚的表皮坏死时，创面苍白，毛细血管缺血，创面逐渐形成干黑色结痂。溃疡早期不明显，损伤后的1~2周结痂脱落，形成的溃疡空洞即表现出来。

3. 严重外渗造成局部皮肤损伤的典型表现 溃疡形成导致皮肤基底面坏死、黄色纤维坏死，周围为红色的边缘。

六、液体渗出和外渗的预防

1. 加强技能培训 掌握静脉输液程序，正确选择和运用输液工具；掌握液体渗出和外渗的判断标准；提高穿刺技术，减少对血管壁的损伤。

2. 正确选择穿刺静脉 输注高渗性、刺激性强的药物时，宜选择粗大静脉，由远心端向近心端穿刺，穿刺时避免在同一部位、长时间、多次穿刺。

3. 穿刺部位 可以使用具有扩张血管作用专用贴膜如硝酸甘油贴；血管扩张剂具有增加局部血流、中和药物酸性的作用。也可温水湿敷、浸泡穿刺部位。

4. 加强巡视 输液过程中加强巡视，及时发现渗出和外渗；尤其应重点观察烦躁、哭闹或意识障碍、感觉丧失、循环不良的患儿。一旦发生渗漏，立即更换输液部位并积极采取治疗措施。

七、液体渗出和外渗的处理

（一）停止输液

发生液体渗出和外渗时，应立即停止输液并抬高患肢，断开输液器，保留输液的套管针，用空注射器连接套管针回抽药物，以减少药液在局部组织的渗出量，降低渗出液对组织的损害。

（二）局部湿敷

（1）输入的药液对组织刺激性小、容易吸收的，如普通的溶液、辅助治疗的药液，可以用温水湿热敷，或用95%酒精、50%硫酸镁湿敷，10~15 min观察一次皮肤情况。渗出部位面积较大但<Ⅱ度的，增加热敷的次数，根据输注药液选择外涂药物减轻肿胀。

（2）输入的药液刺激性大，渗出部位面积<Ⅱ度的，用50%硫酸镁或95%酒精持续湿敷，配合理疗；亦可利用药物的拮抗作用局部外敷，如缩血管药物多巴胺、间羟胺、去甲肾上腺素等外渗可以用酚妥拉明、香丹外敷，钙剂可用山莨菪碱（654-2）湿敷，也有文章报道用马铃薯、生姜等外敷。渗出部位面积>Ⅱ度或输注化疗药物发生外渗时，不论外渗面积大小，必须采用封闭治疗；若局部有水疱或皮肤破损，要增加理疗和新型水胶体敷料保护。

（3）湿敷的方法：

1）冷敷：适用于蒽环类药物，如柔红霉素、阿霉素、表柔比星（表阿霉素），紫杉醇、多西紫杉醇、多西他赛等药物外渗。局部冷敷可使血管收缩、组织细胞代谢率下降，使药物外渗量局限，减少正常细胞对药物的摄取，以达到减轻渗漏范围的目的。外渗部位用（4～6 ℃）水袋冷敷，每 4～6 h 一次，每次 20～30 min。

2）热敷：适用于Ⅰ～Ⅱ度外渗或植物碱类抗癌药外渗，如长春新碱、长春碱、长春瑞滨（异长春花碱）、草酸铂等药物。局部热敷可以引起血管扩张，加快外渗药物的吸收、分散和摄取，减轻药物外渗所致的皮肤伤害。外渗部位一般用温度 37～39 ℃（新生儿温度高于体温 1 ℃）的溶液，浸湿 4 层纱布后覆盖患处，盖一层塑料薄膜，每次 20～30 min，每 4～6 小时一次，直至肿胀消失。注意：须在 6 h 内先进行冷敷，24 h 后热敷。但对长春新碱和血管收缩药物则应直接采取保温、热敷。

（4）湿敷溶液：

1）50％硫酸镁湿敷：适用于阳离子溶液外渗的药物，如 10％氯化钾、5％碳酸氢钠、10％葡萄糖酸钙。方法：注射用水加温＋25％硫酸镁＋维生素 B_{12}。

2）如意金黄散＋植物油外敷法：取如意金黄散适量，用灭菌注射用水（亦可用植物油或蜂蜜）调和后均匀涂抹在纱布上敷于患处，用一层塑料薄膜封闭在纱布上，以便持续发挥作用。

3）仙人掌肉捣碎＋冰片外敷：适用于高渗性药物。取新鲜仙人掌，每次约 100 g，去刺，洗净捣烂后加冰片研碎混合，均匀涂抹在纱布上并覆盖于患处，每日 1～2 次。

4）酚妥拉明局部湿敷：适用于血管收缩性药物。取酚妥拉明 1 mL（10 mg）＋生理盐水 20 mL，浸湿无菌纱布并覆盖于患处。

5）马铃薯外敷：适用于各种药液渗出的外敷。将马铃薯洗净，切成透明的薄片，贴于肿胀处，用胶布固定，每 1～2 h 更换一次。

（三）局部封闭

局部封闭适用于Ⅱ度以上渗出或所有高渗性药物、化疗药、腐蚀性药物的外渗。封闭可阻止药物与组织细胞结合，减轻皮肤损害。封闭应在渗出或外渗 1 h 内进行，必要时可重复。

1. 方法 用 4.5～5 号针头的注射器，抽取封闭液，在渗出部位周围按顺时针 12 点、3 点、6 点、9 点呈点状封闭。进针深度约为针头的 1/2，角度 15°～20°。先进针，然后抽回血，无回血后边退边注射药物，使液体渗出部位明显突出周围皮肤，把外渗区域周边封闭起来。

2. 封闭液

（1）注射用玻璃酸酶：主要成分为玻璃酸酶，系自哺乳动物睾丸中提取的一种能水解玻璃酸类黏多糖的酶。玻璃酸是存在于人体组织间基质中的黏多糖，能限制细胞外液的扩散。玻璃酸酶作用于玻璃酸分子中的葡萄糖胺键，使之水解和解聚，降低体液的黏度，使细胞间液易流动扩散，故可使局部积存的药液、渗出液或血液扩散，加速药物吸收，减轻局部组织张力和疼痛，并有利于水肿、炎性渗出物的吸收和消散，为一种重要的药物扩散剂。临床用作药物渗透剂，促进药物的吸收，促进手术及创伤后局部水肿或血肿的消散。因此，适用于所有严重的液体外渗和渗出。

1）配制方法：首先做皮试，将玻璃酸酶配成 150 u/mL 的溶液，皮内注射 0.02 mL，20 min 后观察结果；若出现具有伪足的疹块，持续 20～30 min，并有瘙痒感为阳性。若局部出现一过性红斑，是由于血管扩张所引起，并非阳性反应，以 15 u/mL 的浓度给予外渗部位局部封闭。

2）禁忌证：①不可用作静脉注射。②不能直接应用于角膜。③不能用于被虫叮蛰引起的肿胀。④水溶液极不稳定，宜现配现用。剩余溶液可在 30 ℃ 以下保存 2 周，但若有变色或沉淀则不可再用。

（2）酚妥拉明（利其丁）：是短效 α 受体阻断剂，对血管有较强的扩张作用，可以改善毛细血管通透性，促进局部毛细血管血液回流，改善局部缺血、缺氧，有效降低缺血而致的局部皮肤坏死。对于缩血管药物，如多巴胺、去甲肾上腺素外渗引起的皮肤苍白，应及时用酚妥拉明局部封闭。配制方法：将酚妥拉明稀释至 0.5 mg/mL。

（3）普鲁卡因封闭液：作用于外周神经，能阻滞神经冲动的产生和传递，使神经组织的膜面稳定，减轻疼痛；能扩张血管，改善局部血液循环，促进组织新陈代谢，改善各种原因所致的营养障碍，恢复组织的正常功能。方法：先做皮试，取 1% 普鲁卡因 2 mL ＋生理盐水 2～5 mL 或 1% 普鲁卡因 2 mL ＋地塞米松 5 mg ＋生理盐水 2～5 mL 局部封闭。

（四）应用黏多糖多磺酸软膏（喜辽妥）

黏多糖多磺酸软膏的主要作用是促进间叶细胞的合成，恢复细胞间物质保持水分的能力，从而促进结缔组织的再生。其能渗透更深的皮下组织，外渗部位涂抹可以治疗静脉高营养及血管活性药物外渗，特别是对葡萄糖酸钙、碳酸氢钠等刺激性强的药物外渗引起的皮肤肿胀效果明显。

（五）皮肤损伤的处理

外渗部位的小水疱，如未破溃，不要刺破，可用无醇碘伏外涂；大水疱经碘伏消毒后用无菌注射器抽去水疱里的渗出液，再用不含醇的碘伏外涂，然后外敷新型水胶体敷料保护，24 h 后更换，直至皮肤愈合。皮肤损伤重者，可按照压疮伤口护理，严重者植皮。

（六）理疗

1. 远红外线 275 W，15～30 min/次，2 次/d。

2. 超短波 30 min/次，1 次/d，Ⅱ～Ⅲ度伤口换药后进行。

第二节　皮肤护理

皮肤是人体最外层、最直观，也是最常接触到的重要器官。皮肤表面覆盖着一层皮脂。一部分皮脂是由皮脂腺分泌的，另一部分由表皮产生的。皮脂起保护、乳化、缓冲、排泄、抗菌和生物调理剂的作用。皮脂腺大约在 6 个月胎儿时期就已形成，并开始分泌皮脂覆盖在皮肤表面，以保护胎儿免受外界刺激。出生后不久的婴儿，总皮脂含量与成人接近，但脂质成分比例不完全相同；从出生后 1 个月，总皮脂量开始逐渐减少，随着年龄增长，皮肤变得较为干燥；但到了青春期，性激素开始活跃，分泌皮脂的能力提高，皮肤干燥情况可得到改善。另外，男婴比女婴分泌的皮脂多。

皮肤从外向内分为表皮、真皮和皮下组织。表皮的最外层是角质层，是阻止外界刺激物、毒素及微生物入侵的有效屏障，同时能防止体液丢失。从皮肤护理观点出发，角质层含水量变化是个很重要的因素。据报道，新生儿皮肤含水量为 74.5%，婴幼儿为 69.4%，成人水分最低为 64%。在角质层中，内层和外层的含水量不同，最深层含水量为 70%，几乎保持不变，外层含水量较低，受外界温度、湿度等影响。

皮肤从新生儿期、婴幼儿期、学龄前期、学龄期到青春期是一个逐渐发育成熟的过程，各个年龄阶段均有其发育特点，年龄越小，与成人差异越大。

对患儿过多的刺激、医疗设备的应用、较多的侵入性操作、高渗药物的应用、较频的撕揭胶布、一次性尿布的使用及细菌感染，更容易破坏皮肤完整性而导致皮肤损伤，从而引发其他系统疾病。

一、新生儿皮肤特点与护理

（一）新生儿的皮肤特点

足月儿表皮与真皮间缺乏连接物质——胶原纤维，导致连接不紧容易分离；体表面积约为 0.21 m²（成人皮肤总面积约 1.5 m²），出生时皮肤表面呈碱性（pH 值＞6.0），出生后 1 周 pH 值下降到低于 5.5，出生后第 1 个月末下降到 5.1，沐浴或其他局部治疗会影响皮肤。汗腺大约在孕 28 周形成。新生儿与成人汗腺数是相同的，但每单位面积上的汗腺数量不同，密度大于成人，如成人平均为 120 个 / cm²，而婴幼儿高达 500 个 / cm²；早产儿不出汗，甚至足月分娩新生儿也要经 1 d 或数日后才开始出汗，这是由于交感神经调节功能不成熟所致。小汗腺的神经调节要到 2～3 岁才能完备。汗腺受到刺激（如外界温变度化、情绪异常等），能加速分泌汗液。因此，外部环境变化时新生儿也会大量出汗，由于缺乏调节能力，会导致脱水热。大量汗液通过尚未发育完全的汗腺管排出，容易堵塞汗腺管发生角质浸渍而产生痱子。早产儿皮肤菲薄，角质层少；孕周越小，皮层越薄，看起来似透明状，甚至呈凝胶状。胎龄低于 30 周的早产儿出生时角质层只有 2～3 层。角质层发育不成熟，相对较大的体表面积导致经皮肤丧失水分增加，可导致体温不稳定。早产儿在出生 10～14 d 后皮肤角质层的屏障功能加速成熟，胎龄低于 27 周的早产儿角质层屏障功能的成熟速度较慢。在角质层成熟之前，应注意保护发育中的角质层，避免接触毒性物质，预防感染。

早产儿皮肤胶原纤维数量更少，使得表皮与真皮间的连接更不紧密，皮肤游动大，撕揭胶布时皮肤容易受损，甚至出现皮肤剥脱，在摩擦或受热的情况下容易出现水疱。早产儿真皮层弹力纤维较少，容易出现水肿，水肿影响局部血液循环，可引起缺血性损伤。

（二）新生儿的皮肤护理

1. 保暖 出生后立即擦干，注意尽量擦干头部的羊水和血迹，防止体温散失。

2. 处理胎脂 新生儿身上的胎脂有助于形成皮肤表面的"酸性外膜"，具有抑制病原微生物的生长，使皮肤具有免疫性的作用。出生后擦拭体表的污秽物，如血污、胎粪等时，尤其是要注意保留早产儿的胎脂。

3. 沐浴 新生儿出生后第 2 日开始沐浴，每日或隔日一次；沐浴前测量体温，控制皮温在 36.7～37.3 ℃，沐浴时间不超过 5 min。早产儿不常规沐浴，建议每隔 4 d 沐浴一次。选用中性、无香、无刺激、pH 值适中的沐浴液。胎龄小于 32 周的早产儿出生后第 1 周使用温开水沐浴，不用清洁剂。胎龄小于 26 周的早产儿要求使用无菌水沐浴。近年来有报道，国外采用襁褓式沐浴，用被单包裹婴儿身体进行盆浴，维持屈曲的中线体位，水温 37.8～38.3 ℃，沐浴时间小于 8 min。美国儿科与妇产科学会建议，每 6 h 涂抹水溶性凡士林润滑膏，可减少经皮肤丧失的水分，尤其适用于体重低于 750 g 的早产儿。如母亲有体液传播高危因素时，应在出生后 4～6 h 生命体征稳定后进行沐浴，注意控制室温和水温，避免因沐浴造成体温过多丧失。

4. 评估 每日评估皮肤情况，评估内容包括：

（1）皮肤颜色：有无发绀和黄疸（范围、程度、持续时间）。

（2）皮损情况：是否有皮疹如红斑、水疱、脓疱、结节、肿块等，有无出血点或皮肤损伤，如糜烂、溃疡等。

（3）皮肤：弹性、厚度，有无干燥、脱皮等。

（4）黏膜情况：评估眼部结膜角膜、鼻腔黏膜、口腔黏膜、外生殖器及肛周黏膜有无分泌物、充血、色素异常等。

（5）皱褶部位：耳后、颈部、腋窝、腹股沟处有无皮肤异常。

（6）脐部情况：脐带有无脱落，有无红肿、出血、分泌物、赘生物等。

（7）臀部情况（包括外生殖器）：有无红臀、皮损等。

（三）新生儿的皮肤状况评估

新生儿皮肤状况评估是皮肤护理的重要环节，可有效预防皮肤损伤，利于发现高危人群而实施针对性预防护理。使用评估量表有助于筛选易于发生皮肤损伤的患儿。国外采用新生儿皮肤状况评分（NSCS）（表 4-1），临床上可将风险评估表与个人临床经验相结合，具体情况具体分析，从而更好地预防新生儿皮肤损伤的发生。

表 4-1　新生儿皮肤状况评分

项目	1分	2分	3分
干燥	正常，无干燥的体征	皮肤干燥，可见脱皮	皮肤非常干燥，可见裂开
红斑	无红斑	可见红斑，＜50%体表面积	可见红斑，＞50%体表面积
皮肤破损/表皮脱落	无	局限的小部分皮肤	广泛的表皮脱落

注：分数为 3～9 分，3 分表示皮肤状况正常，分数越高表示皮肤状况越差。

二、婴幼儿皮肤特点与护理

（一）婴幼儿皮肤特点

1. **皮肤结构不完善** 婴幼儿的皮肤结构发育尚未完善，表皮和真皮结构及皮肤附属器与成人相比都有显著差异。婴儿皮纹非常致密，皮岛结构很小，角质细胞也较成人小。皮肤的角质层和表皮厚度都显著低于成人，角质层厚度比成人薄30%，表皮厚度薄20%，早产儿的表皮则更薄。婴儿皮肤位于真皮上层的胶原纤维没有成人致密，婴幼儿皮肤真皮乳头层和网状层之间没有明显的界线，纤维束比成人细小。

2. **皮肤更新速度快** 健康皮肤基底细胞的增殖速度和表皮角质层的剥脱速度保持相对的平衡，从而保证皮肤的厚度基本恒定。如果打破平衡，则会导致角质层过薄或过厚。新生儿的皮肤角质细胞增殖速度较快，在出生的第1年内显著下降，直到第2年接近成人。

3. **皮肤pH值偏中性** 成人皮肤pH值为弱酸性（4.5～6.7），酸性环境对皮肤非常重要；婴儿出生时皮肤pH值接近中性（由于部位差异，pH值为6.6～7.5），从出生后第2日，皮肤pH值就开始下降，在出生后1个月内持续降低，而后到3个月保持相对稳定，但婴儿皮肤pH值仍然高于成人。特别是在较为潮湿的尿布区域，因为暴露在尿液和粪便中，pH值更高，且没有性别的差异。因此，婴儿皮肤刺激发炎的比例较高，而皮肤发炎可进一步导致皮肤通透性增高，从而引起微生物的二次入侵。当皮肤屏障出现紊乱时，婴儿皮肤也不易自我恢复。

4. **皮肤吸收能力强** 婴儿的皮肤屏障功能仍处于发育中，角质细胞小，角质层较薄，皮肤渗透比成人直接。皮肤面积与体重比例大，皮肤的平均表面积是0.25 m²，平均体重5 kg，二者之比为500:1；成人皮肤的平均表面积是1.8 m²，平均体重65 kg，二者之比为270:1，因此，对于接触同样量的刺激物和毒性物不仅比成人吸收得多，而且对有害物或对毒性物的反应也要强烈得多。

5. **对热刺激敏感，排泄和分泌功能弱** 婴儿的汗腺和血管还处于发育中，当环境温度升高时不能通过皮肤血管扩张来散发体内的热量，而是产生大量汗液，可堵塞汗腺管发生角质浸渍而产生痱子。

6. **色素层单薄** 黑色素由皮肤中黑色素细胞产生，在皮肤中可以减少紫外线穿透而起到光防护作用。婴儿皮肤薄，黑色素含量少，角质层含水量高，使得光的散射减少，天然的防紫外线能力比较弱，更容易被晒伤。适量的紫外线照射不仅能够帮助钙质的吸收，促进骨骼的发育，还能增强免疫力，有利于婴幼儿的健康和发育；但由于婴幼儿皮肤对紫外线的抵御力弱，在户外活动及日晒时要特别注意防晒，除了采取打太阳伞、穿防晒衣、戴帽子等防护措施外，也可以涂抹适合婴幼儿皮肤的防晒霜。

（二）婴幼儿皮肤护理

（1）保持床单位平整、干燥、无皱褶。

（2）每日给患儿床上擦浴，保持皮肤清洁。

（3）选用pH值中性，不含香料、酒精，无刺激，能保护皮肤水分平衡的婴儿专用的洗护用品。

（4）衣物或包被厚薄适中，选用柔软、可消毒的棉织品。

（5）每次大、小便后清洁会阴，涂护臀霜。

（6）定时更换体位，防止压疮。

（7）每日评估皮肤情况，筛查高危患儿，悬挂警示标识。评估内容包括：

1）皮肤颜色：有无红、肿、发绀等。

2）皮损情况：是否有皮疹，如红斑、水疱、脓疱、结节、肿块等，有无出血点或皮肤损伤，如糜烂、溃疡等。

3）皮肤：弹性、厚度，有无干燥、脱皮等。

4）黏膜情况：评估眼部结膜角膜、鼻腔黏膜、口腔黏膜、外生殖器及肛周黏膜有无分泌物、充血、色素异常等。

5）皱褶部位：评估耳后、颈部、腋窝、腹股沟有无皮肤异常。

6）臀部情况（包括外生殖器）：有无红臀、皮损等。

三、常见皮肤问题及护理

（一）尿布皮炎

尿布皮炎俗称红臀，是会阴部位皮肤的急性炎症反应，是一种婴幼儿常见的皮肤病。表现为局部皮肤发红、皮疹、糜烂、溃疡。损害部位往往是在尿布接触的区域，如臀部的隆起部分、大腿内侧、阴阜或大阴唇等处，不接触尿布的皱褶部位皮肤通常正常。

1. 预防

（1）对一次性尿布过敏的患儿，可选择白色、细而柔软、吸湿性好的棉布当作尿布，用后洗净，必要时煮沸消毒，晒干后再使用。

（2）勤换尿布，可降低皮肤潮湿度，减少皮肤与粪便、尿液的接触，保持皮肤清洁干燥，每次便后用温水洗净臀部，动作轻柔。

（3）用温和无刺激的婴儿沐浴液清洗尿布区皮肤，可使用温和无刺激的婴儿湿巾轻柔擦拭清洁。

2. 护理

（1）臀红无糜烂时，可轻柔涂抹一层含氧化锌的温和无刺激的婴儿护臀霜，若确诊为细菌感染，则需要在医生的指导下进行治疗。

（2）表皮破损时，皮损处用温水清洗，轻柔涂抹一层氧化锌软膏或红汞鱼肝油，糜烂渗出较多时可配合红外线理疗。

（3）勤换尿布，每次便后用温水洗净臀部，动作轻柔。女婴应由前向后清洁臀部。

（二）操作所致的皮肤损伤

操作所致的皮肤损伤包括因使用胶布所致的粘贴伤、剃头时剃破皮肤、针头划伤、尿布粘贴损伤，患儿哭闹时皮肤擦伤、抓伤；由热水床、加热器、暖箱、光疗箱及辐射保暖床肤温探头意外脱落等造成意外的灼伤。可做以下处理。

1. 预防

（1）尽量减少胶布的使用，可用透明敷料。撕揭胶布时禁用有机溶剂，使用蘸有温水的棉棒湿润局部皮肤，不需要重新固定的部位可使用液状石蜡或润滑剂撕揭胶布。

（2）使用表皮保护剂或水胶体敷料等新型敷料保护。

（3）护理操作时遵守操作规程，动作轻柔。

（4）包裹尿布时松紧度适宜。

（5）及时修剪患儿指甲。

（6）给予光疗患儿适当的皮肤保护，避免患儿长时间哭闹。

（7）使用暖箱、辐射台等医疗设备时应密切观察，预防肤温探头意外脱落、灼伤、勤更换部位。

2. 护理

（1）保护创面，预防感染。

（2）对于红肿、化脓的伤口可行细菌培养，明确病原菌。根据细菌培养结果选用药物。

（3）应用水胶体敷料等湿性敷料，促进伤口愈合。

（三）液体渗出和外渗所致皮肤损伤

详见本章第一节。

（四）压疮

危重或伴随神经系统问题的患儿压疮发生率较高。营养不良、贫血、感染、制动都是造成压疮的内在因素；压疮的外在因素包括非正常饮食、压力、摩擦力、剪切力的大小和持续时间及潮湿。危重患儿因使用医疗设备，如压力感应器、血氧饱和度探头、各种管道、石膏固定、置夹板固定、手腕带等，会对局部造成压力或存在摩擦致压疮的危险增高。

1. 压疮的评估

确定需要进行压疮危险评估的患儿后，选择合适的压疮风险评估工具，判断压疮的危险程度。常用的儿童压疮危险评估量表有新生儿皮肤风险评估量表（适用于新生儿）、Braden Q 儿童压疮风险评估量表（适用于 0～8 岁的患儿）和格拉摩根量表（适用于 0～18 岁的儿童，不包括早产儿）。

（1）新生儿皮肤风险评估量表（NSARS）：见表 4－2。

表 4－2　新生儿皮肤风险评估量表

项目	评分			
	4 分	3 分	2 分	1 分
一般状况	胎龄≤28 周	28 周＜胎龄≤33 周	33 周＜胎龄≤38 周	38 周＜胎龄
意识状态	对疼痛刺激的意识反应丧失或反应迟钝（在刺激下无退缩、抓取、呻吟，无血压升高，无心率增快）	严重丧失：只对疼痛刺激有反应（在刺激下有退缩、抓取、呻吟表现，血压升高和心率改变）	轻度丧失：昏昏欲睡	未受损害：神志清，反应灵敏

续表

项目	评分			
	4分	3分	2分	1分
移动能力	完全受限：在没有帮助的情况下完全无法移动肢体或身体	严重限制：能偶尔轻微地改变肢体位置和体位，但是不能独立频繁移动	轻度受限：能够独立频繁地进行小幅度的肢体活动	不受限制：能够独立完成大幅度和频繁的肢体活动（如回头）
活动	活动能力丧失：放在可移动（带透明罩）的辐射保暖台上	活动能力受限：放在辐射保暖箱内	活动能力稍差：放在有双层挡板的婴儿培养箱内	活动能力正常：放在开放的婴儿床上
营养	严重不良：禁食，需要靠静脉补充营养维持	不良：需要靠流质饮食辅以静脉补液	良：通过鼻饲喂养能够满足营养需求	优：母乳或奶瓶喂养能够满足营养需求
潮湿度	持久潮湿：婴儿每次移动或翻身时皮肤都是潮湿的	十分潮湿：皮肤经常是潮湿的，贴身衣服至少每班换一次	偶尔潮湿：皮肤偶尔是潮湿的，贴身衣物每12 h换一次	极少潮湿：皮肤通常是干的，贴身衣服只需24 h换一次

注：总数≥13分为压疮风险度高，需采取相应防范措施。

（2）儿童压疮评估表：Braden Q 儿童压疮风险评估量表法是目前国内外用来预测压疮发生的最常用的量表之一，其分值越少，发生压疮的危险性越高。评分≤12分，属于高危患儿，应积极采取相应的护理措施，实施重点防护。Braden Q 儿童压疮风险评估量表见表4－3。

表4－3 Braden Q 儿童压疮风险评估量表

项目	评分			
移动能力	完全受限（1分）	严重受限（2分）	轻度受限（3分）	不受限（4分）
改变/控制躯体位置的能力	没有帮助的情况下不能完成轻微的躯体或四肢的位置改变	偶尔能轻微地移动躯体或四肢，但不能独立完成经常的或显著的躯体位置变动	能经常独立地改变躯体或四肢的位置，但能变动的幅度不大	独立完成经常性的大幅度体位改变
活动能力	卧床不起（1分）	局限于轮椅（2分）	偶尔步行（3分）	经常步行（4分）
躯体活动的能力	限制在床上	行动能力严重受限或没有行走能力	白天在帮助或无须帮助的情况下偶尔可以走一段路。每日大部分时间在床上或椅子上度过	每日至少2次室外行走，白天醒着的时候至少每2 h行走一次

项目	评分			
感知能力	完全受限（1分）	严重受限（2分）	轻度受限（3分）	没有改变（4分）
机体对压力所引起的不适感的反应	对疼痛刺激没有反应（没有呻吟、退缩或紧握）或绝大部分机体对疼痛的感觉受限	只对疼痛刺激有反应，能通过呻吟、烦躁的方式表达机体不适；或机体一半以上的部位对疼痛的感觉受限	对其讲话有反应，但不是所有时间都能用语言表达不适感；或机体的1～2个肢体对疼痛或不适感觉障碍	对其讲话时有反应，机体对疼痛或不适的感觉没有缺失
潮湿	持久潮湿（1分）	经常潮湿（2分）	偶尔潮湿（3分）	很少潮湿（4分）
皮肤处于潮湿状态的程度	由于出汗、小便等原因皮肤一直处于潮湿状态，每当移动患儿或给患儿翻身时就可发现患儿皮肤是湿的	皮肤经常但不总是处于潮湿状态，床单至少每8 h换一次	皮肤偶尔处于潮湿状态，大概需要每12 h换一次床单	皮肤通常是干的，只需正常换尿布即可，床单仅需要每24 h更换一次
摩擦和剪切力	有重要问题（1分）	有此问题（2分）	有潜在问题（3分）	无明显问题（4分）
	痉挛、挛缩、痒或骚动不安通常导致持续的扭动和摩擦	移动时需要中到大量的帮助，不可能做到完全抬空而不碰到床单，在床上或椅子上时经常滑落。需要大力帮助下重新摆体位	躯体移动乏力，或需要一些帮助，在移动过程中，皮肤在一定程度上会碰到床单、椅子、约束袋或其他设施。在床上或椅子上可保持相对好的位置，偶尔会滑落下来	变换体位时能完全抬起身体。能独立在床上或椅子上移动，并且有足够的肌肉力量在移动时完全抬空躯体。在床上和椅子上总是保持良好的位置
营养	重度营养摄入不足（1分）	营养摄入不足（2分）	营养摄入适当（3分）	营养摄入良好（4分）
平常的食物摄入模式	禁食和（或）清流饮食或蛋白<25 mg/L或静脉输液大于5 d	流食或导管喂养或通过胃肠外营养不能完全获得成长所需营养物质或蛋白>30 mg/L	管饲或全肠外营养能获得足量的成长所需营养物质	日常饮食可获得成长所需营养物质，不需补充其他食物

项目	评分			
组织灌注与氧合功能	极度缺乏（1分）	缺乏（2分）	充足（3分）	非常好（4分）
	低血压（平均动脉压＜50 mmHg；新生儿平均动脉压＜40 mmHg）；血氧饱和度＜95%；血红蛋白＜100 mg/L；患儿无法耐受体位变换	血压正常；血氧饱和度＜95%或血红蛋白＜100 mg/L或毛细血管回流时间＞2 s；血清 pH 值＜7.40	血压正常；血氧饱和度＜95%或血红蛋白＜100 mg/L；或毛细血管回流时间＞2 s；血清 pH 值正常	血压正常；血氧饱和度＞95%；血红蛋白正常；毛细血管回流时间＜2 s

注：Braden Q 儿童压疮风险评估量表评分≤23 分，提示患儿有发生压疮的风险，应采取预防措施。其中评分≤9 分为极高风险，9 分＜评分≤12 分为高风险，12 分＜评分≤15 分为中风险，15 分＜评分≤23 分为低风险。

2. 压疮的分度

Ⅰ度（瘀血红润期）：表皮无损伤，局部皮肤发红或为暗红色，伴有红、肿、热、痛，解除压迫 30 min 以上受压皮肤发红无改善者，此期为急性炎症反应期。

Ⅱ度（炎性浸润期）：受损皮肤为紫红色，红肿扩大，皮下有硬结；皮肤变薄，有炎性渗出，表面有大小不一的水疱，极易破溃，伴有疼痛，无坏死组织。

Ⅲ度（浅度溃疡期）：表皮水疱破溃，露出潮湿红润的创面，有黄色渗出液，感染后则有脓液覆盖，继而浅层组织坏死，形成浅表溃疡，痛感加重。

Ⅳ度（坏死溃疡期）：为压疮严重期，感染向深部发展，可深达骨骼；坏死组织发黑，脓性分泌物增多，有臭味。严重时可引起败血症和脓毒败血症，危及患儿生命。

3. 压疮的好发部位

（1）新生儿：压疮多发生于特殊治疗中。蓝光治疗时耳后、外踝，机械通气时胸骨、髂骨嵴、膝盖及上唇，鼻塞式持续正压通气时鼻中隔为压疮好发部位，胎龄越小、体重越轻，发生率越高。

（2）婴幼儿：多发生在上半身，年龄偏小的患儿尤其是婴儿多见于枕部，年龄较大的患儿多见于骶尾部。其他好发部位包括足跟、脚踝和大腿等。

4. 压疮的损害　压疮可导致永久性的身体畸形和形象损害，如枕部压疮可导致瘢痕性秃发。压疮也可继发以金黄色葡萄球菌为主的全身感染，更严重的可导致骨髓炎。

5. 压疮的预防　综合评估压疮的高危患儿、高危因素及易患部位对压疮的预防非常重要。预防压疮的关键在于消除诱发因素。

（1）保持床单位清洁、平整、干燥。

（2）保护患儿皮肤，勤换尿布，大、小便后及时用温水清洗并擦干皮肤，适当选用护臀霜，及时沐浴更衣，保持皮肤清洁。

（3）定时翻身，保护骨隆突处和支持身体空隙处；因疾病不能翻身的患儿可使用气垫床；氧饱和度探头、各种管道、血压袖带等至少每 2 h 更换一次部位并检查皮肤情况。

（4）正确使用石膏、绷带及夹板的固定，对使用石膏、绷带及夹板固定的患儿，随时观察局部状况、指（趾）颜色、温度的变化，适当调节松紧。

（5）避免摩擦力、剪切力的作用。半卧位时抬高床头小于 30°，防止患儿身体下滑；给患儿翻身、变换体位或搬运患儿时，应将患儿身体抬离床面，避免拖、拉、拽等动作。活动过度的患儿，可在骨隆突处贴上透明敷料或水胶体敷料预防压疮。

（6）增进全身营养。

（7）高度危险部位使用垫枕或合适的敷料进行保护。例如，氧气面罩吸氧或呼吸机辅助呼吸时，面罩或导管接触鼻梁处皮肤可使用水胶体敷料保护。

（8）根据压疮危险级别确定检查患儿全身皮肤的频次，检查皮肤时还应仔细关注病床有无异物及床单是否平整。

6. 压疮的护理

（1）每班评估受压部位皮肤的颜色、性质，了解患儿的疼痛感等主观感受，判断伤口的分级及进展，记录护理措施和效果。

（2）Ⅰ度压疮：局部可使用半透膜敷料或水胶体敷料加以保护，祛除致病原因，避免局部受压，防止继续发展。可使用气垫床、水袋、琼脂垫、三角垫等减压工具，也可采取局部减压措施，定时翻身，加强营养，避免压疮加重或出现新的压疮。

（3）Ⅱ度压疮：保护皮肤，未破溃的小水疱应尽量减少局部摩擦，让其自行吸收；大水疱应在无菌条件下，用注射器穿刺抽吸疱内渗液后，覆盖无菌敷料，防止发生感染。

（4）Ⅲ度～Ⅳ度压疮：重点是清创，预防感染；选择合适的敷料，保持疮面湿润，局部用药，加强全身营养，促进愈合。

（五）环境因素引起的皮肤问题

（1）环境温度过高，可引起汗疱疹，环境温度过低可引起硬肿症。因此，病室必须保持适宜的环境温度。

（2）床垫、包被材质硬、有棱角，易导致皮肤破损。

（3）工作人员胸卡、笔、指甲等划伤患儿皮肤。

（六）皮肤营养问题

提供充足的营养有利于康复，包括提供充足的液体、热量、氨基酸、脂肪乳、碳水化合物、维生素和微量元素。脂肪和锌缺乏时易引起皮肤红斑及脱落，早产儿及无法耐受肠内营养的新生儿应及时补充。

第三节 疼痛管理

疼痛是一种复杂的主观感受，是一种极不愉快的感受和情绪体验，且伴有一系列生理变化及心理行为反应，持续的疼痛会造成患儿生理和心理上的伤害。世界卫生组织（WHO，1979 年）和国际疼痛研究协会（IASP，1986 年）定义疼痛为"不适感觉和情绪伴以实际/潜在性组织损伤或相关损伤"。为改善各国的疼痛控制情况，1999 年维也纳第九届世界疼痛医学大会将"疼痛"确定为继"体温""脉搏""呼吸""血压"之后的"第五大生命体征"，并要求对所有患儿进行疼痛评估。根据患儿的病情、年龄和认知水平选择相应的评估工具。

一、疼痛对新生儿和儿童的影响

有研究发现，虽然儿童是随年龄增长而不断发育的个体，各器官的功能尚在完善、成熟过程之中，他们对疼痛的反应与情绪一直在变化；但事实上，儿童的神经系统早在出生前就已经发育完全，在新生儿甚至早产儿阶段就已经能够感知疼痛。只是儿童的疼痛与成人相比，个体差异性很大，受年龄、性别、病史、情绪、智能等易变因素的影响较多。

（一）疼痛对新生儿的影响

疼痛给新生儿的生理和心理都带来了不利影响，尤其是对接受了大量有创操作的早产儿和危重儿，可造成一系列的近期和远期危害。

1. 疼痛刺激对新生儿的近期不良影响

（1）出现生理反应：表现为心率加快、血压升高、颅内压增高及血氧饱和度下降等。

（2）脑血流的变化明显：疼痛引起的周围性低氧血症和血压波动，可造成静脉瘀血和再灌注损伤。侵入性操作可使颅内压显著波动，从而诱发早产儿脑室内出血和脑室内周围白质发育不良。

（3）激素和代谢水平的变化：疼痛引起一系列的激素水平升高，造成高代谢状态，使血糖变化、免疫力下降、代谢性酸中毒和电解质失衡。

（4）影响睡眠（觉醒）状态的改变、食欲减退、母婴交流障碍等，从而影响日常活动。

（5）引起烦躁不安、反应低下等精神性格的改变。

2. 疼痛刺激对新生儿的远期不良影响 疼痛刺激可引起痛觉改变、慢性疼痛综合征，可导致其成长后注意力不集中、学习困难、自我调节能力差、社交困难等行为功能障碍。有研究报道，长期住院和反复医疗干预的极低出生体重儿，与足月出生同年龄的儿童比较，在其 4～5 岁时容易出现躯体症状，并有可能存在儿童注意力不集中、学习困难、认知行为障碍和适应能力差等问题。

（二）疼痛对儿童的影响

急性和短时疼痛对儿童的影响并不明显，只表现为影响睡眠（觉醒）状态的改变、食欲减退、母婴交流等，从而影响日常活动。强烈或长时期的疼痛刺激，可引起患儿体内激素和活性物质的释放增加，引起血压升高及心动过速，使儿童精神紧张、抑郁或恐惧，甚至出现注意力不集中、学习困难、适应能力差和社交障碍等问题。

二、疼痛评估

（一）疼痛表现

1. 新生儿疼痛的主要表现　听觉上表现为间歇性的轻声呻吟或持续大声啼哭；视觉上表现为皱眉、挤眼、下颌颤动等面部表情变化和手、腿伸直或快速屈曲等肢体动作；触觉上表现为肌肉收缩、肢体僵硬、摆动或扭动身体，甚至出现呼吸加快、屏气等表现。

2. 儿童疼痛的主要表现　小婴儿不会诉说，表现为哭闹、呻吟、食欲下降、不愿独处、不易安抚等，伴有易激怒、表情痛苦、姿势紧张等；幼儿期对疼痛的反应较为强烈，表现为蹙眉、咬牙握拳、瞪大眼睛、地上打滚，甚至咬、踢医护人员或逃跑等；学龄前儿童的表现为身体的拒绝、谩骂，甚至想袭击医护人员、逃跑或寻求得到父母的安慰等；学龄期儿童可以准确地用语言表达疼痛，在接受疼痛操作前会详细询问操作过程、疼痛阈值，会找出各种理由拖延，他们很少或不愿意向父母诉说疼痛，渴望得到无言的安慰，如拥抱、握手、眼神的鼓励等。

（二）疼痛评估内容

1. 病史评估　对儿童的疼痛评估应该全面，不仅应评估疼痛的部位、原因、时间、性质、程度、伴随症状、影响因素和缓解措施，还应评估儿童的年龄、情绪、表达能力等，疼痛的表达方式、行为表现、既往疼痛的经历和行为表现，以及父母对疼痛的反应等。

2. 生理、生化指标变化的评估　疼痛刺激会引发机体一系列的应激反应，包括心率、呼吸增快，血压升高，颅内压增高，血氧饱和度降低及肾上腺皮质激素的释放等，进而引起一些生化指标的改变。急性疼痛时由于交感神经过度兴奋可导致血压升高；疼痛使中枢神经系统处于兴奋状态，交感神经和肾上腺髓质兴奋，可导致血糖升高，机体呈负氮平衡。但是，生理、生化指标个体差异性比较大，因此，不能仅用这些来评估疼痛。

3. 行为变化评估

（1）语言描述的评估：新生儿及婴儿不会诉说，不能用语言表达疼痛反应；学龄前儿童由于对疼痛的恐惧，语言描述不准确；学龄期儿童由于心理因素影响，语言描述不诚实，可出现夸大或隐瞒疼痛，也可以表现为安静、沉默。

（2）躯体反应的评估：新生儿及小婴儿只会用哭闹、皱眉、挤眼、下颌颤动、努嘴、四肢舞动等局部反应表达疼痛；6个月后的婴儿对疼痛产生恐惧感，表现为身体的反抗，如拒绝躺下、手足挥舞、不让陌生人靠近等；学龄前儿童会表现为剧烈反抗，甚至有攻击性行为。学龄期儿童则出现忍受疼痛不予表达，甚至不期望他人发现自己的疼痛。

（三）疼痛评估工具

疼痛评估方法主要有单维性和多维性两类。单维性评估方法仅以行为指标为基础进行测评，多维性评估方法则应用生理和行为等多个指标进行主、客观两方面的综合评估。

1. 单维性评估方法 主要是观察儿童哭闹、面部表情等情况，主要有新生儿面部编码系统（neonatal facial coding system，NFCS）、儿童和婴儿术后疼痛量表（children's and infants' postoperative pain scale，CHIPPS）、儿童疼痛观察评分量表（POCIS）等。

（1）新生儿面部编码系统：主要用于对早产儿、新生儿和 18 个月龄以下的婴儿发生急性疼痛时的评估。新生儿面部编码系统对急性疼痛的评估敏感性较高，能区分出有害刺激（如足跟穿刺）和无害刺激（如足跟擦拭）之间的不同，也能辨别为控制侵入性操作引起的疼痛所采用的非药物性疗法和药物性治疗的不同。新生儿面部编码系统有 10 项指标：皱眉、挤眼、鼻唇沟加深、张口、嘴垂直伸展、嘴水平伸展、舌呈杯状、下颌颤动、嘴呈"O"形、伸舌（只用于评估胎龄≤32 周的早产儿）。每项 1 分，总分为 10 分（足月儿为 9 分），最高分为 10 分，最低分为 0 分，分值越高表明疼痛越严重。

（2）CHIPPS 量表：CHIPPS 量表主要用于手术后疼痛的评估，由哭声、面部表情、躯干姿势、下肢姿势、躁动不安 5 个行为指标构成。每个指标从 0 到 10 计分，0 分表示没有痛苦，10 分表示非常痛苦。该量表评估方法简单方便，但是对于一些特定情况，如急性疼痛的评估存在差异性。

（3）儿童疼痛观察评分量表：主要用于 1～4 岁儿童发生急性或慢性疼痛时的评估，由面部表情、哭泣、呼吸情况、身体紧张程度、手臂和手指紧张程度、腿和脚趾紧张程度、觉醒的状态 7 个行为指标构成。该量表总分为 7 项之和，最低分 0 分，最高分 7 分，分值越高表示疼痛越重（表 4-4）。

表 4-4 儿童疼痛观察评分量表

项目	0 分	1 分
面部表情	面部表情平静、中性表情	面部肌肉紧张，皱眉和下颌抽动
哭泣	安静、不哭	哭泣
呼吸情况	平稳，有规则	急促，不规则，屏气
身体紧张程度	放松，肌肉松弛	僵硬，肌肉紧张
手臂和手指紧张程度	手臂和手指自然放松，偶尔手臂随机运动	手臂和手指屈曲或伸展，紧握拳
腿和脚趾紧张程度	腿和脚趾自然放松，偶尔腿部随机运动	腿和脚趾屈曲或伸展，很快地伸展或屈曲
觉醒的状态	安静、平和，平静入睡或觉醒	入睡困难，局促不安，激惹

2. 多维性评估方法 主要是综合儿童生理和行为等多方面的因素进行评估。主要有早产儿疼痛评分简表（premature infant pain profile，PIPP）、CRIES 量表、新生儿疼痛评估量表（neonatal infant pain scale，NIPS）等。

（1）早产儿疼痛评分简表：早产儿疼痛评分简表主要用于早产儿和足月儿发生急性疼痛时的评估。该量表的评分值是 0～3 分，早产儿总分为 21 分，足月儿的总分为 18 分，6 分以上即应给予镇痛治疗，7～12 分为中度疼痛，大于 12 分为重度疼痛（表 4-5）。

表 4-5 早产儿疼痛评分量简表

项目	0 分	1 分	2 分	3 分
胎龄	＞36 周	32～35 周	28～31 周	＜28 周
行为状态	活动/觉醒，双眼睁开，有面部活动	活动/觉醒，双眼睁开，无面部活动	活动/睡眠，双眼闭合，有面部活动	安静/睡眠，双眼闭合，无面部活动
心率最大值	增加 0～4 次/min	增加 5～14 次/min	增加 15～24 次/min	增加＞25 次/min
血氧饱和度最低值	下降 0～2.4%	下降 2.5%～4%	下降 5.0%～7.4%	下降 7.5%
皱眉动作	无（＜观察时间的 9%）	最小值（观察时间的 10%～39%）	中值（观察时间的 40%～69%）	最大值（＞观察时间的 70%）
挤眼动作	无（＜观察时间的 9%）	最小值（观察时间的 10%～39%）	中值（观察时间的 40%～69%）	最大值（＞观察时间的 70%）
鼻唇沟加深	无（＜观察时间的 9%）	最小值（观察时间的 10%～39%）	中值（观察时间的 40%～69%）	最大值（＞观察时间的 70%）

（2）新生儿疼痛评估量表：新生儿疼痛评估量表主要用于对早产儿和足月儿发生操作性疼痛时的评估，如静脉穿刺等。由面部表情、哭闹、呼吸形式、上肢、腿部和觉醒状态 6 个行为指标构成。该量表总分为 6 项之和，最低分 0 分，最高分 7 分，分值越高表示疼痛越重（表 4-6）。

表 4-6 新生儿疼痛评估量表

项目	0 分	1 分	2 分
面部表情	安静面容、表情自然	面肌收紧（包括眉、额和鼻唇沟），表情痛苦	
哭闹	不哭	间歇性轻声呻吟	持续性大声尖叫
呼吸形态	自如	呼吸不规则、加快、屏气	
上肢动作	自然/放松	肌紧张、手臂伸直、僵硬和（或）快速屈伸	
下肢动作	自然/放松	肌紧张、腿伸直、僵硬和（或）快速屈伸	
觉醒的状态	睡眠/觉醒	警觉、烦躁、摆动身体	

（3）CRIES 量表：CRIES 量表以 5 个指标首字母命名，即哭闹（crying）、SaO_2＞95% 所需的氧浓度（required O_2 for SaO_2＞95%）、生命体征升高（increased vital signs）、表情（expression）、失眠（sleeplessness），其中生命体征在最后测量。主要用于孕周大于 32 周新生儿手术后疼痛的评估，由面部表情、哭闹、血氧饱和度＞95% 时所需的氧浓度（%）、生命体征、睡眠障碍 5 个行为指标构成。该量表各项的分值为 0～2 分，总分为 10 分，3 分以上即应给予镇痛治疗，4～6 分为中度疼痛，7～10 分为重度疼痛（表 4-7）。

表 4-7　CRIES 量表

项目	0分	1分	2分
面部表情	无痛苦表情	痛苦表情	痛苦表情伴有呻吟
哭闹	无（非高调的哭声）	高调哭但可以安抚	高调哭且不能安抚
血氧饱和度＞95％时所需的氧浓度（％）	无	＜30％	＞30％
生命体征	心率和平均血压≤术前值	心率或平均血压增高但幅度＜术前值的20％	心率或平均血压增高但幅度＞术前值的20％
睡眠障碍	无	频繁觉醒	不能入睡

（四）疼痛评估方法

1. 新生儿的疼痛评估方法

【目的】

（1）用于新生儿疼痛评估。

（2）评估急性短期疼痛，如静脉穿刺、动静脉采血术等。

【适应证】　适应于新生儿疼痛刺激时。

【操作准备】

（1）环境准备：调节适宜室温 22～26 ℃。

（2）物品准备：心电监护仪、疼痛量表。

【操作程序】

（1）评估患儿胎龄、疼痛刺激前的行为状态。

（2）为患儿连接心电监护仪及血氧饱和度，观察并记录。

（3）评估者根据工作需要给予患儿疼痛刺激。

（4）评估者观察患儿心率、血氧饱和度、皱眉动作、挤眼动作、鼻唇沟深浅变化。

（5）根据"疼痛量表"的内容，对患儿的疼痛刺激变化进行评估，得分越高，疼痛越显著。

（6）填写患儿心率、血氧饱和度及疼痛量表。

（7）记录疼痛评分表分值并分析患儿疼痛评分结果。

2. 儿童的疼痛评估方法

【目的】

（1）评估患儿疼痛刺激的表现及影响。

（2）评估短暂或长期疼痛。

【适应证】　适应于各年龄段患儿疼痛刺激的评估。

【操作准备】

（1）环境准备：调节适宜室温 22～26 ℃。

（2）物品准备：根据患儿年龄、接受疼痛刺激的不同选择疼痛评估量表。

【操作程序】

（1）评估患儿疼痛刺激前的行为状态，请患儿家长或患儿自己详细描述其疼痛情况。

（2）评估者详细询问疼痛出现的时间、持续时间、部位，有无放射，加重或缓解因素。

（3）根据需要给予患儿疼痛刺激。

（4）评估者观察患儿表情、哭声、呼吸形态及觉醒程度。

（5）评估者依次观察患儿的身体、手指和手臂、腿和脚趾的紧张程度。

（6）详细填写评分量表的内容。

（7）记录评分量表分值并分析患儿疼痛评分结果。

【注意事项】

（1）评估新生儿疼痛时先进行胎龄评估，疼痛刺激前观察患儿 15 s，评价其行为状态；疼痛刺激时快速观察患儿 30 s，及时记录生理变化和面部表情改变。

（2）儿童由于所处的年龄阶段不同对疼痛的耐受和表达有着较大的差异。较小的儿童不会诉说疼痛，较大的儿童也不能确切地表达疼痛的轻重，评估者要有足够的耐心。

（3）评估者在评估前，应详细了解患儿的病史，疾病情况，疼痛的部位、原因等相关因素，并恰当地使用语言和非语言沟通方式，取得患儿信任。

三、疼痛管理

疼痛管理的目标是控制疼痛，以最小的不良反应缓解最大限度的疼痛。首先应减少或消除引起疼痛的原因，避免引起疼痛的诱因，如外伤、手术等。疼痛管理的措施有药物和非药物干预性管理。

（一）药物干预性管理

对于不能合作的患儿或不能用非药物干预控制的疼痛，根据医嘱给予患儿止痛药，由于儿童肝、肾功能不成熟，易产生药物不良反应，应严格掌握给药的适应证，准确计算和配制，并注意观察药物的不良反应。

1. **阿片类药物**　目前常用的阿片类药物是吗啡和芬太尼，推荐用于新生儿中度到重度的疼痛控制。给药方式首选口服，如口服给药不耐受，可改用静脉或局部皮肤贴敷给药。吗啡应用于早产儿只限于静脉给药，硬膜外和鞘内注射会引起迟发性呼吸抑制。

2. **非阿片类药物**　常用的药物有对乙酰氨基酚、布洛芬等，适用于中度疼痛控制，口服、静脉或直肠给药都可以。苯二氮䓬类药物最常用于新生儿，药物本身无镇痛作用，但可以联合阿片类用于创伤后的疼痛控制，如地西泮、艾司唑仑等。

3. **患儿自控镇痛**　患儿自控镇痛主要用于 5 岁以上能够合作的患儿，但是护士或家长应看护好患儿，以防出现过度镇静和呼吸抑制现象。

（二）非药物干预性管理

非药物干预性管理主要方法有口服蔗糖水、非营养性吸吮、抚触按摩、转移分散儿童注意力等。新生儿和婴儿接受疼痛操作时可给予拥抱、握手、抚摸、非营养性吸吮、播放舒缓的音乐、母乳喂养等干预性护理，使患儿安静、放松，缓解疼痛；幼儿可采用分散注意力、拥抱、游戏、玩玩具等方法给予干预性管理，有助于缓解患儿疼痛；年长儿进行深呼吸、想象喜爱的事件、唱歌、玩电子游戏等方法给予干预性护理，有助于缓解患儿疼痛。

1. 口服蔗糖水　有研究显示，新生儿在接受疼痛刺激前或疼痛刺激时给予口服蔗糖水可以产生良好的镇痛效果。单一疼痛刺激操作前给予口服 12％～24％蔗糖水 2 mL，反复致痛性操作时给予持续口服小剂量 24％的蔗糖水 0.5～1.0 mL，均可以起到良好的镇痛效果，但是口服蔗糖水每日不宜超过 8 次。也有证据表明，对于早产儿及多重刺激产生的疼痛，口服蔗糖水是否有效证据并不充足，需要进一步研究验证。

2. 非营养性吸吮　非营养性吸吮是通过给婴儿口中放置无孔安抚奶嘴，以增加其吸吮动作，而无母乳和配方乳摄入的过程。国内外研究显示，非营养性吸吮能够减轻新生儿及婴儿的疼痛感，当婴儿的吸吮频率达到 30 次/min 时，即可起到镇痛作用。非营养性吸吮主要是通过刺激口腔触觉感受器提高疼痛阈值，促进能直接或间接调节伤害性感觉传导的 5-羟色胺释放而产生镇痛效果。同时，吸吮能够分散注意力，从而可以减轻疼痛。非营养性吸吮是一种简便易行，无不良反应，镇痛效果明显的疼痛干预措施。

3. 抚触或按摩　抚触是通过对婴儿皮肤进行有序的、有手法技巧的抚摸，让大量温和良好的刺激通过皮肤感受器传递给中枢神经系统，产生生理效应的操作方法。抚触或按摩带来的温和刺激可以通过 β 内啡肽的释放、迷走神经张力的改变及 5-羟色胺的作用，使婴儿身心得到抚慰，消除焦虑、恐惧等不良情绪，减少应激行为，从而起到缓解疼痛、增强免疫力、促进生长发育的作用。

4. 改变体位　有研究证实，"便利蜷曲位"是一种舒适有效的疼痛干预方法，当婴儿侧卧、仰卧或俯卧时，其四肢呈放松状的屈曲位。当婴儿接受短时疼痛刺激时，采用这种体位能够减少其脉搏的变化幅度，缩短啼哭时间，但是对血氧饱和度无影响。另外，还可以采取襁褓包裹、鸟巢等方法使新生儿呈屈曲位，提高其自我调节能力，减轻疼痛。

5. 转移、分散注意力　对于幼儿和年长儿就可以采用转移、分散注意力的方法进行疼痛干预性管理。①引导患儿进行感兴趣的活动，能有效地转移其对疼痛的注意力，如唱歌、讲故事、玩游戏、看电视、玩玩具等。②对于 3 岁以上的患儿，在进行疼痛刺激操作时，护士应讲明操作过程、疼痛阈值，使患儿有心理准备，并请患儿家长给予拥抱、抚摸和安慰等疼痛干预行为，以减轻疼痛。③7 岁以上患儿已经有了正确评估疼痛的能力，进行疼痛刺激操作时，多用鼓励语言、称赞、谈话等方式转移注意力，可减轻疼痛。

第五章　儿科常见急症的处理

第一节　新生儿外科常见急危重症

一、新生儿坏死性小肠结肠炎

新生儿坏死性小肠结肠炎（necrotizing enterocolitis of new born，NEC）是以小肠结肠急性、广泛性、出血性、坏死性炎症为特征的消化系统急症。多数在出生后2周内（2～12 d）发病，极低出生体重儿可延迟至2个月。目前认为，其病因及发病机制与肠黏膜缺血缺氧、喂养不当、感染、变态反应及肠道营养不良等因素有关。

（一）临床表现

1. **早期**　可表现为体温不升、呼吸暂停、心动过速、拒乳及嗜睡等，同时或继之出现不同程度的胃潴留、腹胀、呕吐、腹泻及血便。

2. **腹泻**　初为水样含黏液稀便，以后为血便，呈洗肉水样或果酱样，具有特殊腐败腥臭味。

3. **呕吐**　吐出物为胃内容物，咖啡样物或胆汁，甚至呕血。早产儿无呕吐，先表现为胃潴留，胃内可抽出咖啡样或胆汁样胃内容物。

4. **腹胀**　患儿多有不同程度的腹胀，体格检查可见腹壁发红、肠型、腹部压痛、肠鸣音减弱或消失。当肠管坏死或穿孔时，可出现腹肌紧张、压痛、反跳痛等腹膜炎症状。

5. **全身症状**　嗜睡、呼吸窘迫、面色苍白、四肢发凉。严重者可并发败血症，最终可发展为呼吸衰竭、休克、DIC，导致死亡。

（二）护理问题

1. **体液不足**　与持续性呕吐、腹泻有关。

2. **有感染的危险**　与肠道炎症、肠道菌群移位、肠道坏死、穿孔有关。

3. **营养失调：低于机体需要量**　与呕吐、摄入不足，以及炎症感染、营养消耗有关。

4. **体温过高或不升**　与肠坏死感染有关。

（三）护理措施

1. 非手术治疗护理

（1）禁食：疑似患儿禁食3 d，确诊患儿禁食7～10 d，重症患儿需禁食14 d或更长时间。待其临床表现好转、腹胀消失、肠蠕动恢复、大便潜血转阴后逐渐恢复喂养，喂养要从试喂糖水开始，然后是稀释奶，以后根据病情逐步增加稀释奶浓度至正常配方浓度；禁食期间要加强口腔护理，预防口腔感染。

（2）胃肠减压：减轻肠道内积气、积液、腹胀等不适；观察腹胀有无减轻、有无腹肌紧张、肠鸣音恢复情况。准确记录引流液的颜色、性质及量。

（3）支持疗法：禁食期间应予以补液维持水、电解质平衡，并注意补充氨基酸、脂肪乳和维生素等营养支持；有凝血机制障碍时可输新鲜冰冻血浆或冷沉淀；出现休克时给予抗休克治疗。

（4）抗感染：依据细菌培养及药敏试验结果选择敏感抗生素。

（5）严密观察病情变化：有无呼吸急促、心率快、血压低等全身中毒症状，肠穿孔、肠出血等并发症早期症状。

2. 手术治疗术后护理

（1）密切观察体温的变化：发热或体温不升时给予对症处理，常规给予婴儿保暖箱或婴儿辐射台保暖。

（2）严密监测生命体征：给予心电监护、血氧饱和监测，给予氧气吸入，病情重者给予呼吸机辅助呼吸。

（3）胃肠减压保持减压管通畅：观察引流液的颜色、性质及量，并做好记录；妥善固定胃肠减压管，防止管道折叠、扭曲、脱落，观察有无排气、排便、腹胀等情况。待胃肠道功能恢复后给予少量多次喂食，观察进食后有无腹胀、呕吐等肠梗阻症状，有无腹肌紧张、肠鸣音消失等肠吻合口瘘症状。

（4）静脉补充液体及维持营养：患儿因广泛的肠道炎症和腹膜炎可导致第三间隙液体丧失，常发生水、电解质平衡紊乱，需及时补液、纠正酸中毒和电解质紊乱；并注意营养补充，给予氨基酸、脂肪乳和多种维生素；间断输全血、血浆或白蛋白等，以防切口裂开，保证其良好愈合。

（5）手术后数日内给予抗生素（依据药敏试验结果），直到临床症状消失及实验室相关检查恢复正常，方可停用。

（6）保持切口敷料清洁干燥，观察有无渗血、渗液。腹腔引流者保持引流管通畅，记录引流情况。

（7）肠造瘘患儿的护理：保持造瘘口周围皮肤清洁，正确使用造瘘袋，减少或避免哭闹，发现肠管脱出等情况及时通知医生。

（四）健康教育

（1）向患儿家长讲解疾病的相关知识及科学育儿方法。

（2）预防感染，保持皮肤清洁干燥，特别是切口处、臀部、脐部，防止红臀或脐炎的发生。

（3）若患儿出现腹胀、腹泻、呕吐或剧烈哭闹，要及时复诊。

（4）指导术后进食的具体操作方法：进奶量及浓度逐渐增加至正常需要量。

二、先天性食管闭锁及食管气管瘘

先天性食管闭锁及食管气管瘘是一种先天性疾病，因胎儿在胚胎发育过程受影响，未形成管型所致。是食管畸形中最常见且最重要的畸形。新生儿发生率为 1/5 000～1/8 000，根据畸形的形态不同，国内多采用 Cross 分型法。

Ⅰ型：占 4％～8％，食管闭锁，上下两盲端距离较远。

Ⅱ型：占 0.5％～1％，食管下端闭锁，食管上端有瘘管与气管相通，上下两端距离较远。

Ⅲ型：占 85％～90％，食管上端闭锁，食管下端有瘘管与气管相通，上下两端距离 2 cm 左右。

Ⅳ型：占 1％，食管上下两端均与气管相通形成瘘。

Ⅴ型：占 2％～5％，单纯食管气管瘘，无食管闭锁，即"H"形食管气管瘘。

（一）临床表现

1. **典型临床表现**　唾液不能下咽，反流入口腔，出生后即流涎、吐白沫。

2. **呼吸困难、呛咳及青紫**　首次喂养后即出现，同时出现呼吸困难。每次哺乳时，Ⅰ型和Ⅲ型患儿由于乳汁不能下送入胃，溢流入呼吸道；Ⅱ型、Ⅳ型和Ⅴ型病例则乳汁直接进入气管，引起呛咳、呕吐，呈现呼吸困难、发绀。

3. **吸入性肺炎**　食管下段与气管之间有食管气管瘘的Ⅰ型和Ⅳ型病例呼吸道空气可经瘘管进入胃肠道，引起腹胀，同时胃液亦可经食管气管瘘反流入呼吸道，导致吸入性肺炎，呈现发热、气急症状。由于食物不能进入胃肠道，患儿脱水、消瘦，如不及时治疗，数日内即可死于肺部炎症和严重失水。体格检查常见脱水征象，口腔内积聚唾液。并发肺炎者，肺部可听到啰音，床旁拍片示肺部有炎症。

（二）护理问题

1. **有窒息的危险**　与食道畸形，乳汁溢流入呼吸道有关。

2. **体温过高或过低**　与感染和手术有关。

3. **体液不足**　与不能进食有关。

4. **有感染的危险**　与抵抗力降低、吸入性肺炎、手术有关。

5. **营养失调：低于机体需要量**　与无法正常进食有关。

（三）护理措施

1. **术前护理**

（1）监测生命体征：给予心电监护、血氧饱和度监测。

（2）保持呼吸道通畅：给予吸氧，上身抬高 30°～40°，定时翻身、拍背、吸痰，必要时给予压缩雾化吸入治疗；患儿床旁备齐吸痰用物，根据患儿口腔内唾液多少决定吸痰频率；当患儿有呕吐、呛咳、口腔内唾液外流，及咽喉部可闻及痰鸣音时给予立即吸痰，以防误吸。为防止反复吸痰导致呼吸道黏膜损伤或误伤食管盲端，用低负压吸引，吸痰时动作轻柔快速（每次吸痰时间不超过 15 s），吸痰管插入不宜过深，吸咽喉部前先吸净口腔内唾液。

（3）禁食：食管盲端插入胃管持续开放引流，防止误吸。

（4）常规术前准备。

2. 术后护理

（1）严密监护及保暖：术后入监护室，置于婴儿辐射台，既保温又利于检查和操作。预防新生儿硬肿症的发生，严密观察生命体征变化，必要时持续监测中心静脉压和有创血压。

（2）保持呼吸道通畅：给予鼻导管持续低流量吸氧，合并严重肺炎者术后带气管插管回 ICU，并以呼吸机辅助呼吸；注意呼吸道护理、定时翻身、拍背、吸痰；吸痰管插入不宜过深，深度不能触及食管吻合口，以免损伤吻合口。待肺炎好转、呼吸功能恢复可撤机，撤机后给予鼻导管低流量吸氧。

（3）禁食、胃肠减压：一般患儿术后禁食 4～6 d，禁食期间给予补液及营养支持，准确记录 24 h 出入水量；留置的胃管要固定牢固，记录胃管插入深度并交班。一旦脱落不可再盲目插入，以免损伤吻合口，造成吻合口瘘；胃管持续开放引流或给予负压引流。

（4）胸腔闭式引流的护理：保持引流管通畅，严密观察引流液的量、颜色和性质。进食后观察引流液是否由清亮渐转混浊，引流液是否含有食物残渣，是否出现乳糜胸情况。

（5）喂养：胃肠道功能恢复后先给予试喂水，无不良反应后给予鼻饲喂养，胃管拔除后可给予母乳喂养。喂食速度不可过快，保证患儿有充足的吞咽时间，观察有无呕吐、腹胀情况。

（6）了解吻合口愈合情况：术后 7～10 d 进行上消化道造影检查。

（四）健康教育

（1）向患儿家长讲解疾病的相关知识及喂养的注意事项。

（2）预防感染，保持切口处清洁干燥，避免切口受压。

（3）若患儿出现吞咽困难、哽咽现象，及时复诊。

（4）做好术后随诊及营养发育监测。

三、先天性膈疝

先天性膈疝（congenital diaphragmatic hernia，CDH）是由于胚胎时期膈肌闭合不全，致单侧或双侧膈肌缺陷，部分腹部脏器通过缺损处进入胸腔，造成解剖关系异常的一种疾病，是新生儿急危重症之一。胚胎发育中膈肌部分缺损为本病的发病基础。分胸腹裂孔疝、食管裂孔疝和先天性胸骨后疝。发病率为 1:2 200～1:5 000，胸腹裂孔疝最多见。

（一）临床表现

新生儿先天性膈疝的临床症状与膈肌缺损的大小有关，缺损越大症状越重。

1. 呼吸系统症状 阵发性呼吸困难发作，即在哭闹或喂奶、变动体位时加重，严重者出生后数小时内即出现呼吸急促并有明显的青紫。出生后 24 h 内即出现呼吸窘迫的患儿，预后较差。

2. 心功能异常 心尖冲动移向对侧，压迫心肺造成肺动脉高压等。

3. 胃食管反流　患儿出现吐奶、剧烈呕吐、胃黏膜出血等状况。

4. 其他　可能出现胃扭转、胃水肿、胃破裂、肠梗阻等相关的并发症，当较多腹腔脏器进入胸腔，腹腔可呈典型的舟状腹。

（二）护理问题

1. 气体交换受损　与膈疝压迫气管和肺发育不良有关。

2. 有窒息的危险　与呕吐误吸有关。

3. 体温不升　与新生儿体温调节中枢不完善有关。

（三）护理措施

1. 术前护理

（1）严密观察生命体征变化，给予氧气吸入。部分患儿由于肺发育不全需要气管插管，呼吸机辅助呼吸。

（2）取半卧位，侧向患侧，防止呕吐导致的窒息。给予禁食、胃肠减压以减少胃内容物。

（3）遵医嘱给予静脉补液及营养，供给足够的热量和水分。

（4）做好急诊手术的准备。

（5）做好家长的心理护理，消除恐惧和焦虑。

2. 术后护理

（1）严密监测生命体征：包括心电监护、血氧饱和度监测，定时查血气、血糖、血钙等。术后入 ICU，置婴儿于辐射台保暖。给予平卧位，病情稳定后给予半卧位，以利于呼吸和引流。

（2）保持呼吸道通畅：应用呼吸机的患儿保持气管插管通畅，固定牢固，不能扭曲，潮气量要小，严防气胸，必要时应用肺泡表面活性物质；定时翻身拍背吸痰，待呼吸功能改善后撤机。撤机后给予鼻导管低流量吸氧，雾化吸入。

（3）禁食、胃肠减压：保持减压管通畅，观察并记录引流液的颜色、性质及量；禁食期间给予口腔护理，开始进食后应给予稀释奶，少量多餐，并观察患儿有无腹胀、呕吐等消化道症状，根据饮食情况计划 24 h 补液量及静脉营养支持量。

（4）保持安静，降低腹压：减少刺激，避免患儿哭闹，必要时遵医嘱给予镇静药，以防腹内压升高。

（5）切口的护理：观察切口有无渗血、渗液，以及愈合情况，有胸腔引流管的患儿执行胸腔引流管的护理常规。

（6）预防感染：严格执行无菌操作技术，合理应用抗生素。

（四）健康教育

（1）向患儿家长讲解疾病的相关知识，消除患儿家长的恐惧心理。

（2）保持室内空气新鲜，预防呼吸道感染，观察呼吸情况。

（3）指导术后合理喂养。

（4）避免患儿哭闹，以免腹内压增高。

（5）出院 1 个月、3 个月后复查，出现不适随时就诊。

第二节　婴幼儿外科常见急危重症

一、急性阑尾炎

急性阑尾炎为小儿常见急腹症，其病因为阑尾腔堵塞和病原菌感染等。与成人不同的是小儿急性阑尾炎无明显的麦氏压点压痛、反跳痛等，易致病情延误而加重。

（一）临床表现

1. 腹痛　为最早出现的症状，从脐周开始，由轻到重，数小时后逐渐转移至右下腹部，多为持续性钝痛；阑尾管腔有阻塞时表现为阵发性绞痛；发生穿孔形成弥漫性腹膜炎时，腹痛变为持续性，阵发性加剧。患儿常喜右侧屈膝卧位，以减少腹壁张力，缓解疼痛。

（1）右下腹固定性压痛是急性阑尾炎最常见和最重要的体征，压痛部位取决于阑尾尖端的位置，故压痛点可在右中腹、脐部附近、下腹中部等，但位置相对固定。

（2）发生局限性腹膜炎时，右下腹可出现压痛、肌紧张和反跳痛，当范围扩大时，说明局部腹腔内有较多渗出或阑尾穿孔已导致弥漫性腹膜炎。

（3）右下腹肿块：查体扪及右下腹浸润性包块。

2. 胃肠道症状　早期常有恶心、呕吐症状，较成人多见。一般在腹痛开始后数小时内呕吐一次，早期呕吐多为反射性，呕吐内容物多为食物；晚期呕吐者多为腹膜炎肠麻痹所致，呕吐物常为黄绿色胆汁、胃肠液等。

3. 全身症状　体温升高可达 38 ℃，甚至更高，一般发生在疼痛之后，随着病情加重而逐渐升高；炎症加重时出现中毒症状，脉搏快而微弱，严重者可体温不升。

（二）护理问题

1. 体温过高　与感染有关。

2. 疼痛　与阑尾腔堵塞、感染及手术创伤有关。

3. 体液不足　与禁食和胃肠减压有关。

4 恐惧　与接触陌生人及侵入性操作有关。

（三）护理措施

1. 手术前护理

（1）禁食、胃肠减压：可减少腹胀、呕吐和误吸的发生。

（2）纠正脱水：给予静脉补液及纠正水、电解质紊乱。

（3）密切观察生命体征：每 1～4 h 测体温、脉搏、呼吸 1 次，必要时测血压。小儿易高热惊厥，出现高热及时行物理降温或（和）药物降温，注意有无面色苍白、脉搏细弱、血压下降等休克早期表现。

（4）疼痛的护理：协助患儿置舒适的体位，如半卧位，可放松腹肌，减轻腹部张力，缓解疼痛。明确诊断或已决定手术的患儿疼痛剧烈时，可遵医嘱给予解痉或止痛药，以缓解疼痛。

（5）控制感染：及时应用有效的抗生素；后期根据脓液的药敏结果，选用敏感抗生素。

（6）避免肠内压力增高：禁止应用腹泻药及给予灌肠，以免肠蠕动加快，增高肠腔内压力，导致阑尾穿孔或炎症扩散。

（7）急诊手术前准备：拟急诊手术者应紧急做好备皮、配血等术前检查。

（8）心理护理：以亲切和蔼的态度消除患儿精神上的不安和恐惧，技术操作熟练，以减少患儿的痛苦。

2. 手术后护理

（1）密切观察病情变化：定时监测生命体征或持续心电监护、血氧饱和度监测，并准确记录。术后给予保暖。若肛温超过 38 ℃，应给予物理降温；若肛温超过 38.5 ℃给予药物降温。给予吸氧，保持呼吸道通畅，必要时吸痰，观察患儿腹部变化情况，发现异常及时通知医生。

（2）体位：全麻术后平卧 6 h，清醒后给予半卧位以降低腹壁张力，减轻切口疼痛，有利于呼吸和引流，并可预防膈下脓肿的形成。

（3）禁食：持续胃肠减压 48～72 h，肛门排气后逐步恢复进食。若病情许可，鼓励患儿下床活动，以预防肠粘连等术后并发症。

（4）静脉输液：补充水、电解质，视病情给予静脉营养。

（5）腹腔引流管的护理：在患儿局部有脓肿、阑尾残端包埋不满意或腹腔渗出较重及处理困难时采用，目的在于引流脓液。若有肠瘘形成，肠内容物可从引流管流出；一般在 1 周左右拔除。妥善固定引流管，保持通畅，防止扭曲、受压，定时从近端至远端挤压引流管，防止血块或脓液堵塞引流管。观察并记录引流液的颜色、性状及量。

（6）观察切口敷料有无渗血、渗液，保持切口敷料清洁干燥。

（7）镇静、镇痛：患儿躁动、哭闹不安，视年龄给予安抚奶嘴、玩具分散注意力等，必要时进行疼痛评估，给予镇静、镇痛药物。

（8）并发症的预防和护理：

1）出血：多因阑尾系膜结扎线松脱所致，常发生在术后 24 h 内，故手术当日应严密观察脉搏、血压。患儿如有面色苍白、脉速、血压下降等内出血的表现，或腹腔引流管有血液流出，应立即将患儿平卧，静脉快速输液、输血，报告医生并做好手术止血的准备。

2）切口感染：是术后最常见的并发症。表现为术后第 3～4 日体温升高，切口疼痛且局部有红肿、压痛或波动感。应给予抗生素、理疗等治疗，如已化脓应拆线引流。

3）腹腔脓肿：炎症渗液积聚于膈下、肠间、盆腔而形成。表现为术后 5～7 d 体温升高，或下降后又上升，并有腹痛、腹胀、腹部包块或排便排尿改变等，应及时和医生取得联系进行处理。

4）肠瘘：多因阑尾残端结扎线松脱或术中误伤盲肠所致。表现为发热、腹痛，少量粪性肠内容物从腹壁切口流出。经全身支持疗法、应用有效抗生素、局部引流，大多数患儿可愈合。

（四）健康教育

（1）疾病知识指导：向家长讲解疾病的相关知识及术后康复方法。

（2）告知家长，若患儿有腹胀、呕吐、腹痛等情况及时就诊。

（3）注意饮食卫生，改变不良生活习惯，术后 2 周内避免剧烈活动。

（4）保持切口清洁，注意体温变化。

二、肠套叠

肠套叠系指部分肠管及其肠系膜套入邻近肠腔所致的一种绞窄性肠梗阻，是婴幼儿时期常见的急腹症之一，也是 3 个月至 2 岁小儿引起肠梗阻最常见的原因，常伴发胃肠炎和上呼吸道感染。肠套叠分原发和继发两种，95％为原发性，多见于婴幼儿，与喂养不当、肠道病毒感染等因素有关；5％继发性病例多为年长儿，发生套叠的肠管多有明显的机械原因，如肠息肉、肠肿瘤等均可牵引肠壁而发生肠套叠。

（一）临床表现

1. 腹痛 既往健康的孩子突然发生剧烈的阵发性腹痛、哭闹不安、屈膝收腹、面色苍白、拒食、出汗，持续数分钟或更长时间后，腹痛缓解，安静入睡，间歇 10～20 min 又反复发作。阵发性腹痛是由于肠系膜牵拉和套叠鞘部强烈收缩所致。

2. 呕吐 最初为乳汁、乳块和食物残渣，后可含胆汁；晚期可吐粪便样液体，显示有肠管梗阻。

3. 血便 为重要症状，出现症状的最初几小时大便量可正常，以后减少或无便。约 85％病例在发病后 6～8 h 排出果酱样黏液血便，或直肠指检时发现血便。

4. 腹部包块 多数患儿在右上腹季肋下可触及有轻微触痛的套叠肿块，呈腊肠样，稍可移动。

5. 全身情况 早期一般情况尚好，体温正常，无全身中毒症状。随着病程延长加重并发肠坏死或腹膜炎时，全身情况恶化，常伴有严重脱水、高热、嗜睡、昏迷及休克等中毒症状。

（二）护理问题

1. 体温过高 与感染有关。

2. 疼痛 与肠梗阻及手术切口疼痛有关。

3. 体液不足 与呕吐、肠腔积液、禁食和胃肠减压有关。

4. 有休克的危险 与感染、便血、疼痛有关。

5. 潜在并发症 肠粘连、再次肠套叠、切口裂开。

（三）护理措施

1. 非手术疗法护理

（1）空气灌肠前护理：①禁食、补液。②灌肠前给患儿镇静剂。③做好患儿家长健康宣教工作。

（2）空气灌肠机复位后护理：①禁食、补液，患儿精神状态佳，有黄色大便排出，肠鸣音恢复正常，可进流质饮食或半流质饮食。②注意观察患儿精神状态、生命体征、脱水症状，有无阵发性哭闹等。③空气灌肠失败者或患儿全身精神欠佳、腹部高度膨胀、有腹膜刺激征者，应尽快做好术前准备。

2. 手术护理

（1）手术前护理：

1）补充液体，建立静脉通道，纠正脱水。

2）病情观察：注意有无血便及小便的情况，呕吐、腹胀情况及精神状况。

3）积极完善术前相关检查。

（2）手术后护理：

1）卧位：全麻术后常规去枕平卧 6 h，头偏向一侧。

2）严密监测生命体征：给予持续心电监护、血氧饱和度监测、吸氧，保持呼吸道通畅。

3）禁食、胃肠减压：妥善固定减压管，观察是否通畅，记录引流液的颜色、性质和量，给予口腔护理。观察胃肠功能恢复情况，肠蠕动恢复后给予试喂水，无不良反应再进少量乳品，逐步恢复正常饮食。

4）静脉输液：补充生理需要量及营养支持。

5）切口的护理：保持切口敷料清洁干燥，防大小便污染，观察有无渗血、渗液。

6）并发症的观察：观察腹胀情况，记录排便时间和大便颜色，病情稳定后鼓励患儿早下床活动，防止术后肠粘连及并发症的发生。行肠切除术后早期应注意观察有无吻合口瘘、吻合口梗阻症状。

（四）健康教育

（1）向家长讲解疾病的相关知识及术后康复指导。

（2）指导术后合理喂养，少吃糖类、豆类等产气食物，饮后不剧烈活动。

（3）若患儿有腹胀、呕吐或排出异常大便时要及时就诊。

三、嵌顿性疝

小儿嵌顿性疝最多见于腹股沟斜疝，是 2 岁以下婴幼儿外科常见急症，由腹股沟斜疝发展而来。在腹内压增高等某些诱因下，肿物进入疝囊，不能推送纳入腹腔，形成了包块状的嵌顿性疝，腹股沟部出现椭圆形或梨形的肿物，病灶区皮肤变红，有触痛感。

（一）临床表现

疝气嵌顿的症状表现为阵发性、持续性、剧烈性腹痛；嵌顿为肠襻时，可出现恶心、呕吐、腹痛、腹胀、便血等消化道梗阻症状，肠鸣音由亢进转为减弱或消失，腹部可摸到明显的肿块或膨隆，X 线检查可见腹腔内有膨胀突出的孤立肠管或小肠部位改变；脉搏增快、呼吸急促、白细胞计数升高，严重时会发生休克。

（二）护理问题

1. **体温过高** 与感染有关。

2. **疼痛** 与肠管嵌顿有关。

3. **体液不足** 与呕吐、禁食和胃肠减压有关。

4. **潜在并发症** 术后阴囊水肿、切口感染、出血。

（三）护理措施

1. 手术前护理

（1）禁食、胃肠减压，观察腹胀及排便情况、呕吐次数、呕吐物的颜色和量，以及有无脱水症状。

（2）纠正脱水，建立静脉通路给予补液，纠正水、电解质紊乱。

（3）心理护理，向患儿家长讲解疾病知识以减少焦虑，协助家长安抚患儿，减少哭闹，适当镇静。

（4）术前完善相关检查，备皮。

2. 手术后护理

（1）术后卧位的护理，麻醉清醒前去枕仰卧位6 h，头偏向一侧，防呕吐窒息，以后取舒适卧位。

（2）术后给予持续低流量氧气吸入。

（3）严密观察生命体征，持续心电监测，观察心率、血压的变化，对疼痛的患儿评估后遵医嘱给予镇静止痛药物，减少患儿哭闹，避免腹压增高。

（4）禁食，持续胃肠减压，保持减压管通畅，观察并记录引流液的颜色、性质及量；待胃肠功能恢复后开始进流质饮食。

（5）静脉输液维持营养，防止水、电解质紊乱。

（6）观察切口敷料有无渗血、渗液，保持敷料清洁干燥，防止被大小便污染。

（7）观察患儿腹胀情况及排便情况，阴囊水肿的患儿可用棉垫托起，硫酸镁湿敷局部。

（8）观察有无吻合术后常见并发症：吻合口梗阻、吻合口瘘、粘连性梗阻。

（四）健康教育

（1）向家长讲解疾病的相关知识及科学育儿方法。

（2）指导家长术后合理喂养。

（3）若患儿有腹胀、呕吐等情况及时就诊。

（4）避免哭闹，保持大便通畅，1～3个月内要禁止剧烈活动，同时观察对侧腹股沟处变化情况。

第三节　创　伤

创伤（trauma）是指机械力能量传递给人体所造成的机体结构完整性破坏的损伤。按照其发生的原因分类，有摔伤、扭伤、割伤、刺伤等；按照受伤部位分类，有颅脑伤、胸部伤、腹部伤等；按照伤处与外界的关系分为开放性损伤、闭合性损伤等。年幼儿创伤后反应大，病情发展迅速，需严密观察，及时处理。此节只介绍颅脑损伤、腹部损伤及胸部损伤。

一、分类及临床表现

(一) 颅脑损伤

小儿颅脑损伤多因跌伤、车祸和运动事故所致，多数为闭合性损伤，开放性损伤较少见。包括头皮损伤、颅骨骨折和脑损伤，可单独存在，也可同时发生。

1. **头皮损伤**　分为头皮挫裂伤、头皮下血肿、头皮大面积撕脱伤。

2. **颅骨骨折**　分为颅顶骨折与颅底骨折。

(1) 颅顶骨折可为线性骨折、凹陷性骨折。

(2) 颅底骨折包括：①颅前窝骨折，损伤在前部颅底，常损害视神经、嗅神经等；临床表现为失明、嗅觉丧失，眼眶内出血呈现"熊猫眼"外观，鼻腔出血等。②颅中窝骨折，表现为面神经和听神经的损害，伴有外耳道出血。③颅后窝骨折，损害后组颅神经，即舌咽神经、迷走神经、副神经和舌下神经，引起吞咽困难和呼吸道受阻，严重者还有可能发生窒息。各种颅骨骨折严重时都可引起硬脑膜损伤，引起脑脊液的外漏或内漏，也可合并有脑损伤。

3. **脑损伤**　根据损伤程度和部位的不同，可分为脑震荡、脑挫裂伤、脑干损伤、颅内血肿。颅内血肿可引起颅内压增高导致脑疝，是原发性脑损伤的严重并发症。按血肿部位分为硬脑膜外血肿、硬脑膜下血肿、颅内血肿等。根据血肿发展速度分为特急型（伤后 3 h 内出现脑受压体征者）、急性型（伤后 3 d 内出现脑受压体征者）、亚急性型（伤后 3 周内出现脑受压体征者）和慢性型（伤后 3 周以上才出现脑受压体征者）。其临床表现有意识障碍、头痛、呕吐、瞳孔变化、肢体偏瘫、脑疝。

(二) 胸部创伤

胸部创伤是临床常见的外科急症。严重的胸部创伤将导致呼吸、循环障碍，危及生命，是创伤死亡的主要原因之一。其临床表现如下。

1. **胸痛**　是胸部创伤的主要症状，常位于伤处，并有压痛，可于深呼吸、咳嗽等胸壁活动时加重。

2. **呼吸困难**　胸部创伤的患儿均有不同程度的呼吸困难。

3. **咳嗽、咯血**　胸部创伤患儿出血表明肺或支气管损伤。伤后大量咯血并伴有气胸或皮下气肿时，要警惕气管、大支气管破裂的可能。

4. **休克**　严重胸部创伤多伴有休克，原因是大出血及心脏本身挫伤或心包填塞所致心搏出量下降。

5. **体征**　胸部创伤时可出现伤侧呼吸运动减弱或消失；多根多处肋骨骨折时，可出现局部胸壁软化，称连枷胸。张力性气胸时可见明显皮下气肿，叩诊呈鼓音，听诊呼吸音消失。

(三) 腹部创伤

腹部创伤包括腹壁和腹部脏器创伤。多数腹部创伤同时伴有严重的内脏损伤，空腔脏器受损破裂可因严重的腹腔感染而威胁生命，因此早期的正确诊断和处理是降低腹部创伤死亡率的关键。其临床表现如下。

1. **腹痛**　空腔脏器破裂的主要表现为腹痛、腹肌紧张、压痛、反跳痛等腹膜炎症状。胃液、胆汁、胰液刺激性强，因此化学性腹膜炎表现明显，往往伴恶心、呕吐等症状，腹痛剧烈。肠液、尿液刺激则较轻。

2. **恶心、呕吐**　胃肠道破裂、内出血、胰腺损伤或肝外胆道破裂均可刺激腹膜，引起反射性恶心、呕吐。持续性呕吐是细菌性腹膜炎致肠麻痹的表现。

3. **腹胀**　创伤后短期内进行性加重的腹胀，表明腹腔内有出血或积血。血腹则提示有胃或结肠破裂；膀胱破裂可产生尿性腹水；腹膜炎可导致肠麻痹或电解质平衡紊乱，低钾可出现持续性腹胀，伴肠鸣音减弱或消失。

4. **内出血**　实质性脏器出血主要表现为内出血。由于血液对腹膜刺激较轻，临床上腹痛、腹部压痛、反跳痛等腹膜刺激症状不明显；而脉率加速，脉搏细弱，面色苍白、血压不稳、口渴、意识淡漠等血容量不足征象较为明显；严重者出现腹胀、腹部移动性浊音，甚至发生失血性休克。肝破裂伴有较大的肝内胆管断裂时，碱性胆汁漏入腹膜腔，则出现持续性腹痛和腹膜刺激征。胰腺损伤胰液溢入后腹膜间隙及腹膜腔，可出现类似急性胰腺炎的一系列病理生理变化，临床表现为剧烈腹痛，并向腰背部放射。

二、护理问题

1. **有休克的危险**　与失血过多有关。
2. **意识障碍**　与脑损伤、颅内压增高有关。
3. **气体交换受损**　颅脑损伤与咳嗽反射消失有关，胸部损伤与疼痛、胸廓运动受限等有关，腹部损伤与疼痛咳嗽无力有关。
4. **疼痛**　与组织损伤有关。
5. **体液不足**　与出血、渗出等体液丢失过多有关。
6. **营养失调：低于机体需要量**　与损伤后不能进食、高代谢、呕吐等有关。
7. **皮肤完整性受损**　与创伤有关。
8. **有感染的危险**　与损伤、留置导管有关。
9. **焦虑、恐惧**　与意外创伤、病情严重、躯体不适、疼痛等有关。
10. **潜在并发症**　与损伤及手术有关。
11. **父母不称职**　与缺乏风险意识等有关。
12. **疾病知识缺乏**　与患儿突然遭遇意外有关。

三、护理措施

1. **呼吸管理**　保持呼吸道通畅，及时清除呼吸道分泌物、呕吐物等；观察有无气促、发绀、呼吸困难等症状，注意呼吸频率、节律等变化，观察有无纵隔受压、气管移位等，持续低流量吸氧或呼吸机辅助呼吸；密切进行血气分析和呼吸功能监测，必要时争取尽早气管切开，保持吸入空气的温度和湿度。定期做呼吸道分泌物细菌培养，防止呼吸道感染。

2. **严密观察生命体征变化**　注意神志、瞳孔、胸部、腹部情况和肢体活动情况；对格拉斯哥昏迷评分（Glasgow coma scale，GCS）在 8 分以下者、颅内血肿伴广泛脑挫伤和颅内血肿伴严重继发性脑干伤的术后患儿、休克患儿等，均应在 ICU 进行监护。

重症监护的内容应包括动态心电图、呼吸、血压、中心静脉压、血气分析、血氧饱和度、血糖、脑电图等。面色苍白、四肢发凉、冷汗、血压下降及脉搏细弱者应考虑合并休克；血压升高患儿多见于急性颅内压升高；脑干损伤晚期可出现脉搏细弱、血压下降、呼吸节律异常或突然停止；脑外伤患儿伤后或术后的第2日起多有低热；下丘脑损伤可在早期出现中枢性高热；术后血压不稳或下降伴脉搏增快常提示血容量不足；伤后或术后体温逐渐下降至正常后又出现上升者应考虑继发感染；胸外伤患儿注意有无心脏压塞的征象，一旦出现，应立即上报医生并配合积极抢救，观察尿量，皮肤色泽、温度，以及末梢循环的情况。

3. **术后体位** 无休克者宜采取半卧位，不仅有利于改善呼吸、循环，减轻腹痛、腹胀，而且有利于腹腔渗液流入盆腔，便于炎症局限、吸收、引流，以及控制感染。协助患儿翻身，拍背，鼓励和帮助患儿咳嗽排痰，预防肺部感染。

4. **引流管的观察** ①妥善固定引流管，防止滑脱、扭曲，保持引流通畅；观察引流液的量、颜色、性质，及时记录；保持引流部位清洁，及时更换引流瓶，注意无菌操作；②脑室引流管注意观察引流液的速度，保持合适高度，脑室引流瓶末端高于侧脑室平面 10～15 cm；创腔引流高度与创腔平面一致；硬膜下引流瓶低于创腔 30 cm；硬膜外引流瓶低于头部；胸腔闭式引流瓶低于伤口平面 60 cm，要注意引流管内有无气体溢出等气胸表现，若患儿呼吸困难无好转，则提示可能有肺及支气管的严重损伤，应行剖胸探查术；放置腹腔引流的患儿引流袋低于腹腔平面最低位。

5. **禁食、胃肠减压** 术后暂禁食，持续胃肠减压 3～4 d，待肠蠕动恢复、肛门排气后方可拔出胃管；进流质、半流质饮食。

6. **建立静脉通道** 以纠正水、电解质及酸碱平衡紊乱，有出血性休克者应快速补充血容量，必要时给予静脉营养；观察记录 24 h 出入水量。

7. **观察伤口情况** 观察伤口有无渗血、渗液，有无肠瘘、胆瘘现象。及时更换伤口敷料。

8. **加强基础护理** 肢体偏瘫者保持功能体位；眼睑闭合不全者注意保护眼睛，可涂眼药膏，并给予生理盐水纱布覆盖，防止角膜溃疡；留置尿管时注意预防泌尿系感染；每 2～3 h 翻身一次，预防压疮发生；准确记录出入水量，对于大量应用脱水剂者，注意尿量的情况。

四、健康教育

(1) 做好心理护理，向家长讲解疾病的相关知识以减轻患儿及家长的恐惧心理，帮助其树立战胜疾病的信心。

(2) 预防感染，保持皮肤清洁干燥，特别是伤口处。

(3) 注意面色、四肢皮肤温度的改变及意识的变化。

(4) 指导术后合理喂养。

(5) 加强患儿及父母安全教育。

第四节　休　克

休克是以有效循环血量骤减、组织灌注不足、细胞代谢紊乱、功能受损、微循环障碍为特点的病理过程。根据发病原因，分为感染性休克、低血容量性休克、心源性休克、过敏性休克及神经源性休克。小儿最常见的为失血性休克、创伤性休克和感染性休克。

1. 失血性休克　失血性休克是指大量失血造成循环血量减少而致全身微循环功能障碍，引起的一系列临床综合征。失血性休克多见于胃十二指肠溃疡出血、大血管破裂、腹部损伤所致的肝脾破裂等。短期内快速失血超过全身总血量的 20％时，可出现休克。

2. 创伤性休克　创伤性休克是由于严重创伤引起血液或血浆丧失，损伤处炎症肿胀和体液渗出，导致低血容量而引起的微循环灌注障碍的临床表现。创伤性休克多见于严重损伤的患儿，如大手术、广泛骨折、严重挤压伤、大血管破裂等。

3. 感染性休克　感染性休克是指细菌、病毒及其毒素侵入机体后，引起全身微循环障碍，重要脏器的微循环灌注不足，组织缺血、缺氧等一系列临床综合征，又称中毒性休克。常继发于革兰氏阴性杆菌感染，如胆道化脓性感染、绞窄性肠梗阻、败血症等，亦称内毒素性休克。

一、休克分期与临床表现

（一）休克分期

1. 休克前期　此期微循环收缩，表现为血压正常或偏低，也可稍升高，脉压减小，尿量正常或减少；患儿神志尚清楚，表现为烦躁不安或精神异常、面色苍白、心率加快，对外界反应迟钝；一般体温稍升高，口唇及指或趾端可见轻度发绀，手足发凉，出冷汗。若病情进展，则进入临床休克期。

2. 临床休克期　此期微循环扩张，血压明显下降，甚至测不到，脉压进一步减小，尿量显著减少甚至无尿；患儿神志淡漠或昏迷，呼吸浅而快；患儿面色苍白、发绀、四肢厥冷，可有皮肤黏膜紫斑，腋下体温不升，但肛温常至 40 ℃以上。

3. 休克晚期　此期微循环衰竭，血压测不出，无尿；患儿昏迷，心音钝弱，心律不齐，合并有脑水肿以致脑疝的患儿可出现双侧瞳孔不等大，呼吸节律不齐；皮肤湿冷，皮肤黏膜紫斑、消化道出血等表现。

（二）临床表现

临床上休克的表现除血压变化外，脑的神志改变、尿量的多少和皮肤的颜色变化最为明显。

1. 呼吸　休克早期呼吸加快，多有代偿性过度通气；休克中期呼吸浅而快，严重的代谢性酸中毒时，呼吸深而慢；休克晚期发生心力衰竭时，可出现呼吸困难或潮式呼吸。

2. **脉搏**　休克早期脉搏细弱、变快，常超过 120 次/min，其变化多出现在血压下降之前，故常作为判断休克的体征之一。休克晚期心功能障碍时，脉搏可变为慢而细。血压较低，但脉搏可触及，说明微循环灌注尚可或休克好转。脉搏不整齐，通常表示有心肌损害。

3. **血压**　血压是判断休克最重要、最基本的手段。通常认为收缩压小于 90 mmHg，脉压小于 20 mmHg 是休克存在的表现；血压回升、脉压增大则是休克好转的征象。

4. **精神状态**　精神状态可反映脑组织血液灌注和全身循环情况。休克早期脑组织的血液灌注量并没有明显减少，缺氧也不十分严重，神经系统处于兴奋状态，表现为烦躁不安、焦虑或激动。当休克进一步加重时，神经系统反应性降低，患儿表现为表情淡漠、反应迟钝、意识障碍甚至昏迷。

5. **皮肤黏膜**　皮肤黏膜反映体表灌注情况。注意观察患儿面颊部、口唇和甲床的颜色、温度和湿度。休克患儿的皮肤和黏膜常苍白，温度降低；重度休克时，皮肤出现发绀，四肢厥冷。还可进行皮肤毛细血管苍白试验，即在前额、耳缘或胸骨柄部的皮肤，用一手指轻压 2～3 s，移去后观察皮肤由苍白逐渐恢复的时间，正常人于 5 s 内苍白即消失而呈红润，若苍白恢复时间显著延长，是休克的表现。

6. **尿量**　尿量是反映肾功能血液灌注的指标。尿少通常是早期休克和休克复苏不完全的表现。新生儿尿量少于 1 mL/(kg·h) 为少尿，少于 0.5 mL/(kg·h) 持续 2～3 h 为尿闭，应警惕发生急性肾功能衰竭的可能。当尿量维持在 30 mL/h 以上时，一般说明休克已纠正。

7. **体温**　感染性休克时可出现寒战、高热、多汗。皮肤温度也可反映外周血液循环灌注情况。有条件时可监测中心温度和外周温度差，正常情况下相差 0.5～1 ℃，如大于 2～3 ℃提示外周血管收缩，皮肤循环血流灌注不足。

临床观察中，特别注意休克早期的表现，如出汗、兴奋、心率加快、脉压减小及尿少等，如果患儿出现神志淡漠、反应迟钝、皮肤苍白、呼吸加快，标志着患儿已进入休克抑制期。

二、护理问题

1. **体液不足**　与失血、失液、体液分布异常有关。
2. **组织灌注量改变**　与有效循环血量减少有关。
3. **气体交换受损**　与肺组织灌注量不足、肺水肿、组织缺氧、呼吸形态改变有关。
4. **有感染的危险**　与抵抗力降低有关。
5. **体温过高**　与细菌感染有关。
6. **有受伤的危险**　与烦躁不安、神志不清、疲乏无力有关。

三、护理措施

1. **维持生命体征平稳**　严重休克患儿应安置在 ICU 内监护，病室温度保持在 22～26 ℃，相对湿度在 55%～65% 左右。保持空气新鲜，良好通风。患儿采取休克体位，以增加回心血量。及早建立静脉通道，维持血压。早期给予吸氧，保持呼吸道通畅，吸入氧浓度 40%左右。使用鼻导管或面罩给氧时，应注意影响呼吸道通畅的因素，如舌后坠，颌面、颅底骨折、咽部血肿、鼻腔出血、吸入异物或呕吐、喉头水肿、严重胸部创伤等。注意保暖，但不能体表加热。危及生命的伤情应优先处置，包括制动、止血、保持呼吸道通畅等。

2. **严密观察生命体征变化** 病情危重时每 15 min 观察并记录 1 次生命体征；病情稳定后，每 0.5～1 h 观察并记录 1 次生命特征。监测血流动力学变化，及时了解呼吸功能及血气分析结果。

3. **监测重要生命器官的功能** 持续动脉监测血压，监测血气，一旦皮肤黏膜有出血点或凝血异常，如采血标本长时间不凝固，或凝固时间明显延长，抽血过程中血液迅速凝固于注射器或针头内，或静脉注射过程中针头频繁堵塞，要考虑弥散性血管内凝血。快速补液时注意有无肺水肿及心力衰竭的表现，如咳嗽、咳粉红色泡沫痰等，如发现重要器官的损害，应及时处理。

4. **开放静脉通道，进行扩容治疗** 休克时至少建立两条静脉通道，静脉穿刺应选择较粗静脉，以便能及时开放静脉，有条件者最好采用中心静脉置管，可快速补充血容量。应做好对微循环状态及血容量是否合适的判断。微循环状态的临床判断可根据以下几方面：①颈静脉和四肢血管是否充盈；②肝脏是否肿大，有无压痛，肝颈静脉回流征阳性表示血容量已补足；③当患儿采取半卧位或半坐位时，心率、血压若有改变表示血容量不足；④让患儿平卧将下肢抬高 90°，若血压上升表示血容量不足。

5. **应用血管活性药物** 应从小剂量开始，随时注意血压变化，及时调整用量和用药的种类，同时考虑联合用药。注意：①根据血压调节滴速，也可使用微量泵泵入；②防止药物外渗，以免引起局部组织坏死；③注意保护血管，每 24 h 更换输液管 1 次，输液肢体适当制动。

6. **预防感染** 病室定期空气消毒，减少探视，避免交叉感染。严格遵守无菌操作规程。加强人工气道管理，及时吸痰，预防肺部并发症。加强尿管的护理，预防泌尿系感染。

7. **心理护理** 休克患儿会感到自己病情危重，面临死亡，出现恐惧、焦虑、紧张等情绪。应做好以下护理：①保持病室环境安静、整洁和舒适，保证患儿休息；②护士应配合医生主动抢救，要有预见性，保持镇静，做到忙而不乱、快而有序地工作，稳定患儿和其家长的情绪，做好安慰和解释工作，指导患儿和其家长配合抢救，树立战胜疾病的信心。

四、健康教育

（1）向患儿家长讲解疾病的相关知识。

（2）做好心理护理，减轻患儿及其家长的恐惧心理，帮助其树立战胜疾病的信心。

（3）注意面色、四肢皮肤温度的改变及意识的变化。

第五节 小儿水、电解质和酸碱平衡紊乱

体液是人体的重要组成部分，保持体液平衡是维持生命所必需的条件。保持体液平衡包括维持水、电解质、酸碱度和渗透压的正常，主要依赖于神经、内分泌系统和肺、肾脏等器官的正常调节功能。由于小儿体液占体重比例较大，器官功能发育尚未成熟，体液平衡调节功能差等生理特点，极易受疾病和外界环境的影响而发生体液平衡失调，如处理不当或不及时，可危及小儿生命，因此液体疗法是儿科治疗中的重要内容。

一、小儿体液平衡特点

（一）体液的总量和分布

体液由血浆、间质液、细胞内液 3 部分组成，前两者合称细胞外液，后者称细胞内液。细胞内液和血浆液量相对稳定，间质液量变化较大。年龄越小，体液总量相对越多，间质液量所占的比例也越大（表 5-1）。因此，小儿发生急性脱水时，由于细胞外液首先丢失，故脱水症状可在短期内立即出现。

表 5-1　不同年龄的液体分布（占体重的%）

年龄	细胞内液	细胞外液		体液总量
		间质液	血浆	
足月新生儿	35	37	6	78
1 岁	40	25	5	70
2～14 岁	40	20	5	65
成人	40～45	10～15	5	55～60

（二）体液的电解质组成

小儿与成人相似，出生后数日内新生儿血钾、氯、磷和乳酸偏高，血钠、钙和碳酸氢盐偏低。细胞外液的电解质以 Na^+、Cl^-、HCO_3^- 等离子为主，其中 Na^+ 含量占该区阳离子总量的 90% 以上，对维持细胞外液的渗透压起主导作用。细胞内液以 K^+、Mg^{2+}、HPO_4^{2-} 等离子和蛋白质为主。K^+ 大部分处于解离状态，维持细胞内液的渗透压。

（三）水代谢的特点

1. **水的需要量相对较大，交换率高**　体内水的出入量与体液保持动态平衡，即水的摄入量大致等于排泄量。每日所需水量与热量消耗成正比。小儿由于新陈代谢旺盛，排泄水的速度也较成人快。年龄越小，出入水量相对越多。婴儿每日水的交换量为细胞外液量的 1/2，而成人仅为 1/7，故婴儿体内水的交换率比成人快 3～4 倍；此外，小儿体表面积相对较大，呼吸频率快，因此小儿年龄越小，水的需要量相对越大（表 5-2），不显性失水相对越多（表 5-3），对缺水的耐受力也越差，在病理情况下较成人更易发生脱水。

表5-2　小儿每日水的需要量

年龄（岁）	<1	1~3	4~9	10~14
每日需水量（mL/kg）	120~160	100~140	70~110	50~90

表5-3　不同年龄小儿的不显性失水量

年龄	新生儿	婴儿	幼儿	儿童
不显性失水量（mL/kg·d）	26	19~24	14~17	12~14

2. 体液平衡调节功能不成熟　肾脏的浓缩和稀释功能对于体液平衡调节起着重要作用。小儿肾脏功能不成熟，年龄越小，肾脏对体液平衡的调节作用也越差。婴儿肾脏只能将尿渗透压浓缩至700 mOsm/L（成人1 400 mOsm/L），每排出1 mmol溶质时需带出1~2 mL水（成人0.7 mL）。因此，小儿在排泄同量溶质时所需水量较成人多，尿量相对较多。当入水量不足或失水量增加时，易超过肾脏浓缩能力的限度，发生代谢产物滞留和高渗透性脱水。小儿肾脏的稀释能力相对较好，在出生1周时可达成人水平，但由于肾小球滤过率低，因此水的排泄速度较慢，当摄入水过多时易导致水肿和低钠血症。另外，由于小儿肾脏排钠、排酸、产氨能力差，因而也容易发生高钠血症和酸中毒。

二、小儿常见水、电解质和酸碱平衡紊乱

（一）脱水

由于丢失体液过多和摄入量不足使液体总量尤其是细胞外液量减少，而导致不同程度的脱水。脱水时除水分丢失外，同时伴有钠、钾和其他电解质的丢失。

1. 脱水程度　即指患病后累积的体液损失量。

（1）根据损失体液占体重的百分比分为：①轻度脱水：失水量为体重的5%以下；②中度脱水：失水量为体重的5%~10%；③重度脱水：失水量为体重的10%以上。

（2）根据前囟、眼窝、皮肤弹性、循环情况和尿量等临床表现综合估计脱水程度。等渗性脱水的临床表现及分度见表5-4。

表5-4　等渗性脱水的临床表现与分度

项目	轻度	中度	重度
精神状态	无明显改变	烦躁或萎靡	昏睡或昏迷
皮肤	皮肤弹性稍差	皮肤弹性差	皮肤弹性极差
黏膜	口腔黏膜稍干燥	口腔黏膜干燥	口腔黏膜极干燥
眼窝及前囟凹陷	轻度	明显	极明显
眼泪	有	少	无
尿量	略减少	明显减少	少尿或无尿
周围循环衰竭	无	不明显	明显
代谢性酸中毒	无	有	严重
失水占体重百分比（mL/kg）	5%以下（30~50）	5%~10%（50~100）	10%以上（100~120）

营养不良患儿因皮下脂肪少，皮肤弹性较差，容易把脱水程度估计过高；而肥胖小儿皮下脂肪多，脱水程度易估计过低，临床上应予注意，不能单凭皮肤弹性来判断，应综合考虑。

2. **脱水性质**　指现存体液渗透压的改变。脱水的同时亦伴有电解质的丢失，由于腹泻时水与电解质丢失比例不同，因而导致体液渗透压发生不同的改变，据此可将脱水分为等渗性脱水、低渗性脱水、高渗性脱水 3 种。其中以等渗性脱水最常见，其次为低渗性脱水，高渗性脱水少见。钠是决定细胞外液渗透压的主要成分，所以常用血清钠来判定细胞外液的渗透压。

(1) 等渗性脱水（isotonic dehydration）：水和电解质成比例地丢失，血清钠 $130\sim150\ mmol/L$，脱水后液体仍呈等渗状态，丢失的体液主要是细胞外液。多见于急性腹泻、呕吐、胃肠液引流、肠瘘及短期饥饿所致的脱水。临床表现为一般脱水症状。

(2) 低渗性脱水（hypotonic dehydration）：血清钠 $<130\ mmol/L$，电解质的丢失多于水分的丢失。脱水后体液（首先表现在细胞外液）呈低渗状态，导致水分由细胞外向细胞内转移，造成细胞内水肿。多见于营养不良伴慢性腹泻或摄入水量正常而摄入钠盐极少时。临床特点为：①因细胞外液的减少明显，脱水症状较其他两种类型严重，较早发生休克；②肾血流量不足，肾功能不全；③严重低钠者可有脑细胞水肿，出现嗜睡、惊厥或昏迷等神经系统症状。

(3) 高渗性脱水（hypertonic dehydration）：血清钠 $>150\ mmol/L$，水分的丢失多于电解质的丢失。脱水后细胞外液呈高渗状态，致细胞内的水分向细胞外转移，造成细胞内脱水。多见于腹泻伴高热，不显性失水增多而给水不足（如昏迷、发热、呼吸增快、光疗或红外线辐射保温、早产儿等），口服或静脉输入含盐过高液体。临床特点为：①患儿口渴明显；②尿量锐减；③机体产生脱水热；④出现神经系统兴奋征象——烦躁不安，严重者出现抽搐；⑤脱水征不明显。

（二）酸碱平衡紊乱

正常血液的 pH 值维持在 $7.35\sim7.45$。pH 值 <7.35 为酸中毒，pH 值 >7.45 为碱中毒。发生酸碱平衡紊乱时，如果机体通过体内缓冲系统，以及肺、肾的调节，使血液的 pH 值仍保持在正常范围时则称为代偿性酸中毒或碱中毒。

1. **代谢性酸中毒**（metabolic acidosis）　最常见，其发生机理主要系 H^+ 增加或 HCO_3^- 降低。

(1) 发生原因：①碱性物质从消化道或肾脏丢失，如腹泻、肾小管酸中毒、应用碳酸酐酶抑制剂（乙酰唑胺）或醛固酮拮抗剂等；②摄入酸性物质过多，如氯化钙、氯化镁等；③静脉输入过多的不含 HCO_3^- 的含钠液；④酸性代谢产物堆积，由于进食不足、组织缺氧、休克等。

(2) 临床表现：根据 HCO_3^- 测定值可将酸中毒分为轻度（$18\sim13\ mmol/L$）、中度（$13\sim9\ mmol/L$）、重度（$<9\ mmol/L$）。轻度酸中毒症状不明显，常被原发病所掩盖，仅有呼吸稍快，不做血气分析难于做出诊断。典型酸中毒表现为精神萎靡或烦躁不安、呼吸深快、口唇樱桃红、恶心、呕吐、昏睡、昏迷。新生儿和小婴儿的呼吸代偿功能较差，酸中毒时口唇樱红、呼吸深快等症状不典型，往往仅有精神萎靡、拒食和面色苍

白等。

（3）护理要点：

1）保持环境安静，减少刺激，注意保暖。

2）积极治疗原发病，祛除引起酸中毒的病因。

3）密切观察患儿的呼吸改变及神志方面的变化，及时处理，详细记录。

4）心力衰竭时要严格限制补液量和补液速度，消化系统不良的患儿可采用静脉用药，防治胃肠道症状的进一步加重。

5）轻度患儿只需补液纠正缺水，即可纠正酸中毒。一般主张 pH 值＜7.3 时可用碱性液，常首选碳酸氢钠。使用碳酸氢钠时应使用单独通道，速度不宜过快，以免引起反应性碱中毒，加重缺氧，甚至引起脑水肿。一般酸中毒纠正后应使用钙剂，以免发生手足抽搐。

2. 代谢性碱中毒（metabolic alkalosis）　由于体内 H^+ 丢失或 HCO_3^- 蓄积所致。见于严重呕吐、低血钾、使用过量碱性药物等。

（1）临床表现：典型表现为呼吸慢而浅、头痛、烦躁、手足麻木、低钾血症，血清中游离钙降低而导致手足搐搦。

（2）护理要点：

1）祛除病因，停用碱性药物，纠正水、电解质平衡失调。轻症可用 0.9% 氯化钠溶液，严重者可给予氯化铵治疗。0.9% 氯化铵 3 mL/kg 可降低 HCO_3^- 1 mmol/L，肝、肾功能不全和合并呼吸性酸中毒时禁用。

2）严密监测患儿呼吸、心率、尿量、肌张力、神经精神状态。

3. 呼吸性酸中毒（respiratory acidosis）　由通气障碍导致体内 CO_2 潴留和 H_2CO_3 增高所致。见于呼吸道阻塞、肺部和胸腔疾病、呼吸中枢抑制、呼吸肌麻痹或痉挛、呼吸机使用不当等。

（1）临床表现：常伴有低氧血症及呼吸困难。高碳酸血症可引起血管扩张，颅内血流增加，致头痛及颅内压增高。

（2）护理要点：积极治疗原发病，改善通气和换气功能，解除呼吸道阻塞，重症患儿应行气管插管或气管切开、人工辅助通气，低流量氧气吸入。有呼吸中枢抑制者酌情使用呼吸兴奋剂。镇静剂可抑制呼吸，一般慎用。

4. 呼吸性碱中毒（repiratory alkalosis）　由于通气过度使血液 CO_2 过度减少、血浆 H_2CO_3 降低所致。见于神经系统疾病、低氧、过度通气、早期水杨酸中毒、CO 中毒等。

（1）临床表现：突出症状为呼吸深快，其他症状与代谢性碱中毒相似。

（2）护理要点：主要对病因治疗，呼吸改善后，碱中毒可逐渐恢复。纠正电解质紊乱，有手足搐搦者给予钙剂。

5. 混合性酸碱平衡紊乱　当有两种或以上的酸碱紊乱分别同时作用于呼吸系统或代谢系统时称混合性酸碱平衡紊乱。呼吸性酸中毒合并代谢性酸中毒是混合性酸中毒中较常见者，由于换气功能障碍时 CO_2 潴留，同样伴有缺氧、进食不足、脱水和休克等情况导致。此时既有 HCO_3^- 降低，又有 CO_2 潴留，血 pH 值明显下降。应积极治疗原发病，在处理的同时保持呼吸道通畅，必要时使用呼吸机加速潴留 CO_2 的排出。

（三）钾平衡紊乱

正常血清钾浓度为 $3.5\sim5.5$ mmol/L，当血清钾低于 3.5 mmol/L 时为低钾血症，当血清钾浓度 >5.5 mmol/L 时为高钾血症。低（高）钾血症临床症状的出现不仅取决于血钾的浓度，更重要的是与血钾变化的速度有关。

1. 低钾血症（hypokalemia）

（1）主要原因：

1）钾摄入量不足：长期不能进食，液体疗法时补钾不足。

2）钾丢失增加：经消化道和肾脏失钾，如呕吐、腹泻、应用排钾利尿剂（呋塞米、甘露醇等）；原发性失钾性肾病（远端肾小管酸中毒、先天性肾上腺皮质增生症、醛固酮增多症等）。

3）钾分布异常：酸中毒时，大量 K^+ 进入细胞内导致血清钾骤降，其他还见于家族性周期性麻痹、碱中毒和胰岛素治疗等。

4）各种原因的碱中毒。

（2）临床表现：

1）神经肌肉：兴奋性降低。表现为肌无力（迟缓性瘫痪、呼吸肌无力）、腱反射消失、肠麻痹等。

2）心血管：缺钾时心肌收缩无力、心脏扩大。临床表现为心音低钝、心动过速、心衰、猝死。心电图示 S-T 段下降、Q-T 间期延长、出现 U 波、室上性或室性心动过速、心室颤动，亦可发生心动过缓和房室传导阻滞、阿-斯综合征。

3）肾脏损坏：长期缺钾可导致肾小管上皮细胞空泡变性，对抗利尿激素反应低下、浓缩功能降低，出现口渴、多饮、多尿、夜尿；肾小管泌 H^+ 和回吸收 HCO_3^- 增加，Cl^- 的吸收减少，发生低钾、低氯性碱中毒时伴反常性酸性尿。

（3）护理要点：

1）一般患儿可口服 10% 的氯化钾，口服有困难或严重低钾者需静脉补钾。每日补钾总量静脉滴注时间不应短于 8 h，浓度一般不超过 0.3%（新生儿 $0.15\%\sim0.2\%$）。

2）严密观察患儿临床症状和生命体征的变化，检测血清钾及心电图，随时调整输入含钾溶液的浓度及速度。严重脱水、肾功能障碍补钾有引起高血钾的危险，故必须见尿补钾。

3）由于细胞内钾恢复较慢，治疗低钾血症须持续给钾 $4\sim6$ d，甚至更长。在治疗过程中如病情好转，可由静脉补钾改为口服补钾，当饮食恢复至正常的一半时，可停止补钾。

2. 高钾血症（hyperkalemia）

（1）主要原因：

1）钾摄入量过多：如静脉输液注入钾过多过快，静脉输入大量青霉素钾盐或库存过久的全血。

2）肾脏排钾减少：如肾功能衰竭、长期使用潴钾利尿剂。

3）钾分布异常：钾由细胞内转移至细胞外，如严重溶血、缺氧、休克、代谢性酸中毒和严重组织创伤等。

（2）临床表现：

1）神经肌肉：神经肌肉复极化减慢，从而导致应激性减弱，皮肤感觉异常，全身肌肉无力。但脑神经支配的肌肉和呼吸肌一般不受累。

2）心血管系统：心脏收缩无力，心音低钝，心率缓慢，心律失常，早期血压偏高，晚期常降低，心电图呈 T 波高尖等。

3）消化系统：由于乙酰胆碱释放可引起恶心、呕吐、腹痛等。

（3）护理要点：

1）首先要积极治疗原发病，停用含钾药物和食物。

2）供应足够的能量以防止内源性蛋白质分解释放钾。

3）熟练掌握心电图知识，如发现异常，应立即抽静脉血做血钾测定，发现高血钾，应立即通知医生处理。

4）需紧急血液透析患儿迅速建立血液透析的血管通路，密切观察生命体征的变化。

三、液体疗法

（一）常用溶液

1. 非电解质溶液　常用的 5％葡萄糖溶液为等渗液，10％葡萄糖溶液为高渗液。但葡萄糖输入体内后，逐渐被氧化成二氧化碳和水，或转变成糖原而储存在肝内，失去其渗透压的作用。输入的葡萄糖溶液，主要用以补充水分和部分热量，不能起到维持血浆渗透压的作用，故视为无张力溶液。

2. 电解质溶液　主要用以补充所丢失的体液、所需的电解质，纠正体液的渗透压和酸碱平衡失调。

（1）0.9％氯化钠溶液（生理盐水）和复方氯化钠溶液（林格液）均为等张液。在生理盐水中含 Na^+ 和 Cl^- 均为 154 mmol/L，与血浆离子渗透压近似，为等渗液。但与血浆中的 Na^+（142 mmol/L）和 Cl^-（103 mmol/L）相比，Cl^- 的含量高 1/3，不含 HCO_3^-，故大量输入体内可致血浆 HCO_3^- 被稀释、血氯升高，造成高氯性及稀释性酸中毒（尤其在肾功能不全时）。复方氯化钠液除氯化钠外尚含有与血浆含量相同的 K^+ 和 Ca^{2+}，其作用及缺点与生理盐水基本相同，但大量输注不会发生稀释性低血钾和低血钙。

（2）碱性溶液：主要用于纠正酸中毒。常用的有：①碳酸氢钠溶液，可直接增加缓冲碱，纠正酸中毒的作用迅速。1.4％碳酸氢钠为等渗溶液，市售为 5％碳酸氢钠高渗溶液，可用 5％或 10％葡糖糖稀释 3.5 倍，即为等渗液。在抢救重度酸中毒时，可不稀释而直接静脉注射，但不宜多用。②乳酸钠溶液，需在有氧条件下，经肝脏代谢产生 HCO_3^- 而起作用，显效较缓慢。因此在肝功能不全、缺氧、休克、新生儿期及乳酸潴留性酸中毒时，不宜使用。1.87％乳酸钠为等渗液，市售为 11.2％乳酸钠溶液，稀释至 6 倍液即为等渗液。

（3）氯化钾溶液：用于纠正低钾血症。制剂为 10％，静脉滴注时稀释成 0.2％～0.3％。不可静脉直接推注，以免发生心肌抑制而死亡。

3. **混合溶液** 将各种不同渗透压的溶液按不同比例配成混合溶液，目的是减少或避免各自的缺点，而更适用于不同情况液体疗法的需要。几种常用混合溶液的简便配制方法见表5-5。

表5-5 几种常见混合溶液的简便配制

混合溶液	张力	加入溶液（mL）		
		5%或10%葡萄糖	10%氯化钠	5%碳酸氢钠（11.2%乳酸钠）
2∶1含钠液	1	加至500	30	47（30）
1∶1含钠液	1/2	加至500	20	—
1∶2含钠液	1/3	加至500	15	—
1∶4含钠液	1/5	加至500	10	—
2∶3∶1含钠液	1/2	加至500	15	24（15）
4∶3∶2含钠液	2/3	加至500	20	33（20）

4. **口服补液盐溶液** 近年来世界卫生组织推荐用口服补液盐（oral rehydration salt，ORS）溶液给急性腹泻脱水患儿进行口服补液疗法，经临床应用已取得良好疗效。其配方为：氯化钠3.5 g，枸橼酸2.5 g，氯化钾1.5 g，无水葡萄糖20 g。临用前以温开水1 000 mL溶解。

（二）液体疗法的实施

液体疗法是儿科临床医学的重要组成部分，目的是通过补充不同种类的液体来纠正水、电解质和酸碱平衡紊乱，以保证正常的生理功能。具体实施时要全面了解患儿疾病情况，从病史、临床表现和化验检查等进行综合分析，判断水和电解质紊乱的程度和性质，以确定补液总量、组成、步骤和速度。在静脉补液的实施过程中需做到三定（定量、定性、定速）、三先（先盐后糖、先浓后淡、先快后慢）及两补（见尿补钾、惊跳补钙）。第1日补液总量应包括累积损失量、继续损失量、生理需要量3个部分。

1. **累积损失量** 即发病后水和电解质总的损失量。

（1）补液量：根据脱水的程度决定。轻度脱水30~50 mL/kg，中度脱水50~100 mL/kg，重度脱水100~150 mL/kg。

（2）输液种类：根据脱水的性质决定。低渗性脱水补给2/3张含钠液；等渗性脱水补给1/2张含钠液；高渗性脱水补给1/3~1/5张含钠液。若临床上判断脱水性质有困难时，可先按等渗性脱水处理。

（3）补液速度：补液速度取决于脱水程度，原则上应先快后慢。对伴有明显周围循环障碍者，开始应快速输入等渗含钠液（2∶1液），按20 mL/kg（总量不超过300 mL）于0.5~1 h静脉滴注。其余累积损失量常在8~12 h输完，每小时8~10 mL/kg，在循环改善、出现排尿后应及时补钾。

2. **继续损失量** 在液体疗法实施过程中，腹泻、呕吐、胃肠引流等损失可继续存在，使机体继续丢失体液，此部分按实际损失量及性质予以补充。

（1）补液量：腹泻患儿一般按每日 10～40 mL/kg 计算。

（2）补液种类：一般常用 1/3～1/2 张含钠液，同时应注意钾的补充。

（3）补液速度：于补充累积损失量完成后的 12～16 h 均匀滴入，每小时约 5 mL/kg。

3. 生理需要量　生理需要量包括能量、液量和电解质 3 个方面的需要量。

（1）补液量：每日水、电解质的生理维持量可按代谢所需能量计算。一般每代谢 100 kcal（418 kJ）能量需 120～150 mL 水，年龄越小，需水量相对越多。婴幼儿每日需能量 50～60 kcal/kg（209～251 kJ），则每日需水量为 60～80 mL/kg。

（2）补液种类：钠、钾、氯的需要量约各为 2～3 mmol/(100 kcal·d)。可用 1/4～1/5 张液补充，尽量口服，不能口服或口服量不足者可静脉滴注生理维持液（1/5 张含钠液，含 0.15% 氯化钾）。

（3）补液速度：同继续损失量。

实际补液中，应对上述三方面进行综合分析，混合使用。腹泻引起脱水第 1 日的补液总量，一般轻度脱水为 90～120 mL/kg，中度脱水为 120～150 mL/kg，重度脱水为 150～180 mL/kg。液体种类：低渗性脱水补 2/3 张含钠液；等渗性脱水补 1/2 张含钠液；高渗性脱水补 1/3～1/5 张含钠液。注意钾的补充。再根据治疗反应，随时进行适当调整。

第 2 日及以后的补液需根据病情轻重决定，一般只需补充继续损失量和生理需要量，继续补钾，供给热量。于 12～24 h 均匀输入。能够口服者应尽量口服。

四、护理要点

（一）补液前准备阶段

1. 了解患儿病情　补液开始前应全面了解患儿的病史、病情、补液目的及临床意义，应以高度的责任心，迅速认真地做好补液的各种准备工作。

2. 熟悉常用溶液的种类、成分及配制方法　根据患儿脱水状况准备各种溶液、所需仪器和用物。

3. 解释治疗目的　向家长及患儿解释治疗目的，以利配合。对家长应解释治疗的原因、液体疗法需要的时间及可能发生的情况，使其了解整个治疗过程；对年长患儿应做好鼓励和解释工作，以消除其恐惧心理。

（二）补液阶段

1. 维持静脉输液　严格掌握输液速度，明确每小时输入量，计算出每分钟输液滴数。有条件者最好使用输液泵，以便更精确地控制输液速度。

2. 密切观察病情变化

（1）注意观察生命体征：对于水、电解质紊乱患儿，应注意观察体温、脉搏、呼吸、血压等生命体征，并监测体重变化。若生命体征突然变化，或异常的生命体征仍持续，应及时记录并报告，以调整治疗方案。

（2）观察脱水情况：注意患儿的神志状态，有无口渴，皮肤、黏膜干燥程度，眼窝及前囟凹陷程度，尿量多少，呕吐及腹泻次数及量等。比较治疗前后的变化，判断脱水减轻或加重。

（3）观察酸中毒表现：最重要的表现是呼吸改变，其次为口唇樱红和神经精神系统抑郁征象，如乏力、精神不振、呕吐、嗜睡。

（4）观察低血钾表现：当酸中毒被纠正后，由于血浆稀释、离子钙降低，可出现低钙惊厥。个别抽搐患儿用钙剂无效，应考虑低镁血症的可能。补液中应注意碱性液体及钙剂勿漏出血管外，以免引起局部组织坏死。

3. 准确记录 24 h 出入量　入量包括静脉输入量、口服液体量及食物中含水量；出量包括尿量、呕吐量、大便丢失的水分和不显性失水。记录 24 h 出入量是液体疗法时护理工作的重要内容。

第六节　溺　水

溺水又称淹溺，是人淹没于水或其他液体中，由于液体、污泥、杂草等物堵塞呼吸道和肺泡，或因咽喉、气管发生反射性痉挛，引起窒息和缺氧，肺泡失去通气、换气功能，使机体处于危急状态。溺水后窒息合并心脏停搏者称溺死，如心脏未停搏则称近乎溺死。溺水是儿童意外死亡的常见原因之一。在我国，溺水是伤害致死的第三位死因。约 90% 溺水者发生于淡水，其中 50% 发生在游泳池。溺水多见于儿童、青少年，常见的原因有误落水、意外事故如洪水灾害等。

一、分类与临床表现

（一）分类

1. 根据发生机制不同分类　溺水可分湿性溺水和干性溺水。

（1）湿性溺水：是指人入水后，咽部肌肉松弛，吸入大量水分，充塞呼吸道和肺泡发生窒息。水大量进入呼吸道数秒后神志丧失，发生呼吸停止和心搏停止。湿性溺水占溺水者的 80%～90%。

（2）干性溺水：是指人入水后，因受强烈刺激（惊慌、恐惧、骤然寒冷等），引起喉痉挛导致窒息，呼吸道和肺泡很少或无水吸入，占溺水者的 10%～20%。

2. 根据浸没的介质不同分类　分为淡水溺水和海水溺水两种类型（表 5-6）。

（1）淡水溺水：一般江、河、湖、池中的水渗透压较血浆或其他体液渗透压低，属于淡水。浸没于淡水后，通过呼吸道和胃肠道进入体内的淡水迅速进入血液循环，血容量剧增可引起肺水肿和心力衰竭，并可稀释血液，引起低钠、低氯和低蛋白血症。低渗液体使红细胞肿胀、破裂，发生溶血，出现高钾血症和血红蛋白尿。过量的血红蛋白尿堵塞肾小管引起急性肾衰竭。高钾血症可使心搏骤停。淡水吸入最重要的临床意义是肺损伤，低渗性液体经肺组织渗透迅速渗入肺毛细血管，损伤气管、支气管和肺泡壁的上皮细胞，使肺泡表面活性物质灭活，肺顺应性下降，肺泡表面张力增加，肺泡容积急剧减少，肺泡塌陷萎缩，进一步阻滞气体交换，造成全身严重缺氧。

（2）海水溺水：海水含钠量约是血浆的 3 倍以上，还有大量的钙盐和镁盐。因此，吸入海水其渗透压使血管内的液体或血浆大量进入肺泡内，引起急性肺水肿、血容量降低、血液浓缩、低蛋白血症、高钠血症，发生低氧血症。此外，海水对肺泡上皮细胞和肺毛细血管内皮细胞的化学损伤作用更易促使肺水肿的发生。高钙血症可导致心律失常，甚至心脏停搏。高镁血症可抑制中枢和周围神经，导致横纹肌无力、扩张血管和降低血压。海水溺水者口渴感明显，最初数小时可有寒战、发热。

3. **其他** 如不慎跌入粪池、污水池和化学物储槽时，可附加腐蚀生物和化学物的刺激、中毒作用，引起皮肤和黏膜损伤、肺部感染及全身中毒。

表 5-6 海水溺水与淡水溺水的病理改变特点比较

项目	海水溺水	淡水溺水
血容量	减少	增加
血液性状	血液浓缩	血液稀释
红细胞损害	很少	大量
血浆电解质变化	高血钠、高血钙、高血镁	低钠血症、低氯血症、低钙血症、高钾血症
心室颤动	极少发生	常见
主要致死原因	急性肺水肿、急性脑水肿、心力衰竭	急性肺水肿、急性脑水肿、心力衰竭、心室颤动

（二）临床表现

人淹没于水中后，本能地出现反射性屏气和挣扎，避免水进入呼吸道。但由于缺氧，被迫深呼吸，从而使大量水进入呼吸道和肺泡，阻滞气体交换，加重缺氧和二氧化碳潴留，造成严重缺氧、高碳酸血症和代谢性酸中毒。根据溺水的严重程度分为溺水患儿和近乎溺水患儿。

（1）溺水患儿表现为神志丧失、呼吸停止及大动脉搏动消失；皮肤发绀，颜面肿胀，球结膜充血，口鼻充满泡沫或泥污，处于临床死亡状态。

（2）近乎溺水患儿的临床表现个体差异较大，与溺水持续时间长短、吸入水量、吸入水的性质及器官损伤范围有关，可有头痛或视觉障碍、剧烈咳嗽、胸痛、呼吸困难、咳粉红色泡沫样痰；常出现精神状态改变，烦躁不安，抽搐、昏迷和肌张力增加；呼吸表浅、急促或停止；肺部可闻及干、湿性啰音，偶尔有喘鸣音；心律失常、心音微弱或消失。腹部膨隆，四肢厥冷，有时可伴头、颈部损伤。

二、护理问题

1. **窒息** 与大量水、泥沙进入鼻、气管和肺，阻塞呼吸道有关。

2. **意识障碍** 与溺水所致窒息引起脑缺氧有关。

3. **低效型呼吸形态：呼吸不规则** 与溺水所致缺氧有关。

4. **有外伤的危险** 与意识模糊、烦躁不安有关。

5. **潜在并发症** 吸入性肺炎，脑水肿，水、电解质紊乱，心力衰竭。

6. **疾病知识缺乏** 缺乏溺水相关知识。

三、护理措施

（一）现场救护

缺氧时间和程度是决定溺水预后最重要的因素。因此，快速、有效的现场救护，尽快对溺水者进行通气和供氧是最重要的紧急抢救措施。

（1）迅速将溺水者救出水面。施救者应镇静，尽可能脱去衣裤及鞋靴，迅速游到溺水者附近。施救者应从溺水者背后接近，一手托着其头颈，将面部托出水面，或抓住腋窝仰游，将溺水者救上岸。救护时应防止被溺水者紧紧抱住。

（2）畅通呼吸道。一旦从水中救出，对无反应和无呼吸的溺水者应立即实施心肺复苏，特别是呼吸支持。

1）倒水处理：可选用下列方法迅速倒出溺水者呼吸道、胃内积水。

A. 膝顶法：施救者一腿跪地，另一腿屈膝，将溺水者腹部横置于急救者屈膝的大腿上，使溺水者呈头低位，然后用手平压溺水者的背部，将水倒出（图5－1）。

B. 肩顶法：施救者抱起溺水者的腰腹部，扛于肩上使背部朝下，头部下垂以倒出水（图5－2）。

C. 抱腹法：施救者从溺水者背后，双手抱住其腰腹部，使背部在上，头胸部下垂，抖动溺水者，以倒出水（图5－3）。

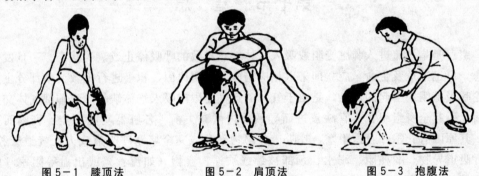

图5－1　膝顶法　　　　　　图5－2　肩顶法　　　　　　图5－3　抱腹法

2）迅速清除异物：迅速清除口鼻腔中的污水、污物、分泌物及其他异物，松解衣物，保持呼吸道通畅。

3）心肺复苏：心肺复苏是溺水者抢救工作中最重要的措施，清理呼吸道后应尽快实施。

4）迅速转运：迅速转送医院，途中不中断救护。搬运患儿过程中注意有无头、颈部损伤和其他严重创伤，怀疑有颈部损伤者要给予颈托保护。

（二）医院内救护

1. 维持呼吸功能　给予高流量吸氧，根据情况行气管插管并给予机械通气，必要时行气管切开。

2. 维持循环功能　建立静脉通路，患儿心跳恢复后，常有血压不稳定或低血压状态，应注意监测有无低血容量，掌握输液的量和速度。

3. 防止低体温　对于冷水溺水者及时复温对预后非常重要。复温方式包括：①被动复温：覆盖保暖毯或将患儿置于温暖环境。②主动复温：应用加热装置如热水袋、热辐射等方法进行体外复温。

4. 纠正低血容量及水、电解质和酸碱失衡 淡水溺水者，应适当限制入水量，及时应用脱水剂防治脑水肿，适量补充氯化钠溶液、浓缩血浆和白蛋白。海水溺水者，由于大量体液渗入肺组织，血容量偏低，需及时补充液体，可用葡萄糖溶液、低分子右旋糖酐、血浆，严格控制氯化钠溶液，注意纠正高钾血症及酸中毒。

5. 对症处理 积极防治脑水肿、感染、急性肾衰竭等并发症的发生。

6. 密切观察病情变化 密切观察血压、心率（律）、脉搏、呼吸、意识和尿液的变化。观察有无咳痰，痰的颜色、性质，听诊肺部啰音及心率、心律情况。有条件者行中心静脉压（CVP）监测，将 CVP、动脉压和尿量三者结合起来分析、指导输液治疗。

四、健康教育

（1）心理护理：溺水者的家属较紧张，做好患儿及其家长的心理护理及健康教育指导，安慰其家长，稳定情绪，以取得家长配合治疗和护理。同情关心体贴患儿。

（2）讲解疾病有关知识、安全教育知识及有关心肺复苏的基本急救技能等。

第七节 窒 息

窒息是指气流进入肺脏受阻或吸入气体缺氧导致的呼吸停止或衰竭状态。一旦发生窒息，可迅速危及生命，应立即采取相应措施，判明原因，积极进行抢救。本部分主要讨论呼吸道阻塞引起的窒息，是由于气体的通气受限或吸入气体缺氧导致肺部气体交换障碍，引起全身组织、器官缺氧进而导致体内酸碱失衡、各脏器功能不全、衰竭而死亡。其原因有：①呼吸道阻塞，呼吸道分泌物部分或完全堵塞呼吸道或人工气道管腔，如呼吸道异物、喉梗阻、溺水、颈部被缠或被捏、食物（如流食）或出血等阻塞呼吸道。②低氧呼吸，如 CO 中毒等。③接触氰化物，闭气过久，被泥沙、雪活埋等。

一、分级与临床表现

（一）分级

根据窒息的严重程度可分四级。

Ⅰ级：安静时无呼吸困难，当活动或哭闹时出现轻度的呼吸困难，可有轻度的吸气性喉喘鸣及胸廓周围软组织凹陷。

Ⅱ级：安静时有轻度呼吸困难，吸气性喉喘鸣及胸廓周围软组织凹陷，活动或哭闹时加重，但不影响睡眠和进食，无烦躁不安等缺氧症状，脉搏尚正常。

Ⅲ级：呼吸困难明显，喉喘鸣声较亮，吸气性胸廓周围软组织凹陷显著，并出现缺氧症状，如烦躁不安、不易入睡、不愿进食、脉搏加快等。

Ⅳ级：呼吸极度困难。患儿坐立不安、手足乱动、出冷汗、面色苍白或发绀、心律不齐、脉搏细速、昏迷、大小便失禁等。若不及时抢救，则可因窒息致心搏、呼吸停止而死亡。

（二）临床表现

典型表现为吸气性呼吸困难，出现"四凹征"（胸骨上窝、锁骨上窝、肋间隙及剑突下软组织）。呼吸困难的轻重与呼吸道梗阻的程度有关。

1. **呼吸道不完全梗阻** 表现为患儿张口瞪目，有咳嗽、喘气或咳嗽微弱无力，呼吸困难，烦躁不安。皮肤、甲床和口腔黏膜、面色青紫、发绀。

2. **呼吸道完全梗阻** 表现为患儿面色灰暗青紫，不能说话及呼吸，很快失去知觉，陷入呼吸停止状态。如不紧急解除窒息，将很快导致死亡。

二、护理问题

1. **气体交换受损** 与呼吸道梗阻引发的呼吸困难有关。
2. **急性意识障碍** 与脑组织缺氧、脑功能受损有关。
3. **有感染的危险** 与卧床、肺部痰液不易排出有关。

三、护理措施

（一）维持患儿呼吸平稳，保持呼吸道通畅

（1）迅速解除窒息因素，保持呼吸道通畅。

（2）给予高流量吸氧，使血氧饱和度恢复 90% 以上，必要时建立或重新建立人工呼吸道，给予人工呼吸支持或机械通气。

（3）保持静脉通路通畅，遵医嘱给予药物治疗。

（4）监测生命体征，给予心电、血压、呼吸、血氧饱和度监护，遵医嘱采动脉血做血气分析。

（5）备好急救物品，如吸引器、呼吸机、气管插管、喉镜等开放呼吸道用物。

（二）改善患儿意识障碍的护理措施

（1）休息与安全：保持病房环境安静、安全，运用保护性床栏，限制探视。

（2）生活护理：给予高蛋白、高纤维饮食，遵医嘱给予喂养。每 2 h 协助翻身变换体位，预防压疮发生，做好口腔护理和臀部皮肤护理。

（3）密切监测意识和瞳孔并详细记录，使用脱水降颅压药物时注意监测尿量与水、电解质的变化。

（4）视病情给予冰帽、苯巴比妥（鲁米那）等脑保护措施。

（三）密切监测患儿的生命体征的变化，预防感染

（1）严格执行无菌操作，及时吸痰。

（2）定时协助患儿翻身拍背，促进痰液的排出。

（四）根据窒息的严重程度，给予相应的护理措施

Ⅰ级：查明原因并进行针对性治疗，如由炎症引起，按医嘱应用抗生素及糖皮质激素控制炎症。若由分泌物或异物所致，应尽快清除分泌物或取出异物。

Ⅱ级：针对病因，多可解除喉阻塞。

Ⅲ级：严密观察呼吸变化，按医嘱同时进行对症治疗及病因治疗。经保守治疗未见

好转、窒息时间较长、全身情况较差者，应及早做好配合气管插管或气管切开的准备。

Ⅳ级：需立即行气管插管、气管切开或环甲膜穿刺术，应及时做好吸痰、吸氧及相关准备及配合工作。

（五）呼吸道异物的护理措施

呼吸道异物有危及生命的可能，应尽早配合取出异物，以保持呼吸道通畅，防止窒息及其他并发症的发生。可使用海姆立希手法（Heimlich maneuver）排除异物，或经内镜（直接喉镜、支气管镜、纤维支气管镜）取出异物。对有明显呼吸道阻塞的患儿，紧急情况下可用粗针或剪刀行环甲膜穿刺或切开术，以开放呼吸道。

（六）喉阻塞的护理

喉阻塞患儿的护理重点是保持呼吸道通畅。对舌后坠及喉阻塞者，可使用口咽通气管开放呼吸道。气管狭窄、下呼吸道梗阻所致的窒息应立即做好施行气管插管或气管切开术的准备，必要时行人工机械通气。

（七）溺水的护理

溺水的护理可见"溺水"章节。

（八）大咯血窒息时的紧急处理

如为肺部疾病所致大咯血，有窒息前兆症状时，应立即将患儿取头低足高 45°的俯卧位，轻拍背部以利引流；保证呼吸道通畅，及时吸出口腔内的血块；在解除呼吸道阻塞后按医嘱给予吸氧、应用呼吸兴奋剂，以改善缺氧。

（九）严密观察病情变化

随时注意患儿呼吸、咳嗽及全身情况，如患儿窒息后呼吸急促、口唇发绀、烦躁不安等症状仍不能改善或逐渐加重，应准备继续进行抢救。

四、健康教育

（1）心理护理：嘱患儿安静休息，避免剧烈活动，对精神紧张的患儿及其家长，应做好解释和安慰工作。

（2）向患儿家长做好疾病相关知识的讲解，并做好疾病预防的指导工作。

第八节　惊厥与惊厥持续状态

惊厥（convulsion）是神经元功能紊乱引起的脑细胞突然异常放电所导致的不自主全身或局部肌肉抽搐。是儿童常见急危重症，也是最常见的小儿神经系统症状之一，婴幼儿多见。又称抽搐。

惊厥持续状态是指惊厥持续＞30 min，或惊厥反复发作，且在间歇期意识不恢复者。惊厥持续状态是一种急症，易造成脑损伤，应尽快控制。

一、临床表现

（1）惊厥发作时意识丧失，部分局限性惊厥发作时则意识清楚或仅有部分受损。

（2）婴幼儿大多表现为阵挛性发作，部分为强直性。

（3）新生儿惊厥发作多数症状不典型，常表现为阵发性眼球转动、斜视、凝视或上翻，也可反复眨眼，面肌抽动似咀嚼、吸吮动作，也可表现为阵发性呼吸暂停、面色苍白等。

二、常见护理诊断

1. **急性意识障碍** 与惊厥发作有关。
2. **有窒息的危险** 与惊厥发作、咳嗽和呕吐反射减弱、呼吸道阻塞有关。
3. **有受伤的危险** 与抽搐、意识障碍有关。
4. **体温过高** 与感染或惊厥持续状态有关。

三、护理措施

1. **保持呼吸道通畅** 预防窒息惊厥发作时应就地抢救，立即让患儿平卧，头偏向一侧，在枕部放一些柔软的物品。解开衣领，松解衣服，清除患儿口鼻腔分泌物、呕吐物等，使呼吸道通畅。将舌轻轻向外牵拉，防止舌后坠阻塞呼吸道造成呼吸不畅。备好急救用品，如开口器、吸痰器、气管插管用具等。

2. **建立静脉通路** 遵医嘱给予镇静止惊、降压药物，观察并记录患儿用药后的反应。

3. **吸氧** 惊厥引起严重通气不良和呼吸暂停，导致低氧血症，迅速给予吸氧，及时改善缺氧症状，减轻脑缺氧引起的脑细胞损伤。

4. **预防外伤** 惊厥发作时，将柔软的棉质物放在患儿手中和腋下，防止皮肤摩擦受损。对已出牙的患儿上、下臼齿之间垫牙垫，防止舌咬伤。牙关紧闭时，不要用力撬开，以避免损伤牙齿。床边放置床挡，防止坠床，在床栏杆处放置棉垫，防止患儿抽搐时碰到床栏，同时将床上硬物移开。若患儿发作时倒在地上应就地抢救，移开可能伤害患儿的物品。勿强力按压或牵拉患儿肢体，以免骨折或脱臼。对有可能发生惊厥的患儿要有专人守护，以防发作时受伤。

5. **保持患儿安静** 各种刺激均可使惊厥加剧或时间延长，故应保持病房安静，各种操作集中进行，避免刺激。

6. **密切观察病情变化，预防并发症的发生** 按照护理级别观察患儿体温、脉搏、呼吸、血压、意识及瞳孔变化。高热时及时采取物理降温或药物降温。若出现脑水肿早期症状及时通知医生，并按医嘱应用脱水剂；在紧急情况下可针刺人中、合谷等穴位止惊；按医嘱给予止惊药，以免惊厥时间过长，导致脑水肿或脑损伤。

7. **记录** 准确、及时记录发作时间和间歇时间。

8. **观察要点** ①密切观察患儿生命体征。②抽搐发生的时间、持续时间、次数、诱因、过程、部位、性质和伴随症状。③意识状态：评估患儿的感、知觉；瞳孔大小及对光反应。④了解患儿的电解质情况，有无尿潴留。

四、健康教育

向家长解释惊厥的病因和诱因，指导家长掌握预防惊厥的措施。因热性惊厥患儿在今后发热时还可能发生，应告诉家长及时控制体温是预防惊厥的关键，教给家长在患儿发热时进行物理降温和药物降温的方法。演示惊厥发作时急救的方法（如按压人中、合谷穴），保持镇静，发作缓解时迅速将患儿送往医院。癫痫患儿应按时服药，不能随意停药。经常和患儿及其家长交流，解除其焦虑和自卑心理，建立战胜疾病的信心。强调定期门诊随访的重要性，根据病情及时调整药物。对惊厥发作时间较长的患儿，应指导其家长今后用游戏的方式观察患儿有无神经系统后遗症，如耳聋、肢体活动障碍、智力低下等，如有，应及时给予治疗和康复锻炼。

第九节 烫 伤

烫伤泛指由高温液体（沸水、热油）、高温固体（烧热的金属等）或高温蒸汽等所致组织损伤的急性疾病。在日常生活中烫伤主要由热水、热汤、热油、热粥、蒸汽等造成。

一、临床表现

烫伤的方式、部位决定烫伤的面积和深度。

1. 全身表现　轻度、小面积烫伤一般无全身症状；大面积、重度烫伤患儿伤后 48 h 内易发生低血容量性休克，主要表现为口渴、脉搏细速、血压下降、皮肤湿冷、尿量减少、烦躁不安等。感染发生后可出现体温骤升或骤降、呼吸急促、心率加快、创面骤变、白细胞计数骤升或骤降；其他如尿素氮、肌酐清除率、血糖、血气分析都可能变化。

2. 局部表现

Ⅰ度：只损伤皮肤浅表层（角质层），亦可波及透明层、颗粒层，甚至棘细胞层和基底细胞层；烫伤局部红、肿、热、痛，感觉过敏，表面干燥，全身反应极少；一般经过 2～3 d，症状消失，出现皮肤脱屑，不产生瘢痕，有时局部可有轻度色素沉着。

浅Ⅱ度：累及表皮全层及真皮浅层；局部有红、肿、热、痛，有大小不等的水疱形成，创面色红，经常有液体渗出；3～4 d 结成一层棕色较薄的干痂，一般在 2 周左右愈合，愈合后不留瘢痕，但有色素沉着或减退。

Ⅱ度：损伤已达真皮深层，但有皮肤附件残留；表现为痛觉迟钝，有水疱，创面颜色苍白，间有不同密度的猩红色小点，较易继发感染；一般经 3～4 周愈合，可留有瘢痕。

Ⅲ度：累及全层皮肤，甚至深达脂肪、肌肉与骨骼。表现为痛觉丧失，皮肤颜色为苍白、棕褐色或焦黑色，皮肤失去弹性，触之坚硬，表面干燥，但皮下组织间隙则有大量液体渗出而水肿；2～3 周后发生焦痂下液化，易发生感染，焦痂脱落后露出肉芽创面；小面积可由创面边缘上皮长入而愈合，但愈合极慢，愈合后引起严重的瘢痕挛缩。

3. **吸入性损伤表现**　吸入性损伤是指吸入火焰、蒸汽或化学性烟尘、气体等所引起的呼吸系统损伤。其致伤因素为热力或燃烧时烟雾中的化学物质，如一氧化碳、氰化物等，这些化学物质能引起局部腐蚀和全身中毒。多见于头面部烧伤患儿，面、颈、口鼻周围常有深度烧伤创面，鼻毛烧毁，口鼻有黑色分泌物；有呼吸道刺激症状，咳炭末样痰，呼吸困难，肺部可闻及哮鸣音；多死于窒息。

二、常见护理诊断

1. **有窒息的危险**　与头面部、呼吸道或胸部等部位烫伤有关。
2. **体液不足**　与烫伤创面渗出液过多、血容量减少有关。
3. **皮肤完整性受损**　与烫伤导致组织破坏有关。
4. **有感染的危险**　与皮肤完整性受损有关。
5. **悲伤**　与烫伤后毁容、肢残及躯体活动障碍有关。
6. **体温不稳定**　与毒素吸收有关。

三、护理措施

（一）维持有效呼吸

1. **保持呼吸道通畅**　及时清除呼吸道分泌物，鼓励患儿深呼吸，用力咳嗽、咳痰；对呼吸道分泌物多者，定时帮助其翻身、叩背、改变体位，以利分泌物排出；必要时吸痰。密切观察呼吸情况，若患儿出现刺激性咳嗽、咳黑痰、呼吸困难、呼吸频率增快、血氧饱和度下降、血氧分压下降等表现时，应积极做好气管插管或气管切开术的准备，并加强术后护理。

2. **给氧**　吸入性损伤患儿多有不同程度缺氧，一般用鼻导管或面罩给氧，氧浓度40%左右，氧流量 4～5 L/min。

（二）休克护理

在伤后 48 h 内，由于大量体液外渗，易发生低血容量性休克，休克期不平稳，极易发生感染和器官功能衰竭，因此：

（1）烫伤较轻者可予口服淡盐水或烧伤饮料（100 mL 液体中含食盐 0.3 g、碳酸氢钠 0.15 g、糖适量）。

（2）重度烫伤者迅速建立 2～3 条快速输液的静脉通道，以保证各种液体及时输入；根据面积计算液体量，遵循"先晶后胶，先盐后糖，先快后慢"的输液原则合理安排输液种类和速度，以尽早恢复有效循环血量。密切观察患儿神志、面色，监测血压、体温、脉搏、呼吸、尿量并准确记录，为诊治提供有效的依据。保护创面，注意保暖。使患儿安全渡过休克关。

（三）加强创面护理，促进愈合

1. **包扎疗法护理**

（1）抬高肢体并保持各关节功能位，保持敷料清洁，采用湿式愈合法，按时换药，每次换药前先给予镇痛剂，减轻换药所引起的疼痛。

（2）密切观察创面，及时发现感染并积极治疗，必要时可改用暴露疗法。注意观察肢体末梢血液循环情况，如肢端动脉搏动、颜色及温度。

2. 暴露疗法护理

（1）安排隔离病室，保持病室清洁，室内温度维持在 30～32 ℃，相对湿度 40% 左右，使创面暴露在温暖、干燥、清洁的空气中。

（2）注意隔离，防止交叉感染。接触患儿前需洗手、戴手套，接触患儿的所有用物，如床单、治疗巾、便盆等均需消毒。注意保持床单位清洁干燥。

（3）保持创面干燥，渗出期用消毒敷料定时吸去创面过多的分泌物，表面涂以抗菌药物，以减少细菌繁殖，避免形成厚痂。若发现痂下有感染，立即去痂引流，清除坏死组织。

（4）定时翻身或使用翻身床，交替暴露受压创面，避免创面长时间受压而影响愈合。创面已结痂时注意避免痂皮裂开引起出血或感染。极度烦躁或意识障碍者，适当约束肢体，防止抓伤。

3. 特殊烫伤部位的护理

（1）眼部烫伤：及时用无菌棉签清除眼部分泌物，双眼滴眼液，涂红霉素眼膏，保护眼睛，预防感染，局部涂烧伤膏或用烧伤膏纱布覆盖加以保护，以保持局部湿润。

（2）头面部烫伤：做好口腔护理，及时清除呼吸道分泌物，保持呼吸道的通畅。

（3）耳部烫伤：及时清理流出的分泌物，外耳道入口处放置无菌干棉球并经常更换；耳周部应用无菌纱布铺垫，尽量避免侧卧，以免耳郭受压，防止发生中耳炎或耳软骨炎。

（4）鼻烫伤：及时清理鼻腔内分泌物及痂皮，鼻黏膜表面涂烫伤膏以保持局部湿润、预防出血；合并感染者用抗菌药液滴鼻。

（5）会阴部烫伤：多采用暴露疗法。及时清理创面分泌物，保持创面清洁干燥；在严格无菌操作下留置导尿管，并每日行膀胱冲洗及会阴冲洗，预防尿路及会阴部感染。

4. 疼痛的护理　减轻患儿烫伤创面导致的疼痛，不仅是减轻患儿的痛苦，也有利于烫伤的康复。由于患儿年龄小，沟通困难，可以利用听音乐、讲故事分散患儿注意力；同时，治疗、护理尽量集中进行，减少患儿因紧张、躁动而致创面疼痛加重。烫伤严重者合理应用镇静剂。

5. 预防感染　烫伤感染分为外源性感染与内源性感染，常见病菌有铜绿假单胞菌、金黄色葡萄球菌、大肠埃希菌等。近年来真菌感染逐渐增多。

（1）遵医嘱及早应用抗菌药物，观察全身情况及创面变化，及时发现创面感染、全身性感染及感染性休克的发生。反复做细菌培养以掌握创面的菌群动态和药物敏感情况。

（2）正确处理创面是防治全身性感染的关键措施。特别是深度烫伤创面，其是主要感染源，应早期切痂、削痂、植皮；采取必要的消毒隔离措施，防止交叉感染。

（3）营养支持，增强抗感染能力，烫伤患儿呈高代谢状态，极易造成负氮平衡，应予以高蛋白、高能量、高维生素、清淡易消化饮食，少量多餐。经口摄入不足者，经肠内或肠外补充营养，以保证摄入足够的营养素。

6. 发热护理 患儿烫伤后均有不同程度的发热，与创面毒素吸收和创面感染有关。发热以物理降温为主，如冰敷、戴冰帽等。如果持续不退者，按医嘱正确给予药物降温。密切观察体温变化并记录。

7. 心理护理 由于烫伤突然发生，家长及患儿缺乏应对的心理准备，加上烫伤皮损范围大，局部疼痛剧烈，患儿哭吵厉害，家长有强烈的自责心理，表现为烦躁、易怒。患儿因年幼无知，对疾病产生的痛苦不能理解，不会或不能用言语表达，自制能力差。患儿入院后，应积极给予患儿抗休克治疗，正确处理创面，及时清理创面并包扎。待患儿病情稳定，生命体征平稳后，应对家长进行疾病告知，耐心解释病情，说明各项治疗的必要性和安全性，使其了解病情、创面愈合和治疗的过程，消除顾虑、积极合作。

8. 观察要点

（1）密切观察患儿神志、面色，监测血压、体温、脉搏、呼吸、尿量并准确记录，为诊治提供有效的依据。

（2）每次换药密切观察创面状况、皮肤色泽及末梢血液循环变化。

（3）注意观察患儿的情绪变化，如出现情绪不稳、烦躁等情况，给予必要的鼓励和安慰。

四、健康教育

（1）给家长讲解安全知识。

（2）讲解烫伤相关知识。创面愈合过程中可能出现皮肤干燥、痒痛等，告知家长及患儿避免使用刺激性肥皂清洗，水温不宜过高，勿搔抓。烫伤部位在1年内避免太阳暴晒。

（3）指导康复训练，最大程度恢复机体的生理功能；鼓励参与一定的家庭和社会活动，重新适应生活和环境。

第十节 急性中毒

某些物质接触人体或进入体内后，与体液和组织相互作用，破坏机体正常的生理功能，引起暂时或永久性的病理状态或死亡，这一过程称中毒。小儿急性中毒多发生在婴幼儿至学龄前期，是儿科常见急症之一。婴幼儿时期常为误服药物中毒；食物、环境中的有毒动、植物，工、农业的化学药品，医疗药物，生活中使用的消毒防腐剂、杀虫剂和去污剂等，都可能致使学龄前期小儿发生中毒或意外事故。造成小儿中毒的原因主要是年幼无知，缺乏生活经验，不能辨别有毒或无毒。因此，小儿中毒的诊断和急救工作十分重要。

一、中毒的途径

1. 经消化道吸收中毒 为最常见的中毒形式，可高达90％以上。毒物进入消化道后可经口腔黏膜、胃、小肠、结肠和直肠吸收，但小肠是主要吸收部位。常见的原因有食物中毒、药物误服、灭鼠或杀虫剂中毒、有毒动植物中毒、灌肠时药物剂量过量中毒等。

2. 皮肤接触中毒　小儿皮肤较薄，脂溶性毒物易于吸收；毒物也可经毛孔到达毛囊，通过皮脂腺、汗腺吸收。常见有穿着有农药污染的衣服、蜂刺、虫咬、动物咬伤等引起的中毒。

3. 呼吸道吸入中毒　多见于气态或挥发性毒物的吸入。由于肺泡表面积大，毛细血管丰富，进入的毒物易迅速吸收，这是气体中毒的特点。常见有一氧化碳中毒、有机磷吸入中毒等。

4. 注入吸收中毒　多为误注药物。如毒物或过量药物直接注入静脉，被机体吸收引起中毒的速度最快。

5. 经创口、创面吸收中毒　大面积创伤若用药不当，可经创口或创面吸收中毒。

二、毒物在人体内的分布与排泄

1. 毒物的分布　毒物主要分布在体液和组织中，影响分布的因素有毒物与血浆蛋白的结合力、毒物与组织的亲和力等。

2. 毒物的排泄　毒物可经肾、胆道或肠道排泄；部分毒物在肠内可被再吸收形成肠肝循环，导致从体内延缓排泄。其他排泄途径有经汗腺、唾液腺等排至体外；有害气体则经肺排出。

三、中毒的诊断

（一）病史

由于小儿，尤其是婴幼儿的特点，家长陈述病史非常重要。在急性中毒的诊断中，家长如能告知中毒经过，则极易诊断。否则，由于中毒种类极多，加上小儿不会陈述病情，诊断有时极为困难。

1. 详细询问发病经过　询问内容包括病前饮食内容，生活情况，活动范围，家长职业，环境中有无有毒物品（特别是杀虫剂、毒鼠药），家中有无常备药物，经常接触哪些人，同伴小儿是否同时患病等。毒物的摄入时间常常被忽视或难以确定，除对乙酰氨基酚、肠衣药物或缓释药物外，一般药物如在摄入后 4 h 仍无明显反应，则中毒将不太可能发生。

2. 鉴别诊断　因临床症状与体征无明显特异性，小儿急性中毒首发症状多为腹痛、腹泻、呕吐、惊厥或昏迷，严重者可出现多脏器功能衰竭。

（二）体格检查

要注意有重要诊断意义的中毒特征，如呼出的气体、呕吐物与某种物质相关的特殊气味；口唇、甲床是否发绀或樱红；出汗情况；皮肤色泽；呼吸状态、瞳孔大小、心律失常等。同时还需检查衣服、皮肤及口袋中是否留有毒物，以提供诊断线索。

（三）毒源调查及检查

现场检查需注意患儿周围是否留有剩余毒物，如是否有敞开的药瓶或散落的药片、可疑的食物等，尽可能保留患儿饮食、用具，以备鉴定。仔细查找呕吐物、胃液或粪便中有无毒物残渣；若症状符合某种中毒，而问不出中毒史时，可试用该种中毒的特效解毒药作为诊断性治疗。有条件时应采集患儿呕吐物、血、尿、便或可疑的含毒物品进行毒物鉴定，这是诊断中毒的最可靠方法。

四、中毒的处理

处理原则为发生急性中毒时，应立即治疗，否则会失去抢救机会。在毒物性质未明时，按一般的中毒治疗原则抢救患儿。在一般情况下，以排出毒物为首要措施，尽快减少毒物对机体的损害；维持呼吸、循环等生命器官的功能；采取各种措施减少毒物的吸收，促进毒物的排泄。

（一）现场急救

使患儿安静，保持呼吸道通畅，维持有效呼吸和循环的方式与其他危重儿相似。应监测患儿的血氧饱和度、心率和心电图；建立静脉输液通路；对呼吸抑制或呼吸道阻塞患儿应给予气管插管，应用人工呼吸机；如明确是阿片类药物中毒所致的呼吸抑制，则可先用阿片类受体拮抗剂治疗，使呼吸恢复。

（二）毒物的清除

根据中毒的途径、毒物种类及中毒时间采取相应的排毒方式。

1. **排除尚未吸收的毒物** 大多数毒物经消化道或呼吸道很快被吸收，许多毒物可经皮肤吸收。一般来说，液体药（毒）物误服后 30 min 内基本被吸收，而固体药（毒）物在误服后 1～2 h 基本被吸收，故迅速采取措施减少毒物吸收可使中毒程度显著减轻。

2. **催吐** 适用于年龄较大、神志清醒和合作的患儿。对口服中毒的患儿，当神志清醒，无催吐禁忌证时，均可进行催吐。可用手指、筷子、压舌板刺激咽部引起反射性呕吐。一般在中毒后 4～6 h 进行，催吐越早，效果越好。有严重心脏病、昏迷或惊厥、强酸或强碱中毒，汽油、煤油等中毒及 6 个月以下婴儿不能采用催吐。药物催吐可采用吐根糖浆，该药同时作用中枢及消化道，引起呕吐。一般 90%～95% 患儿在用药后 20～30 min 出现呕吐。用药剂量：6～12 月婴儿为 10 mL，1～12 岁为 15 mL，12 岁以上为 30 mL。近 20 年来，吐根糖浆较少被应用。

3. **洗胃** 常在催吐方法不成功或患儿有惊厥、昏迷而有必要去除胃内容物时进行。洗胃方法是经鼻或经口插入胃管后，婴幼儿用 50 mL 注射器抽吸，儿童可用自动洗胃机洗胃，直至洗出液清澈为止。首次抽出物送毒物鉴定。常用的洗胃液有：温水、鞣酸、高锰酸钾（1:10 000）、碳酸氢钠（2%～5%）、生理盐水或 0.45% 氯化钠溶液；洗胃禁忌的腐蚀性毒物中毒可用中和法，牛奶可起中和作用，同时在胃内形成保护膜，减少刺激。可将活性炭加水（活性炭 1～2 g/kg），在洗胃后灌入或吞服，以迅速吸附毒物。

4. **导泻** 可在活性炭应用后进行，使活性炭-毒物复合物排出速度加快。常用的泻药有硫酸镁，每次 0.25 g/kg，配成 25% 的溶液，可口服或由胃管灌入。较小的儿童导泻时，应注意预防脱水和电解质紊乱。

5. **全肠灌洗** 中毒时间稍久，毒物主要存留在小肠或大肠，而又需尽快清除时，需做全肠灌洗；对于一些吸收缓慢的毒物中毒，如铁中毒等较为有效。常用大量液体做高位连续灌洗（小儿用 1 500～3 000 mL 灌洗液），直至洗出液变清为止。灌洗液常用 1‰温盐水或清水，也可加入活性炭，应注意水、电解质平衡。

6. 皮肤黏膜的毒物清除 接触中毒时应脱去衣服，用大量清水冲洗毒物接触部位，或用中和法即用弱酸、弱碱中和强碱、强酸；如用清水冲洗酸、碱等毒物，应至少 10 min 以上。

7. 脱离中毒环境 对于吸入中毒，应将患儿移离现场，放置在通风良好、空气新鲜的环境，清理呼吸道分泌物，给予氧气吸入。

8. 应用止血带 注入或有毒动物咬伤所致的中毒，在肢体近心端加止血带，阻止毒物经静脉或淋巴管弥散，止血带应每 10～30 min 放松 1 次。

（三）促进已吸收毒物的排出

1. 利尿 大多数毒物进入机体后经由肾脏排泄，因此加强利尿是加速毒物排出的重要措施。静脉滴注 5％～10％葡萄糖溶液可以冲淡体内毒物浓度，增加尿量，促使排泄。患儿较轻或没有静脉滴注条件时，可让其大量饮水。但如患儿脱水，应先纠正脱水。可应用利尿药，常用呋塞米（速尿）1～2 mg/kg 静脉注射；20％甘露醇 0.5～1 g/kg 或 25％山梨醇 1～2 g/kg 静脉滴注。大量利尿时应注意适当补充钾盐。保证尿量每小时在 6～9 mL/kg。在利尿期间应监测尿排出量、液体入量、血清、血电解质等。当病儿苏醒、严重中毒症状减轻或药物浓度低于中毒水平时，则可停止利尿。

2. 碱化或酸化尿液 毒物在肾脏的清除率与尿量并不成比例，单独利尿并不意味排泄增加。碱化尿液后可使弱酸如水杨酸和苯巴比妥清除率增加；降低尿 pH 值使弱碱类排出增加的方法在临床上较少应用。常采用碳酸氢钠溶液 1～2 mmol/kg（1～2 mEq/kg）静脉滴注 1～2 h，在此期间检查尿 pH 值，滴注速度以维持尿 pH 值 7.5～8 为标准。乙酰唑胺同时有利尿和使尿液碱化的作用。维生素 C 1～2 g 加于 500 mL 溶液中静脉滴注亦可获得酸性尿。

3. 血液净化方法

（1）透析疗法：很多种危重的急性中毒患儿，可采用透析疗法加快毒物排出。透析疗法有多种，常用腹膜透析和血液透析。腹膜透析较简便易行；血液透析（人工肾）是很好的透析方法，能代替部分肾脏功能，滤出血液中的有毒物质和身体的代谢废物。

（2）血液灌流（hemoperfusion）：此法是将患儿血液经过体外循环，用吸附剂吸收毒物后再输回体内，应用指征与血液透析相同。有的毒物血液透析不能析出，则可用血液灌流。

（3）换血疗法：当中毒不久，血液中毒物浓度极高时，可用换血疗法。但此法需血量极多，临床较少采用。

（4）血浆置换：能清除患儿血浆蛋白结合的毒物。

4. 高压氧的应用 在高压氧情况下，血中氧溶解度增高，氧分压增高，促使氧更易于进入组织细胞中，从而纠正组织缺氧。可用于一氧化碳、硫化氢、氰化物、氨气等中毒。在一氧化碳中毒时，应用高压氧治疗，可以促使一氧化碳与血红蛋白分离。

（四）其他对症治疗

及时处理各种中毒所致的严重症状，如惊厥、呼吸困难、循环衰竭等，若不及时治疗，随时可危及生命。在中毒原因不明或无特效治疗时，对症治疗尤为重要，以便支持患儿度过危险期。

五、中毒的预防

为了防止小儿中毒的发生，要做好如下几项工作。

（1）管好药品：药品用量、用法或存放不当是造成药物中毒的主要原因。家长切勿擅自给小儿用药，更不可把成人药随便给小儿吃。不要将外用药物装入内服药瓶中。儿科医务人员开处方时，应认真计算不同年龄小儿用药量，切勿过量；药剂人员应细心核对药量和剂型，耐心向家长说明服用方法。家庭中一切药品皆应妥善存放，不让小儿随便取到。

（2）农村或家庭日常用的灭虫、灭蚊、灭鼠剧毒药品，更要妥善处理，避免小儿接触，各种农药务必按照规定办法使用。

（3）做好识别有毒植物的宣传工作，教育小儿不要随便采食野生植物。

（4）禁止小儿玩耍带毒性物质的用具（如装敌敌畏的小瓶等）。

（5）普及相关预防中毒的健康知识。

第六章　急救技术

第一节　心肺复苏术

心肺复苏（cardio pulmonary resuscitation，CPR）术是指在心搏、呼吸骤停的情况下所采取的一系列急救措施，其目的是使心、肺恢复正常功能，使生命得以维持。

一、概述

儿科心肺复苏术包括三个方面。

1. **儿科基础生命支持**（pediatric basic life support，PBLS）　包括生存链中的前三个环节，即防止心搏、呼吸骤停，尽早进行心肺复苏，迅速启动急救医疗服务系统。

2. **儿科加强生命支持**（pediatric advanced life support，PALS）　为心肺复苏的第二阶段，由有经验的医护人员参与此时的抢救工作，并有明确的分工，协调处理呼吸、胸外心脏按压、辅助药物应用、输液、电除颤、监护及必要的记录。重点是最大限度地改善预后。

3. **综合的心搏骤停后治疗**　主要针对自主循环恢复后的治疗和护理，需要多学科联合，对提高心搏、呼吸骤停患儿的生存率和生活质量非常重要。

二、小儿心搏、呼吸骤停的病因

引起小儿心搏、呼吸骤停的原因多为疾病和意外伤害。

1. **呼吸系统疾病**　病情急速恶化所致。

2. **心血管系统的状态不稳定**　如大量失血、严重心律失常、心肌炎、心肌病、心力衰竭等。

3. **神经系统疾病急剧恶化**　如昏迷患儿常无足够的呼吸驱动以保证正常的通气。

4. **某些临床诊疗操作**　包括：①呼吸道的吸引；②不适当的胸部物理治疗（如拍背、翻身、吸痰等）；③任何形式的呼吸支持的撤离；④建立人工气道的患儿气管导管发生堵塞或脱开；⑤镇静剂的应用；⑥各种操作，如高危婴儿喂养时由于吞咽—呼吸不协调，也可引起心搏、呼吸骤停。

5. **意外伤害**　如外伤、车祸、溺水、触电、雷击、烧伤、误服药品或毒品，甚至自杀等。

三、小儿心搏、呼吸骤停的诊断

小儿心搏、呼吸骤停临床表现为突然昏迷，部分有一过性抽搐、呼吸停止、面色灰暗或发绀、瞳孔散大和对光反射消失、大动脉搏动消失、听诊心音消失，心电图检查可见等电位线、电机械分离或心室颤动等。

四、小儿心肺复苏的程序

心搏、呼吸骤停的现场抢救十分重要，应争分夺秒。强调黄金 4 min，即在 4 min 内进行基础生命支持，并在 8 min 内进行加强生命支持。

1. **迅速评估**　评估环境对抢救者和患儿是否安全，评估患儿的反应和呼吸（10 s 内做出判断）、检查大血管搏动（婴儿应触摸肱动脉、儿童应触摸颈动脉或股动脉，10 s 之内做出判断），迅速决定是否需要心肺复苏。

2. **迅速实施心肺复苏**　迅速、有效地实施心肺复苏对于自主循环恢复和避免复苏后神经系统后遗症至关重要。婴儿和儿童心肺复苏程序为 CAB，即胸外按压、开放呼吸道和建立呼吸。

（1）胸外按压（circulation，C）：当发现患儿无反应、没有自主呼吸或只有无效的喘息样呼吸时，应立即胸外按压，其目的是建立人工循环。

方法：将患儿置于硬板床上。①小婴儿：单人使用双指按压法（将两手指置于两乳头连线下方按压胸骨），或使用双手环抱拇指按压法（用两手掌及四手指托住两侧背部，双手大拇指按压胸骨下 1/3 处）。②儿童：可用单手或双手按压胸骨下半部；单手胸外按压时，可用一只手固定患儿头部，以便通气，另一只手的手掌根部置于胸骨下半段，手掌根的长轴与胸骨的长轴一致；双手胸外按压（图 6-1）时，将一

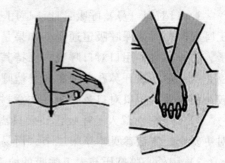

图 6-1　双手胸外按压方法

手掌根部重叠放在另一手掌上，十指相扣，使下面手的手指抬起，手掌根部垂直按压胸骨下半部。注意不要按压剑突和肋骨。按压深度至少为胸部前后径的 1/3（婴儿约为 4 cm、儿童约为 5 cm；青少年采用成人的按压深度，即至少 5 cm 但不超过 6 cm）。按压频率为 100～120 次/min，每一次按压后让胸廓充分弹回以保障心脏血流的充盈。应保持胸外心脏按压的连续性，尽量减少中断（如确实需要中断，中断时间应＜10 s）。

（2）开放呼吸道（airway，A）：儿童尤其是低龄儿童主要为窒息性心搏骤停，因此，开放呼吸道和实施有效的人工通气是儿童心肺复苏成功的关键措施之一。舌后坠是造成呼吸道阻塞最常见的原因。舌附在下颌上，意识丧失的患儿由于肌肉松弛使下颌及舌后坠。有自主呼吸的患儿，吸气时呼吸道内呈负压，可将舌、会厌或两者同时吸附在咽后壁，产生呼吸道阻塞。此时将下颌上抬，舌离开咽喉部，呼吸道即可打开。医务人员可对没有颈部外伤者采用仰头抬颏法开放呼吸道，如怀疑有颈椎损伤应托举下颌，不能使用头部后仰法。开放呼吸道后必须清除患儿口、鼻、咽腔中的分泌物、异物或呕吐

物，必要时进行口、鼻等上呼吸道吸引，清除固体异物时，一手按压打开下颌，另一手示指将固体异物钩出。

1）仰头提颏法（图6-2）：为完成仰头动作，应一只手的小鱼际（手掌外侧缘）放在患儿前额，用手掌把额头用力向后推，使头部向后仰；另一只手的示指、中指放在靠近颏部的下颌骨下方，将颏部向前抬起，使下颌角与耳垂的连线和地面垂直。此时牙关紧闭，勿用力压迫下颌部软组织，否则有可能造成呼吸道梗阻；避免用拇指抬下颌。

2）双下颌上提法（图6-3）：双手放置在患儿头部两侧，肘部支撑在患儿平躺的平面上，紧握下颌角，用力向上托下颌，如患儿紧闭双唇，可用拇指把口唇分开。如果需要进行口对口呼吸，则将下颌持续上托，用面颊紧贴患儿的鼻孔。

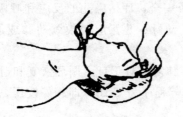

图6-2 仰头提颏法

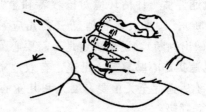

图6-3 双下颌上提法

（3）建立呼吸（breathing，B）：

1）口对口（鼻）呼吸：此法适用于现场急救，是一种快捷而有效的通气方法。人工呼吸时，要确保呼吸道通畅。如果是较大的婴儿和儿童，用拇指和示指捏住患儿的鼻子，防止漏气；用口对口呼吸，保持其头后倾，将气吹入，同时可见患儿的胸廓抬起；停止吹气后，放开鼻孔，使患儿自然呼气，排出肺内气体，但应避免过度通气。如果是较小的婴儿，用口对口鼻呼吸，注意封住口鼻，防止漏气。

2）球囊-面罩人工呼吸：如果只需要短期通气，此法和气管插管一样有效，且相对更安全。方法参见本章第二节"简易呼吸气囊的使用"。

3）胸外心脏按压与人工呼吸的协调：单人复苏婴儿和儿童时，在胸外心脏按压30次和开放呼吸道后，立即给予2次有效的人工呼吸，即胸外按压和人工呼吸比为30∶2，若为双人复苏则为15∶2。若高级呼吸道建立后，胸外心脏按压以100～120次/min的频率不间断进行，注意避免过度通气。如果有两个或更多的救助者，可每2 min交换操作，以防止实施胸外按压者疲劳，导致按压质量及有效率降低。

3. 加强生命支持 是指在基础生命支持的基础上及时转运到有条件的医疗急救中心，建立血管通路、应用药物、放置气管插管、电除颤、心电监护、对症处理复苏后的症状等，以最大限度地改善预后。

（1）高级气道通气：包括放置口咽或鼻咽气道、喉面罩通气道，气管插管等。

（2）供氧：自主呼吸未恢复前，推荐使用100%纯氧；自主循环恢复后，动态监测动脉血氧饱和度，应逐步调整供氧，以保证动脉血氧饱和度＞94%。

（3）建立与维持输液通路。

（4）药物治疗：药物治疗的主要作用包括抗心律失常、纠正休克、纠正电解质和酸碱失衡、维持心排血量和复苏后稳定等，有条件者应尽快给予。可根据医嘱使用常用的急救药物，如肾上腺素、碳酸氢钠、阿托品、葡萄糖、钙剂、纳洛酮、腺苷、胺碘酮、利多卡因等。

儿童心肺复苏流程见图6-4、图6-5。

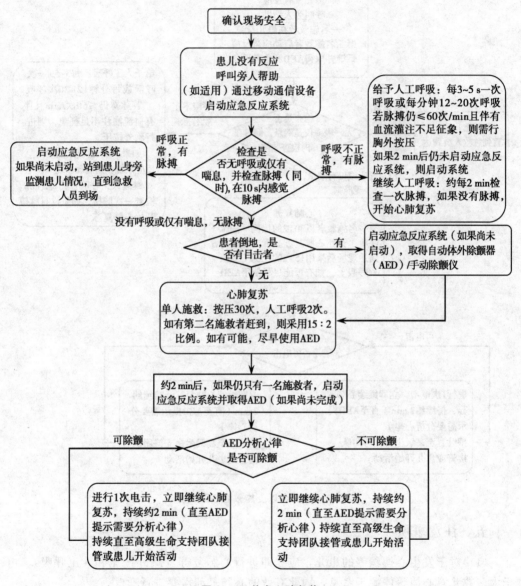

图6-4　单人心肺复苏

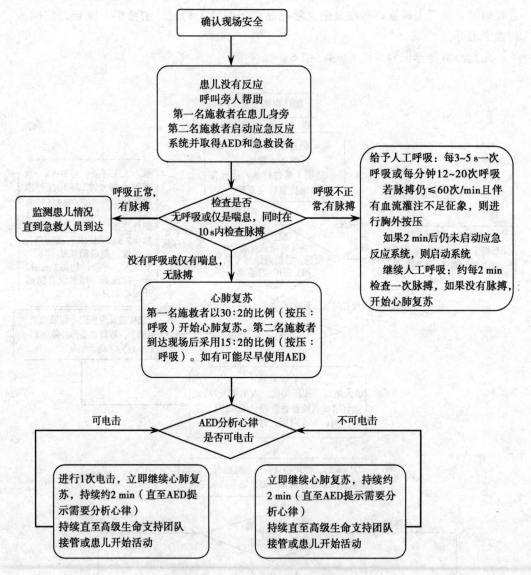

图6-5 2名以上施救者心肺复苏

五、注意事项

（1）对于发生心搏骤停的患儿，应立即进行心肺复苏（胸外按压和人工呼吸）。由于大多数儿童心搏骤停源于窒息，因此有效的心肺复苏需要进行通气。

（2）施救者应尽可能减少胸外按压中断的次数和时间，尽可能增加每分钟胸外按压的次数。医护人员可以每3～5 s进行一次人工呼吸（12～20 次/min），同时进行持续胸外按压。

六、新生儿窒息复苏技术

新生儿窒息是新生儿死亡、伤残的重要原因，正确规范的复苏对降低因窒息引起的死亡率、伤残率非常重要。

（一）复苏准备

1. **医务人员准备** 每个婴儿出生时，应做好复苏的准备，至少要有 1 名熟练掌握复苏技术的医务人员在场，还应有一名助手，可能还需要其他人员的协助。

2. **器械和用品准备** 产房内应具备整个复苏过程所必需的、功能良好的全部器械，常用的器械和用品有吸引器械、正压人工呼吸器械、气管插管器械、保暖设施、监护设备等。

3. **药品和操作准备** 肾上腺素、纳洛酮、葡萄糖、脐血管插管用品等。

（二）复苏方案（图 6-6）

A（airway）：建立通畅的呼吸道。

B（breathing）：建立呼吸，进行正压人工通气。

C（circulation）：进行胸外心脏按压，维持循环。

D（drug）：药物治疗。

E（evaluation）：评价。

（三）复苏的实施

1. **快速评估** 是否足月、羊水是否清亮、是否有哭声或呼吸、肌张力是否好，以上 4 项有 1 项为"否"，则进行初步复苏。

2. **初步复苏** 保暖、建立通畅的呼吸道、擦干、刺激（图 6-7，安全和适宜的触觉刺激的方法包括拍打或轻弹足底、轻轻摩擦新生儿的背部、躯干和四肢）。

3. **评价** 评价新生儿及继续复苏步骤。

4. **正压人工呼吸** 频率为 40～60 次/min。

5. **胸外心脏按压** 按压位置（图 6-8）为胸骨体下 1/3（两乳头连线中点下方，避开剑突）。手法为拇指法或双指法。拇指法（图 6-9）（首选）：双手拇指端按压胸骨，根据新生儿体型不同，双拇指重叠或并列，双手环抱患儿胸廓支撑背部。双指法（图 6-10）：右手示指、中指两个手指尖放在胸骨上，左手支撑背部。按压深度为胸廓前后径 1/3 左右（图 6-11）。

6. **胸外按压与呼吸的配合** 两人合作，比例为 3:1。如果认为心搏骤停是心源性的，可以考虑采用更高的比例（如 15:2）。

（四）正压人工通气不能使肺部充分通气的原因

（1）呼吸道机械性阻塞：

1）咽部或气管内有胎粪或黏液阻塞。

2）先天性后鼻孔闭锁。

3）咽部呼吸道畸形。

（2）肺功能受损：

1）张力性气胸。

2）先天性膈疝。

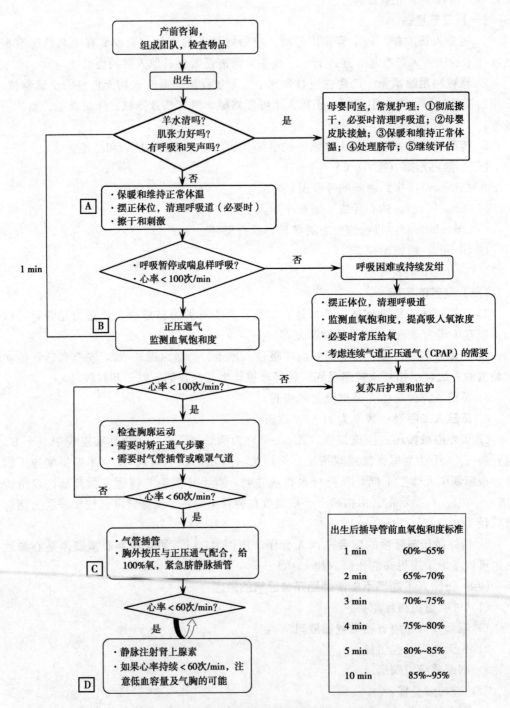

图 6-6 中国新生儿窒息复苏流程 (2016 版)

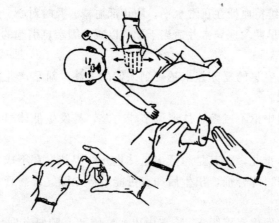

图6-7　触觉刺激

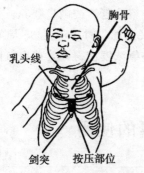

图6-8　胸外心脏按压部位

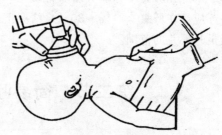

图6-9　拇指法

按压的深度应为胸廓前后径1/3左右

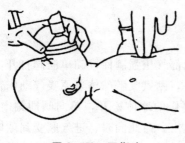

图6-10　双指法

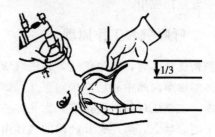

图6-11　按压深度

3）其他：先天性肺发育不全、宫内感染性肺炎等。

（3）先天性心脏病。

（五）复苏后的监护和护理

复苏后的新生儿可能有多脏器损害的危险并仍有再恶化的可能，一旦足够的通气和循环建立，应给予密切监护和护理。复苏后应继续进行生命体征的监测，实验室监测如血气分析、血糖、电解质的监测等。复苏后，有指征的患儿给予低温治疗，若患儿在辐射抢救台上，应控制皮肤温度略低于 36.5 ℃，早产儿除外。保持呼吸道通畅，适当限制入量和控制脑水肿，维持血糖在正常水平，防止低血糖。及时对心、脑、肺、肾及胃肠等器官功能进行监测，早期发现异常并适当干预，以减少因窒息引起的死亡率和伤残率。

（六）早产儿复苏

近年来，早产儿窒息的复苏越来越受到人们的关注，对早产儿的复苏和复苏后的处理提出了更高的要求。

（1）早产儿体温中枢不成熟，体温调节能力差，易发生低体温，应置于温度适中的暖箱。

（2）极低出生体重儿，尤其是超低出生体重儿，因肺发育不成熟，缺乏肺表面活性物质，易发生呼吸窘迫综合征，出生后如有可能，应立即气管插管，气管内注入肺表面活性物质进行防治。

（3）早产儿容易发生室管膜下-脑室内出血，因此心肺复苏时应注意保暖，避免使用高渗药物，操作轻柔，维持颅内压稳定，避免颅内出血。

（4）窒息缺氧易引起坏死性小肠结肠炎，应密切观察、延迟或微量喂养。

（5）早产儿对高动脉氧分压非常敏感，容易造成氧损害。对于不足 35 周妊娠的早产儿复苏应该在低氧（21%～30%）情况下开始，调整氧浓度使得导管前血氧饱和度接近健康足月婴儿的范围。

第二节　简易呼吸气囊的使用

简易呼吸气囊是进行人工通气的简易工具，与口对口呼吸比较，具有供氧浓度高、无创简单、操作方便的优点。这种装置可以接面罩应用，也可以直接与气管插管或气管切开导管连接应用。

一、呼吸气囊工作原理

当挤压气体时，产生正压，将进气阀关闭，内部气压强制性推动单向阀打开，球体内气体即由单向阀中心切口送向患儿。如连接氧气，则氧气随球体复原吸气动作暂存于球体内，在挤压球体时直接进入患儿体内。将被挤压的球体松开，单向阀即刻向上推，并处于闭合状态，可使患儿吐出的气体由出气口放出。与此同时，进气阀受到球体松开所产生的负压，将进气阀打开，储气袋内氧气送入球体，直到球体完全回复挤压前的原状。

二、呼吸气囊基本结构与性能

（一）呼吸气囊基本结构

呼吸气囊由球体、单向阀、氧气储气阀、储气袋、氧气管等组成（图6-12）。

（二）呼吸气囊性能

判断呼吸气囊的性能有四个重要标准：通气能力（频率和潮气量）、氧的输送、活瓣功能和坚实耐用性。

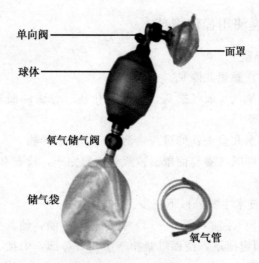

单向阀

球体

面罩

氧气储气阀

储气袋

氧气管

图 6－12　呼吸气囊基本结构

（三）简易呼吸气囊的缺点

（1）不能检测每分通气量。

（2）捏气囊的压力不易控制。

（3）缺乏湿化装置。

（4）吸入氧浓度不恒定，氧流量 10 L/min 时，氧浓度一般为 30%～40%。

（5）需要不断由人工操作，不宜长期使用。

（四）简易呼吸气囊的类型

简易呼吸气囊有气流充气式呼吸气囊、自动充气式呼吸气囊。

三、呼吸气囊临床适应证和禁忌证

（一）适应证

（1）呼吸、心搏骤停，紧急情况下来不及连接呼吸机或急救场地无法使用呼吸机。

（2）机械通气治疗前，采用呼吸气囊进行过渡性通气治疗。

（3）没有自主呼吸或呼吸微弱患儿的转运。

（4）给机械通气患儿翻身、吸痰、更换气管导管时，或呼吸机出现故障时临时代替。

（二）禁忌证

呼吸气囊通气治疗没有绝对禁忌证，相对禁忌证如下。

（1）未经引流的气胸。

（2）严重肺大疱、大量胸腔积液。

（3）口腔异物未清除。

（4）中等以上活动性大咯血，气道未通畅前。

四、呼吸气囊使用操作规范

（一）操作前准备

1. **环境准备**　注意患儿隐私。

2. **用品准备**　氧气、氧气接头、氧气湿化瓶、合适的面罩、开口器、吸痰器、吸痰管、口咽通气管等。

3. **患儿准备**　患儿呈去枕仰卧位，清除口、鼻腔异物。

4. **仪器准备**　呼吸气囊与面罩、输氧管连接完毕，检查有无漏气。

（二）操作步骤

呼吸气囊通气技术主要分以下三步。

1. **开放气道**　EC手法（图6-13）托起患儿下颌，使其头后仰。要点：左手拇指和示指呈"C"型固定面罩，使面罩紧扣于患儿口鼻部，中指、无名指将下颌向前上托起，不要压迫软组织。

2. **面罩封闭**　根据患儿的年龄选择大小合适的面罩及呼吸气囊。面罩的上缘置于患儿鼻鞍处，下缘放置在患儿下唇和下颌之间（图6-14）。

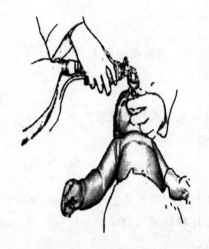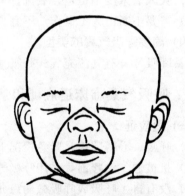

图6-13　开放气道EC手法　　　　　　　图6-14　面罩封闭

3. **通气**　操作者另一只手用来轻轻挤压气囊，通过观察患儿的状态决定输送的气体量。在仍然有呼吸运动的患儿中，呼吸气囊辅助通气将在患儿的吸气相时给予正压。

简易呼吸气囊操作流程见图6-15。

（三）结束步骤

（1）操作完毕，卸下输氧管。

（2）整理床单位，清理用物，呼吸气囊及配件送消毒供应中心处理。

（四）注意事项

（1）使用呼吸气囊容易发生的问题：由于活瓣漏气，可使患儿得不到有效通气，所以要定时检查、测试、维修和保养。

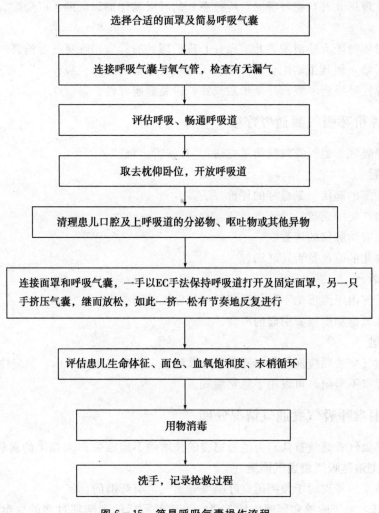

图 6－15　简易呼吸气囊操作流程

（2）检查简易呼吸气囊漏气的方法：用左手掌按住输出口，左手指按住单向阀，右手给皮囊加压，感觉有阻力为不漏气，反之则漏气。打开氧气开关，检查储气袋有无漏气。

（3）挤压呼吸囊时，压力不可过大，挤压呼吸囊的 1/3～2/3 为宜，不可时快时慢，以免损伤肺组织，造成呼吸中枢紊乱，影响呼吸功能恢复。

（4）挤压频率见表 6－1，挤压强度依据潮气量调整，一般为：体重（kg）×潮气量。

表 6－1　不同年龄段简易呼吸气囊参数要求

患儿年龄	挤压频率	面罩型号	呼吸囊球体容量	储气袋容量
新生儿	30 次/min	小号	240 mL	600 mL
<1 岁	20 次/min	小号	240 mL	600 mL
1～8 岁	20 次/min	中号	1 600 mL	2 000 mL
>8 岁	10～12 次/min	大号	1 600 mL	2 000 mL

（5）发现患儿有自主呼吸时，应按患儿的呼吸动作加以辅助，以免影响患儿的自主呼吸。

（6）对年龄较大的清醒患儿应做好心理护理，解释应用呼吸气囊的目的和意义，缓解其紧张情绪，使其主动配合，并边挤压呼吸囊边指导患儿"吸……""呼……"。

（7）弹性呼吸囊不宜挤压变形后放置，以免影响弹性。

五、评价呼吸气囊通气疗效

评价呼吸气囊通气疗效的简单方法："看、听、触。"

（一）看

（1）胸部的起伏：是最好的评价方法。

（2）储气袋的充盈。

（3）血氧指脉仪的读数。

（4）患儿的脸色是否转红润。

（二）听

（1）任何由于面罩的不紧闭引起的"嘶嘶"的漏气声。

（2）血氧饱和度报警引起的声音。

（三）触

（1）储气袋的顺应性：假如呼吸道持续阻塞，气囊将很难挤压，顺应性减小。

（2）面罩不紧闭，可以用手感觉漏气。

六、困难呼吸气囊通气情况处理

困难呼吸气囊通气被认定为通过完善的技术而不能维持90%以上的血氧饱和度。

（一）困难呼吸气囊通气预测

不同患儿的特点对于预测困难呼吸气囊通气是有帮助的。

1. **肥胖** 由于胸壁和膈顺应性下降，头部不易后仰和咽部过多的软组织引起呼吸气囊通气操作困难。

2. **声音** 可闻及上呼吸道和下呼吸道异常声音的许多情况，可以导致呼吸气囊通气操作的困难。①哮鸣音一直是病理性呼吸道阻塞的体征，任何可闻及吸气相或呼气哮鸣音的患儿应该被视为非常困难或不可能实施呼吸气囊通气。②有着"僵硬的"、较差顺应性的肺（经常出现喘息或湿啰音）的患儿，将对呼吸气囊通气产生很大的阻抗力，需要更大的挤压压力。

（二）困难呼吸气囊通气的处理步骤

（1）通过肩部垫高、头部向下倾斜，重新摆正头部的位置（假如没有处理上的不当）。

（2）用力推下巴。

（3）插入口咽通气管和（或）鼻咽通气管。

（4）实施两人操作的呼吸气囊通气技术。

（5）密闭性不佳时，考虑更换面罩（尺寸或型号）。

（6）排除呼吸道异物。

（7）使用"救援"通气装置，如声门上装置如硅胶喉罩或联合导气管。

（8）建议尽早气管插管。

七、呼吸气囊清洁消毒与日常维护

（一）清洁消毒

（1）将呼吸气囊各配件依次按顺序拆开，置入 1 000 mg/L 含氯消毒剂浸泡 30 min。

（2）取出后用清水冲洗所有配件，去除残留的消毒剂。

（3）因易损坏，储氧袋只需擦拭消毒即可，禁用消毒剂浸泡。

（4）如遇特殊感染患儿，可使用环氧乙烷熏蒸消毒。

（5）消毒后的部件应完全干燥，并检查是否有损坏，将部件依次按顺序组装。

（6）做好测试工作，备用。

（二）日常维护

由专人负责，定期检查，做到面罩与呼吸气囊配套，面罩充气弹性良好，呼吸气囊不漏气，活瓣不失灵，氧气接头与氧气管对接牢固，确保设备处于良好的待用状态。

（三）日常测试

（1）取下单向阀和储气阀时，挤压球体，将手松开，球体应很快自动弹回原状。

（2）将出气口用手堵住，挤压球体时，会发觉球体不易被压下。如果发觉球体慢慢地向下漏气，请检查进气阀是否组装正确。

（3）将单向阀接上球体，并在患儿接头处接上呼吸袋。挤压球体，单向阀会张开，使得储气袋膨胀，如储气袋没有膨胀时，检查单向阀、储气袋是否组装正确。

（4）将氧气储气阀和储气袋接在一起，将气体吹入氧气储气阀，使储气袋膨胀，将接头堵住，压缩储气袋气体自氧气储气阀逸出。如未能感觉到逸出，请检查安装是否正确。

第三节　气管插管术

气管插管术是将合适的气管导管通过口腔或鼻腔插入气管，是气管内麻醉、心肺复苏或呼吸治疗的必要技术。

一、适应证

（1）任何原因引起的自主呼吸障碍，需要机械辅助通气，保证人工呼吸顺利进行。

（2）窒息和心搏、呼吸骤停心肺复苏时。

（3）急危重症如重度窒息或严重的神经系统疾病（脑膜炎、脑炎、颅内出血、严重的颅脑外伤、缺氧缺血性脑病）需机械通气治疗或外科术后的维持治疗。

（4）严重外伤、电击伤、严重中毒、反复惊厥发作、癫痫持续状态等所引起的长时间意识障碍。

（5）上呼吸道梗阻，包括胎粪、痰液、喉痉挛或奶汁吸入的紧急处理。

（6）严重的呼吸道感染造成呼吸道分泌物过多，过于黏稠或气管内液态异物吸入，需做呼吸道冲洗时。

（7）气管内分泌物需要做微生物培养。

（8）新生儿重度窒息需较长时间复苏气囊加压给氧者；体重<1 500 g 的极低出生体重儿重度窒息时（对极低出生体重儿早期插管可减轻低氧血症，是改善预后、降低病死率的一项重要措施）。

（9）新生儿羊水胎粪污染，出生后无活力者；新生儿拟诊断膈疝时。

（10）新生儿用正压人工呼吸不能充分改善临床症状，无良好的胸廓起伏，效果不好或心率<60 次/min，经胸外按压后心率不回升者。

（11）需要气管内给药者。

二、呼吸道解剖标志

1. **会厌软骨**　气管开口处的一块软骨瓣。
2. **环状软骨**　喉软骨的下部。
3. **声门**　喉至气管的开口，侧面为声带。
4. **气管隆凸**　气管与两条主支气管汇合处。

三、插管时间和途径

（一）插管时间
为防止患儿发生低氧血症，插管操作必须在 20 s 内完成，如果 20 s 内未完成，必须暂停插管，先给患儿复苏气囊加压给氧。

（二）插管途径
1. **经口插管**　方法简单、迅速，适用于窒息复苏、胎粪吸引及短时间的人工通气治疗，常在手术室、产房及复苏现场使用。缺点是不易固定、易脱管、刺激大、较难忍受、分泌物多。

2. **经鼻插管**　常在重症监护室或抢救室内使用。固定牢固，主要用于需长期机械通气的患儿。清醒患儿较易耐受，吞咽动作好，不影响口腔护理。缺点：①操作较复杂；②长时间使用可引起鼻中隔或鼻翼坏死；③分泌物不易引流而引起肺部感染；④肺不张的发生率较经口插管多。

四、插管前物品准备

（1）喉镜及镜片：镜片分直、弯两种，直镜片直接挑起会厌，弯镜片在会厌及舌根交界处将会厌挑起。年长儿一般选用弯镜片。婴幼儿由于喉头位置较高，再加上舌体较大、头大、颈短、肩背薄等因素，采用直镜片显露效果较好。患儿喉镜及镜片型号见表 6-2。

（2）安装好电池的喉镜镜柄。

（3）有储气袋的面罩呼吸气囊。

表 6-2　喉镜及镜片型号

患儿类型	镜片型号
体重<1.0 kg	00
体重 1.0~2.5 kg	0
足月儿、婴幼儿	1
4~8 岁	2
>8 岁	3

（4）各种型号（2.0 mm、2.5 mm、3.0 mm、3.5 mm 及 4.0 mm 等）的气管导管。
材料：常用的有硅橡胶、聚乙烯、聚氯乙烯等，质地柔韧、可塑性强、无毒、无刺激。
套囊：导管有带套囊和无套囊之分。年长儿选用带套囊的导管，婴幼儿一般选择无套囊
的导管。导管的粗细一般根据年龄选择（表 6-3），导管内径在 5.5 mm 以下时一般选
用不带套囊的。

（5）经口插管必要时需用钢质有韧性的管芯，经鼻插管需用插管钳（可用麦粒钳）。

（6）剪刀、手套、棉签、蝶形胶布及消毒纱布。

（7）吸氧装置、吸引器。

（8）有牙齿的患儿需要准备牙垫。

表 6-3　气管插管深度和导管内径型号

体重（kg）或年龄	插管深度（cm）	气管导管内径（mm）
<1.0	6	2.5
1.0~2.0	7~8	3
2.0~3.0	8~9	3.5
3.0~4.0	9~10	4.0
1~2 岁	10	4.0~4.5
>2 岁	年龄（岁）/2+12	4+年龄/4

五、操作步骤

（一）经口气管插管

（1）摆好体位，患儿头置于正中位，颈后垫棉布卷，使头略向后仰。新生儿可在辐
射保温台上或暖箱中使患儿呈仰卧位。

（2）操作者立于患儿头侧，以左手拇指、示指、中指持喉镜，余两指固定于患儿下
颌部，喉镜从口腔右边插入并将舌推向左侧；将喉镜舌叶伸进，并从会厌下方通过；垂
直提起叶片，挑起会厌，使声门显露。注意：喉镜的正确用法（图 6-16）是垂直提起
会厌，不是"撬"。为了更好地暴露声带，助手可以从外面轻压甲状软骨。

（3）当患儿吸气时，将气管导管沿口腔右侧向下通过声带，最好只插进气管 2~

2.5 cm，以避免进入右支气管。插入深度（图 6－17）：①气管导管前端 2 cm 左右有一黑圈，示进入声门深度，可在喉镜直视下将导管插入声门至黑圈处止；②参照表 6－3 的插管深度，并把导管粘在口唇上；③体重（kg）加 6 cm，然后固定导管的位置，并从导管中轻轻退出管芯。

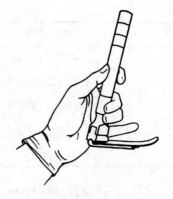

图 6－16　喉镜的正确手法

（4）确定气管导管的位置，抽出喉镜，用手固定导管，连接呼吸气囊，进行正压人工通气。助手用听诊器听诊两侧胸部及两侧腋下，如两侧呼吸音相同，两侧胸廓起伏一致，心率回升，面色转红，提示导管位置正确。可用胶布条绕管 1 周，两端贴于上唇固定。如在呼吸气囊通气时，不见胸廓正常起伏，听诊两侧呼吸音微弱，心率不见回升，面色不见转红，提示可能插入过浅或误入食管，须做喉镜检查，调整深度或重新插管。如右侧呼吸音强于左侧，提示插入过深，应稍退出，直至两侧呼吸音相同。

如果导管在正确位置，应观察到：①心率和肤色改善，心率迅速增加是插管位置正确和正压通气有效的重要指征。②每次呼吸时胸廓对称扩张，有双肺呼吸音，但胃区无声音。③呼气时，气管导管内壁有雾气凝结。④若有呼气末 CO_2 监护仪时，可接在导管末端观察。呼气时无波形出现，说明导管不在气管内，应拔出导管，面罩供氧后再插管，此方法比临床判断方法更为迅速。也可将 CO_2 指示器连接于导管末端，插管后人工呼吸 1～3 次，指示剂由红色变成蓝色，表示气管内插管；不变色者表示食道内插管。⑤胸片显示导管末端在气管隆嵴上 1～2 cm，或平第 3 胸椎为宜。

（5）整个操作应轻柔、迅速，避免机械损伤，从插入喉镜到完成插管要求在 20 s 内完成。如操作过程中患儿出现发绀、心率减慢，应暂停操作，先用复苏气囊加压给氧，至面色转红、心率回升后再行气管插管。

（6）插管完毕，用胶布固定（图 6－18），接呼吸气囊、持续呼吸道正压通气装置或呼吸机，即可进行人工辅助通气。

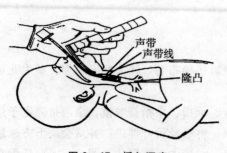

图 6－17　插入深度

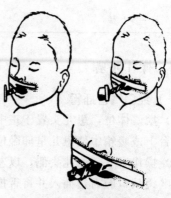

图 6－18　固定气管导管

（7）胸部 X 线定位。

（8）一些药物，如利多卡因、肺表面活性物质、阿托品、纳洛酮和肾上腺素，可以通过气管插管进行气管内注入。

（二）经鼻气管插管

（1）保暖、体位同经口气管插管。

（2）选择合适的气管导管，在气管导管前端涂以 1％利多卡因胶后，将其从鼻腔插入，如有阻力，可轻轻转动推进，将管前端插至咽部。

（3）插入喉镜，暴露声门，在喉镜直视下用插管钳夹住气管导管前端送入声门，插入深度可同经口气管插管插入深度加 1 cm。从插入喉镜到插管完毕要求在 25 s 内完成。

（4）抽出喉镜，将呼吸气囊接气管导管，加压给氧 1～2 min。

（5）床边 X 线摄片，确定气管导管位置，正确位置为气管导管末端在气管分叉以上 1～2 cm。

（6）固定导管，用一弹力胶布条，在其正中套上缝合线后贴于上唇皮肤，再将缝合针穿过导管壁（勿使线穿过管腔中央，以免妨碍吸痰管进入），打结，固定，再以另一条胶布绕管 1 周后两端贴于上唇皮肤固定。必要时可加一胶布条，一端绕贴管壁，另一端贴在鼻梁和前额固定。

（7）固定导管后，接呼吸气囊或持续呼吸道正压通气装置或呼吸机，即可进行人工辅助通气（图 6－19）。

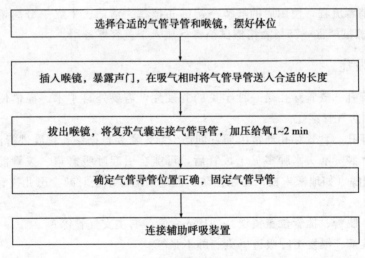

图 6－19　气管插管操作流程

六、注意事项

（1）在开始操作前，确定喉镜的光源正常。把带有 100％氧浓度的呼吸气囊、面罩放在旁边。必要时，将管芯插入气管导管内。注意要确定管芯尖端不要超过气管导管末端。

（2）需要先吸出口咽部分泌物，使口咽部标志清晰可见。用呼吸气囊加压给氧（有吸入时除外），改善全身缺氧状况，以提高机体对插管时缺氧的耐受力，使血氧饱和度＞90％。

（3）气管插管宜两人配合，助手负责递送器械，并注意观察患儿面色，监测心电及经皮血氧饱和度的变化。插管时动作应迅速、轻柔，以免损伤组织。

（4）如患儿声门运动活跃，可用1‰丁卡因（地卡因）喷雾局部麻醉。但新生儿和婴幼儿应慎用，以免引起局麻药中毒。

（5）若声门暴露困难，助手可用手指轻压患儿环状软骨处或减少患儿头后仰程度。若声带紧闭，助手用手掌在患儿胸骨下1/3处按压，使其下陷2 cm，促使声带开放。

（6）小儿环状软骨处是上呼吸道最狭窄部位，导管进声门后若阻力较大，不可硬性推进，否则易造成声门下气管损伤；此时应换细一号的导管。

（7）导管插入后迅速连接复苏气囊，加压给氧，以改善患儿缺氧状况及确定气管导管位置。

（8）插管过程中若患儿缺氧、心率明显减慢，应停止操作并气囊加压给氧，待缺氧改善、心率恢复后再行操作，并争取30 s内完成。

七、喉镜的使用、消毒处理流程

1. **喉镜使用流程**　取备用喉镜→左手持镜柄、右手拿叶片→安装叶片→查看喉镜灯光亮度→75％酒精擦拭叶片→插管。

2. **喉镜消毒流程**　使用后的喉镜→湿纱布擦拭、清洁、干燥→分离镜柄与叶片→0.5％有效碘擦拭消毒→75％酒精擦拭消毒→放入带盖容器备用。

八、并发症

1. **气管穿孔**　气管穿孔是一种罕见的并发症，需要外科手术。谨慎使用喉镜和气管内插管可预防气管穿孔。

2. **食管穿孔**　食管穿孔通常由插管创伤引起，需要根据穿孔程度进行治疗。

3. **喉头水肿**　喉头水肿多见于拔管后，可能会引起呼吸窘迫。拔管前后，静脉内短程使用类固醇（如地塞米松）可以预防，但应用地塞米松对减少患儿拔管后急性喉喘鸣是无效的。

4. **堵管、脱管、插管位置错误**　如插入食管、右主支气管等。

5. **继发疾病**　继发下呼吸道感染、肺不张等。

6. **上腭沟形成**　通常见于长期气管插管者，但可以随时间自愈。

7. **声门下狭窄**　最常见于长期气管插管者（＞3周）。需要外科矫治。若需要长期气管插管，应考虑气管切开，预防狭窄。

第四节 电除颤技术

一、目的

利用除颤仪在极短暂时间内给心脏通以强电流（目前均使用直流电），使所有心肌细胞在瞬间同时去极化，清除异位兴奋灶，使自律性最高的窦房结重新获得主导地位，恢复窦性心律，又称心脏电复律。

二、适应证

（1）心室颤动、心室扑动。

（2）无法识别 R 波的快速室性心动过速。

三、物品准备

电除颤前应准备除颤仪、导电糊、生理盐水纱布。

四、操作程序

（一）除新生儿外的小儿电除颤技术

（1）备齐用物。

（2）插上电源，打开除颤仪开关，检查除颤仪各项功能。

1）检查监护部分：连接导线和电极板、打开开关、选择监护挡、调节振幅、调节报警开关。

2）检查记录、除颤部分：检查走纸、调节开关、选择除颤挡、屏幕上出现 P、调节同步/非同步、调节振幅至清晰的 R 出现。

（3）患儿准备：

1）患儿卧硬板床或背部垫急救板，并去除其身上的金属物品。

2）吸氧、建立静脉通路。

（4）选择合适电极板：1 岁以下和体重 10 kg 以下患儿选择小号电极板；1 岁以上和体重 10 kg 以上患儿选择大号电极板。若有心电监护，除颤或转律时，应除去。涂导电糊（或用生理盐水纱布包裹电极板）。

（5）调节合适能量：对于心室颤动患儿，第一次使用的能量为 2 J/kg。如果第一次不成功，应立即进行第二次除颤，能量至少为 4 J/kg，但不超过 10 J/kg。如仍不成功，应在基本生命支持和 100% 氧气吸入的情况下，给予肾上腺素、利多卡因、碳酸氢钠等药物，在用药后 30～60 s 立即进行第三次电击，能量为 4 J/kg。

（6）充电（打开电能开关）。

（7）电极板放置位置：

1）胸骨右缘第 2 肋间及左腋前线第 5 肋间。

2）适用于小婴儿：胸前（在心脏上方），后背（心脏远部）。

（8）除颤时通知所有人员远离患儿及病床。

（9）除颤、放电：两手大拇指同时按压握柄上的放电按钮，此时可见患儿有全身骨骼肌收缩，说明放电成功。

（10）清理用物，归还原处：除颤完毕，用清洁纱布将电极板上的导电糊擦拭干净，收存备用，以防止造成电极板表面不平，导致下次除颤时引起患儿皮肤烧伤。

（11）记录。

电除颤操作流程见图6-20。

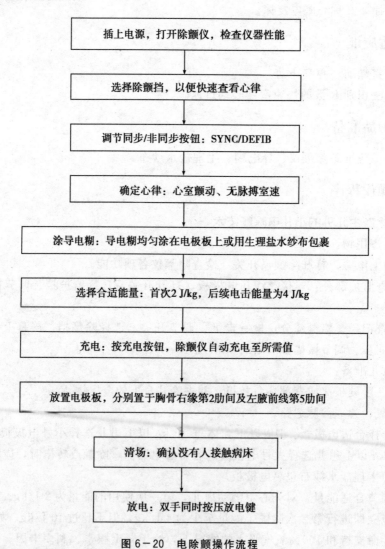

图6-20 电除颤操作流程

（二）新生儿电除颤技术

（1）备齐用物。

（2）插上电源，打开除颤仪开关，检查除颤仪各项功能。

（3）用酒精棉球清洁电极板放置处皮肤，同时去除患儿身上所有金属类物品，操作者及周围旁观者应避免与患儿接触，患儿不能与周围金属物接触。

（4）电极板放置位置：①前侧位，胸骨右缘第 2～3 肋间及心尖或左腋前线第 5 肋间；②前后位，左肩胛下线与心前区左乳下（两电极距离应不得小于 3 cm，避开胸骨）。

（5）电极板涂导电糊。

（6）调节合适能量，放电能量应从低能量开始，设定充电量为 2 J/kg，向电极板充电；指示灯亮，除颤器发出长鸣声。

（7）电极板紧贴皮肤，观察患儿心电图变化；电击一般不超过 3 次，间隔 3～5 s 可重复。

（8）按两侧放电开关。

（9）整理床单位，处理用物。

（10）洗手、记录。

五、注意事项

（1）除颤仪到位前，应进行持续有效的心肺复苏。

（2）除颤后紧接着 5 个循环的心肺复苏，再评估节律，按需要决定是否再次除颤。

（3）操作者的手应保持干燥，不能用湿手握电极板。

（4）电极与皮肤要紧密接触。放电时在电极板上应施加一定的力量，使电极板与患儿皮肤密合，以保证较低的阻抗，有利于除颤成功，同时也避免烧伤患儿皮肤。

（5）电极板上要涂导电糊或用生理盐水纱布包裹（不可过湿，以防电流短路）。导电糊不应涂在两电极之间的皮肤上，以免除颤无效。

（6）胸部有植入性的装置时，电极板应放在距离该装置 2.5 cm 的位置，除颤后应检查其功能。

（7）切忌将电极板直接放在治疗性贴片、监护仪贴片、导电线上面。

（8）宜用直流电除颤，因其放能较强、放电时间短、心肌损害小，可以反复应用。

（9）密切观察心率、心律、呼吸、血压、面色、神志等变化，如未恢复窦性心律，可重复电击。

六、知识拓展

（1）电除颤的方式主要有非同步和同步两种。

1）非同步除颤：常用于心室颤动、急救初期没有时间分析心律失常性质时、低 F 波的室性心动过速、同步除颤无效时。根据患儿体重设置非同步除颤的初始能量：首次 2 J/kg，后续电极的能量为 4 J/kg。当第一次除颤无效时，可重复进行或加大除颤能量。

2）同步除颤：常用于能够确定的室性心动过速。此时，多伴有较低的动脉压（有创压力检测显示）。同步除颤与非同步除颤的放电机制不同，它不是即刻放电，而是机器根据电极板所监测到的心律，在心电图的复极期放电，使室速心率逆转。因此，在按电钮后，电极板不能离开患儿，要等到放电后才能松开，否则不能完成除颤放电。同步心房颤动的首次能量设定，根据患儿体重，首次 1 J/kg，后续电击的能量为 2 J/kg。一次不成功，可重复进行或加大能量。如同步除颤后，室速转为心室颤动，要立即改为非同步除颤，重复进行，并调整能量。

（2）电除颤的效果和除颤后心律的维持：一定要用药物辅助治疗，并在救治的过程中根据患儿心律失常的性质、血压及呼吸等情况用药物调整患儿的状态。有时要非常耐心地进行连续的胸部心脏按压，以提高和实现良好的除颤效果。

（3）当发现心电监护仪显示心电异常时，不应马上对患儿实施电除颤。要根据患儿的意识、血压波形（有创）、末梢血氧饱和度等监测指标，排除心电监测电极脱落或心电波形受到干扰等，避免不必要的电除颤给患儿造成伤害。

第七章 导管护理技术

第一节 人工气道的护理

一、气管插管吸痰法

【目的】

（1）清除呼吸道分泌物，保持呼吸道通畅。

（2）预防吸入性肺炎、肺不张、窒息等并发症的发生。

（3）促进呼吸功能，改善肺通气。

【适应证】 带气管插管且需要吸痰的患儿。

【实施】

1. 操作准备

（1）人员准备：衣帽整洁，洗手，戴口罩。

（2）环境准备：调节适宜室温（22～26 ℃），环境整洁、舒适、安全、适合操作。

（3）物品准备：负压吸引器或中心负压吸引装置、清洁治疗盘、一次性吸痰管、一次性乳胶手套、治疗巾、无菌纱布、生理盐水、无菌容器、速干手消毒液，按医嘱备稀释痰液的药物，配电盘。

2. 操作步骤

（1）将用物推至患儿床旁，核对床号、姓名，评估患儿的病情及意识状态，对清醒患儿说明目的、方法，取得配合。

（2）协助患儿采用头肩抬高侧卧或半坐卧位，头偏向一侧。

（3）听诊两肺，确定肺部有无痰液及痰液分布部位，必要时予以拍背。

（4）调高吸入氧浓度，给予患儿吸入 2 min，以防吸痰造成低氧血症。

（5）根据患儿年龄调节负压吸引压力。

（6）洗手、戴口罩。

（7）打开生理盐水安瓿，倒入无菌容器内，撕开吸痰管外包装的前端，戴无菌手套，将吸痰管抽出并盘绕在手中，开口端与负压管连接。

（8）打开吸引器开关，按压吸痰管控制按钮，插入生理盐水试吸，检查导管是否通畅。

（9）断开呼吸机与气管导管，将呼吸机接头放于无菌纱布上。

（10）放开吸痰管控制按钮，用戴无菌手套的手持吸痰管前段，轻轻地沿气管导管送入呼吸道，按压吸痰管控制按钮，左右旋转吸痰管并向上提拉，边吸边退，吸尽痰液，切勿上下提插或固定在一点不动，每次吸引时间不宜超过 15 s。

（11）吸痰管退出后应用生理盐水冲洗吸引器连接管，连接管接头插入清洁容器内。

（12）立即用 75%酒精纱布消毒呼吸机与气管导管连接部位，接呼吸机通气，给予患儿高浓度氧气吸入 2 min，待血氧饱和度升至正常水平后，再将氧浓度调至原来水平。

（13）吸痰过程中应观察痰液的颜色、性质和量，血氧饱和度、生命体征变化，以及呼吸机各参数设定值的变化状况。

（14）整理床单位，协助患儿取舒适卧位，安慰患儿，清洁患儿插管周围的皮肤。

（15）整理用物，手套、吸痰管按医疗废物处理，洗手，记录。

【注意事项】

（1）严格无菌操作。

（2）吸痰前给高浓度氧〔基础氧浓度＋（10%～20%）〕，吸引过程中患儿出现发绀、心率减慢，应立即停止，病情稳定后再行吸引。两次吸痰至少间隔 30 s。

（3）根据患儿年龄调整吸引器压力：新生儿＜100 mmHg；婴幼儿＜200 mmHg；儿童＜400 mmHg，吸痰时间不超过 5～15 s（婴儿不超过 5 s，年长儿不超过 15 s）。

（4）禁止吸痰管带负压插入气管导管，以免损伤呼吸道黏膜。

（5）吸痰时先清除气管插管内分泌物，再吸引口腔及鼻腔分泌物。

（6）吸痰时采取左右旋转并向上提管的手法。

（7）吸痰管插入深度为气管插管深度加 0.5～1 cm。

（8）进食 1 h 内避免吸痰，以防刺激引起食物反流（抢救除外）。痰液黏稠者，可提高呼吸机湿化温度，增加湿化效果，禁止向气管插管内注入湿化液。

【相关知识】

（1）气管插管患儿在病情允许情况下，应每 1～2 h 翻身一次，轻拍胸部使小支气管和细支气管内的分泌物能流动并移向气管内。

（2）吸痰前实施雾化吸入、胸部物理治疗（体位引流、胸部叩击和震颤），可稀释痰液，更有利于分泌物吸出。

（3）气管插管患儿，建议采用密闭式吸痰法；尤其是痰量较多的患儿，可减少感染的机会，但吸痰之后必须用生理盐水彻底冲洗，减少细菌滋生。

（4）不同年龄段患儿气管导管内径选择见第六章表 6－3。

二、气管插管密闭式吸痰法

【目的】

（1）清除患儿呼吸道分泌物，维持呼吸道通畅。

（2）防止异物吸入。

（3）避免肺部并发症的发生。

【适应证】　气管插管配有密闭式吸痰装置的患儿。

【实施】

1. 操作准备

（1）人员准备：衣帽整洁，洗手，戴口罩。

（2）环境准备：环境整洁、舒适、安全、适合操作。

（3）物品准备：吸引器或中央控制系统负压吸引器、氧气供给设备、与氧气连接的简易呼吸气囊（必要时用）、治疗车、治疗盘、无菌方巾、一个抽取 20 mL 生理盐水的无菌注射器、听诊器、密闭式吸痰装置；用物摆放合理，符合无菌原则。

2. 操作步骤

（1）备齐用物至患儿床旁。

（2）核对床号、姓名，向患儿及其家长解释操作的目的，注意事项等。

（3）评估患儿意识状态、生命体征，以及患儿呼吸道分泌物的量、黏稠度，必要时先翻身、叩背（以利于松动痰液，使痰液咳出）。

（4）协助患儿采用头肩抬高侧卧或半坐卧位，头偏向一侧，给予高浓度氧气吸入。

（5）根据患儿年龄调节吸痰负压。

（6）打开吸引器，将连接管与密闭式吸痰管接头连接，另一手执吸痰管外薄膜封套用拇指及示指将吸痰管快速移动插入气管插管内至所需的深度，并用拇指按压负压阀，螺旋式向上提拉吸痰（吸痰管进入时不可使用负压阀，以免造成呼吸道黏膜损伤），每次吸痰时间小于 15 s。

（7）吸痰完成后，放开吸痰管负压阀，断开负压，抽回吸痰管，直到看到吸痰管上的指示线为止。

（8）吸痰后拇指按压负压阀，开放生理盐水注射器冲洗吸痰管。

（9）给予高浓度氧气，待血氧饱和度升至正常水平后再调回吸痰前水平。

（10）观察患儿呼吸、脉搏、皮肤颜色、血氧饱和度等。

（11）检查核对呼吸机各项参数及气管导管位置。

（12）恢复舒适体位，分类处置用物。

（13）洗手，记录。

【注意事项】

（1）密闭式吸痰管专人专用，24 h 更换 1 根，并做好日期标识，无菌生理盐水袋（瓶）每 24 h 更换 1 次。

（2）密闭式吸痰管安装正确，连接牢固，保证呼吸机有效通气，吸痰前后及间隔期应提高吸入氧浓度。

（3）吸痰过程中密切观察患儿生命体征、病情变化，尤其要注意血氧饱和度和心电变化，防止严重缺氧或心搏骤停；当心率明显减慢或血氧饱和度下降至 90% 以下时，应立即停止吸痰并给予高浓度氧气吸入，进一步观察病情变化。

（4）吸痰完毕，吸痰管必须退出至黑色指示线以上，以免堵塞呼吸道。

（5）必须掌握正确的吸痰管冲洗方法。冲洗前先按下负压阀，再开放生理盐水。冲洗完毕先关闭生理盐水，待吸痰管内冲洗液充分吸净后再放松负压阀，避免液体进入呼吸道。

（6）吸引器储液瓶内吸出液应及时倾倒，不可超过瓶容积的 2/3，以免痰液吸入电动机损坏机器；储液瓶洗净后应盛放少量清水以免痰液黏附于瓶底，妨碍清洗。

三、人工气道的固定

【目的】 防止气管导管移动及脱出。

【适应证】 气管插管的患儿。

【实施】

1. 操作准备

（1）人员准备：衣帽整洁，洗手，戴口罩。

（2）环境准备：环境整洁、安静，光线、温湿度适宜。

（3）物品准备：护理盘、胶布、牙垫、寸带、速干手消毒液、气囊压力监测表、清洁纱布、一次性吸痰管、无菌生理盐水、中心负压装置、听诊器。

2. 操作步骤

（1）将用物携至患儿床旁，核对患儿信息。将用物按使用顺序放置于治疗车上。

（2）向患儿及其家长告知气管导管的重要性及脱管的危害。

（3）评估患儿的生命体征、导管型号、吸氧流量、血氧饱和度、呼吸机参数、固定位置及皮肤的情况。

（4）取舒适卧位，清除呼吸道、口鼻腔分泌物，测量导管插管距中切牙距离，监测气囊压力，调节正常范围。

（5）卫生手消毒，一手固定气管插管，防止气管插管左右移动；另一手将牙垫放置于气管插管一侧，使用寸带蝶形交叉固定法：先固定气管导管和牙垫，再交叉固定气管导管，在颈部一侧打一死结，结下垫一纱布保护皮肤，再次检查气管插管距中切牙距离。

（6）操作后观察双侧胸廓起伏是否对称，听诊双肺呼吸音是否一致。

（7）整理用物，洗手并记录。

【注意事项】

（1）操作前后观察导管深度，正确使用气囊压力监测表测量导管气囊压力，压力应 < 20 cmH$_2$O。

（2）选择一定硬度和长度的牙垫（4 个月以下患儿可不用），硬橡胶材质较为合适，避免损伤口腔黏膜。

（3）气管切开导管固定时，在导管两侧打死结，松紧度以能放入一指为宜。

（4）寸带捆绑力度适宜，不可将气管导管挤压变形，以免影响通气；寸带打结位置不可选择颈后皮肤，因不宜观察皮肤受压情况。要定时变换打结位置。

（5）对于神志不清、不能配合、导管耐受性差的患儿，除了做好心理护理外，意识不清无法配合的患儿遵医嘱使用镇静剂，以保证患儿安全，必要时给予约束。

（6）使用呼吸机者，调整呼吸机管路的长度和位置，保持头颈部与气管导管活动的一致性。

第二节　常用导管及引流管的护理

一、脑室引流管的护理

脑室引流管是指在头颅额部钻孔，将引流管置于脑室额角，引流出脑脊液或血液，是神经外科最常见的治疗和急救措施。颅内脑脊液通道若受阻，颅内压可急剧升高，加重脑水肿，甚至发生脑疝，危及生命。

【目的】

（1）保持引流通畅。

（2）防止逆行感染。

（3）便于观察脑室引流液的性状、颜色和量。

【适应证】　脑室出血、脑积水、脑膜炎。

【实施】

1. 操作准备

（1）人员准备：衣帽整洁，洗手，戴口罩。

（2）环境准备：环境整洁、安静，光线、温湿度适宜。

（3）物品准备：0.5％有效碘、棉签、胶布、无菌敷贴、引流袋、无菌手套、约束带、血管钳、纱布、无菌治疗巾。

2. 操作步骤

（1）核对医嘱，评估患儿。

1）了解患儿病情、生命体征。

2）询问患儿有无头痛、呕吐等情况。

（2）洗手，戴口罩。

（3）携用物至患儿床旁，再次核对。

（4）更换无菌治疗巾垫于引流口处，置弯盘，露出引流管，揭开无菌敷料，观察引流情况，用止血钳夹住引流管上部。

（5）戴无菌手套，取无菌纱布包裹引流管接头处，分离脑室引流管，用0.5％有效碘消毒引流管连接口及周围，并取无菌纱布包裹。

（6）将脑室引流管和一次性引流袋连接，再用无菌敷料包裹。妥善固定引流袋并悬挂于床头，引流袋入口处需高出侧脑室平面5～10 cm，平卧位以外耳道为水平面，侧卧位以正中矢状位为水平面，以维持正常颅内压。松止血钳，观察引流液的颜色、性状和量。

（7）整理床单位，协助患儿取平卧位。

（8）按规范清理各种用物。

（9）洗手，记录引流液的颜色、性状和量。

【注意事项】

（1）脑室引流管易引起颅内感染，每日应更换头部无菌治疗垫巾，并在无菌操作下更换引流袋。

（2）妥善固定引流管，必要时使用约束带。翻身时，避免引流管滑脱、扭曲、受压、被牵拉，防止患儿将引流管意外扯断或拉出。

（3）搬动患儿时先夹闭引流管，待患儿安置稳当后再开放引流管。

（4）发现引流不畅或脑脊液性状有异常时，需及时报告医生。

（5）引流袋悬挂高度应当高于脑平面 5～10 cm，以维持正常颅内压，控制引流的速度。

（6）引流袋位置不可随意移动，保持切口敷料清洁干燥。

【相关知识】

（1）意识状态：现常用 Glasgow 昏迷评分法，按睁眼、语言及运动三方面的反应来计分，将三者的得分相加，最高分 15 分，最低分 3 分。15 分表示意识清醒，8 分以下为昏迷，分数越低表明意识障碍越重。意识障碍重说明颅内压增高。

（2）儿童正常颅内压一般为 5～18 cmH$_2$O，引流袋悬挂高度应当高于脑平面 5～10 cm，可确保患儿的颅内压处于正常范围。过高引流量减少，效果下降；过低则引流量增加，脑脊液流出过快、过多，可导致颅内压骤降，诱发脑疝及脑出血。

（3）正常脑脊液为无色透明，无沉淀，术后 1～2 d 可略带血性，以后转为浅黄色或橙黄色。若术后脑脊液中有大量鲜血或术后血性脑脊液的颜色逐渐加深，并出现血压波动，要考虑是否脑室内出血。若引流液混浊有絮状物应考虑脑室内感染。引流液一般 50～200 mL/d，超过 200 mL 要遵医嘱调节引流袋高度，如引流液逐渐减少至 50 mL/d 可考虑夹闭引流管。

（4）拔管：脑室引流一般 3～7 d，超过 2 周颅内感染概率增加。待病情稳定后，脑脊液颜色变浅、变清或颅内压正常，CT、MRI 复查后脑室内血肿明显减少或消失可行拔管。拔管前应试行夹闭引流管 24～48 h，以便了解脑脊液循环是否通畅，颅内压是否升高，对于前囟未闭合的婴幼儿可观察其前囟张力来判断。若患儿生命体征平稳即可拔管。拔管后头部抬高 30°，避免脑脊液漏出。严密观察患儿生命体征、意识状态及瞳孔的变化。如出现头痛、呕吐、前囟张力高等颅内压增高症状，应立即通知医生。拔管后用敷料盖在切口处并注意观察切口处有无脑脊液漏出，如有漏液要及时通知医生给予更换敷料。

二、胃肠减压技术

胃肠减压技术是利用负压吸引的原理，将胃肠道积聚的气体和液体吸出，以降低胃肠道内压力，改善胃肠壁血液循环，利于炎症局限，促进伤口愈合和胃肠道功能恢复的一种治疗方法。

【目的】

（1）缓解肠梗阻所致的腹胀等症状。

（2）进行消化道及腹部手术的术前准备，减少胃肠胀气，增加手术安全。

（3）术后吸出胃肠内气体和胃内容物，降低压力，减轻腹胀，减少缝线张力，从而减轻切口疼痛，促进切口愈合，改善胃肠壁血液循环，促进消化功能的恢复。

（4）通过对胃肠减压吸出物的判断，协助观察病情变化和协助诊断。

【适应证】　肠梗阻、胃肠穿孔、急性胃扩张，胆囊、胆道手术后，食管手术后等。

【实施】

1. 操作准备

（1）人员准备：衣帽整洁，洗手，戴口罩。

（2）环境准备：调节适宜室温 22～26 ℃。

（3）物品准备：治疗盘、治疗碗 2 个（分置纱布数块及液状石蜡纱布 1 块）、一次性胃管、一次性手套、棉签、弯盘、别针、听诊器、50 mL 注射器、一次性垫巾、手电筒、水杯、一次性负压引流器，必要时备压舌板。

2. 操作步骤

（1）核对医嘱，评估患儿。

1）了解其有无插管经历、鼻咽部疾病史。

2）观察鼻腔有无红肿、炎症、鼻中隔偏曲等。

3）向患儿或家长解释胃肠减压的目的，取得配合。

（2）洗手，携用物至患儿床前，再次核对。

（3）备胶布，协助患儿取仰卧位，铺一次性治疗巾于患儿颌下，置弯盘于口角旁，清洁鼻腔。

（4）戴无菌手套，打开胃管，检查胃管是否通畅，用液状石蜡纱布润滑胃管前端。

（5）一手持纱布托住胃管，一手持胃管前端自鼻腔轻轻插入至咽后壁时，嘱患儿吞咽顺势将胃管向前推进，直至预定长度，初步固定。若为昏迷患儿或早产儿、新生儿，可轻抬头部，使下颌靠近胸骨柄缓缓插入预定长度。

1）插管过程中应密切观察患儿病情变化，若出现恶心、呕吐，应暂停插入，嘱患儿深呼吸；如果插入不畅，检查胃管是否盘曲口中；如果患儿出现呛咳、呼吸困难甚至发绀，应立即拔管。

2）确认胃管在胃内：①注射器抽吸，有胃液抽出；②用注射器向胃管内注入 10 mL空气，同时听诊上腹部，可听到气过水声；③将胃管末端置入盛水碗内无气泡逸出。

3）确认胃管在胃内后，撤去弯盘，用胶布固定胃管。

4）检查胃肠减压器，排出负压器内气体，连接胃管，固定于床边，脱去手套，观察引流液的颜色、性质和量，以及引流管是否通畅。

（6）整理床单位，协助患儿取舒适体位，做好心理护理。

（7）处理用物，洗手，记录。

【注意事项】

（1）胃肠减压期间应禁食、禁饮，一般应停口服药物。如需胃内注药，则注药后应夹管并暂停减压 0.5～1 h。根据医嘱适当补液，加强营养，维持水、电解质的平衡。

（2）妥善固定，胃管固定要牢固，防止移位或脱出，尤其是外科手术后胃肠减压，胃管一般置于胃肠吻合的远端，一旦胃管脱出应及时报告医生，切勿再次插管。因插管时可能损伤吻合口而引起吻合口瘘。

（3）插管时动作要轻柔，通过食管三个狭窄处时避免损伤食管黏膜。保持胃管通畅，维持有效负压，引流装置每日应更换一次。

（4）观察引流物的颜色、性质和量，并记录 24 h 引流液总量。观察引流液颜色，有助于判断胃肠内有无出血情况。一般胃肠手术后 24 h 内，引流液多呈暗红色，2～3 d 后逐渐减少。若有鲜红色液体吸出，说明术后有出血，应停止胃肠减压，并通知医生。

（5）加强口腔护理，预防口腔感染和呼吸道感染，必要时给予雾化吸入，以保持口腔和呼吸道的湿润及通畅。

（6）有上消化道出血史、食管静脉曲张、食管阻塞、气管食管瘘者及极度衰弱的患儿应禁用。

【相关知识】

（1）侵入性操作前签订知情同意书，在置胃管之前给患儿及其家长讲解置管的目的、重要性、简要过程、配合要点、护理要点及注意事项，降低患儿对置管的恐惧感，从而主动接受并防止自行拔出。

（2）不同年龄段胃管型号的选择见表 7-1。

表 7-1　不同年龄段胃管型号的选择

年龄	胃管型号
新生儿（早产儿）	5～6F
<1 岁	6～8F
1～3 岁	8～10F
>3 岁	>10F

（3）置管成功后的观察：做好标记、妥善固定，避免脱管及拔管，固定胃管前清洁颜面部皮肤；每班交接标记及固定情况；随时清除鼻腔分泌物并更换固定胶布，防止胃管慢慢向外滑出；及时倾倒引流液并记录引出量。患儿翻身时注意防止胃管折叠、滑脱，可适当约束患儿双手，避免其无意拔管。

维持有效的胃肠减压：持续负压吸引时，避免损伤胃黏膜，特别是新生儿及早产儿。压力一般在 5 kPa 左右，即胃肠减压器压下 2/3 即可，在吸引过程中应待减压器完全胀起后，断开胃肠减压连接管，再将胃肠减压器压下，保持负压状态连接胃管，这样既能保证气体和液体引出，又不会损伤胃黏膜，防止压力过大引发胃肠道出血。胃肠减压器存储引流物不宜太多，及时倾倒减压器内的胃内引流物，防止反流。保持胃肠减压器压处于较为恒定的负压状态，维持负压吸引有效进行。

（4）引流液的观察：注意观察引流液的颜色、性状及量。胃液一般无色，手术后胃液呈红色或暗红色，陈旧性血液为咖啡色，胆石症患儿胃液为草绿色，肠梗阻患儿胃液呈淡黄色（新生儿低位肠梗阻引流物呈粪样）；如胃内引流出大量鲜红色液体，说明有新鲜出血，需立即告知医生处理。每日须详细记录引流情况并交班。

（5）拔管的护理：拔出胃肠减压管的指征是肠鸣音恢复，同时有肛门排气或排便，出现这种现象有时比胃肠减压管引流量减少要早；有时在拔管之前可先试行夹管 24 h，少量饮水，如果患儿没有恶心、呕吐、腹胀，也可考虑拔管。拔管前先将胃管反折捏紧，然后边拔边用纱布擦拭胃管，到咽部时快速拔出。拔管后及时清洁患儿口、鼻、面部。

三、更换胸腔闭式引流瓶护理

胸腔闭式引流是胸外科应用较广的技术，是治疗脓胸、外伤性血胸、气胸、自发性气胸的有效方法。以重力引流为原理，是开胸术后重建、维持胸腔负压，引流胸腔积气、积液，促进肺扩张的重要措施。

【目的】　排除胸腔积气、积液、积血，恢复和保持胸腔负压，促进肺复张、胸膜腔闭合。

【适应证】　自发性气胸，外伤性血、气胸，大量胸腔积液，开胸术后引流。

【实施】

1. 操作准备

（1）人员准备：衣帽整洁，洗手，戴口罩。

（2）环境准备：环境整洁、安静，光线、温湿度适宜。

（3）物品准备：无菌胸腔引流瓶、无菌生理盐水、夹管钳 2 把、无菌镊、无菌纱布罐（内盛无菌纱布）、0.5％有效碘、棉签、弯盘、启瓶器、剪刀、胶布、治疗巾、一次性清洁手套、医用垃圾袋、记录单。

2. 操作步骤

（1）评估患儿病情及胸腔引流情况。

（2）洗手、戴口罩。

（3）正确连接引流管，倒入无菌生理盐水，使长管埋于液面 2～4 cm，在引流瓶的水平线上注明日期和水量。

（4）携用物至患儿床旁，核对患儿身份信息。

（5）协助患儿取合适体位，挤压胸腔引流管，检查是否通畅。

（6）用 2 把夹管钳双重夹闭引流管近心端，将治疗巾垫于引流管下，戴手套。

（7）分离胸腔引流管和接口，用 0.5％有效碘棉签消毒胸腔引流管连接口 2 次，并取无菌纱布包裹。

（8）将接口与已准备的引流瓶上的引流管紧密连接，将胸腔引流瓶放于安全处。

（9）松夹管钳，观察引流是否通畅。正常水柱会上下波动 4～6 cm。

（10）妥善固定引流瓶，保持引流瓶低于胸腔 60～100 cm。

（11）撤治疗巾，整理床单位，处理用物。

（12）洗手，记录引流液的性质、颜色和量。

【注意事项】

（1）选择合适的体位。术后患儿若血压平稳，应取半卧位，以利于胸腔积液流出，同时也利于呼吸及循环功能恢复正常，还起减轻切口张力的作用。

（2）避免引流管受压，经常挤压引流管，以免纤维素性物质沉着于引流管口内引起堵塞。

（3）搬动患儿时，应注意保持引流瓶低于胸部，不可倒转，保持引流系统密闭，接头牢固固定。

（4）保持引流管长度适宜，翻身活动时防止受压、折叠、扭曲、滑脱。

（5）更换引流瓶时，应用2把夹管钳双重夹闭引流管防止空气进入。注意保证引流管与引流瓶连接处牢固紧密，防止漏气。

【相关知识】

（1）判断引流管是否通畅最简单的方法是观察引流管是否继续排出气体和液体，以及长管中的水柱是否随呼吸上下波动，水柱波动的大小反映残腔的大小与胸腔负压的大小。

1）水柱与水平面静止不动：提示水柱上的管腔有漏气，使之与大气相通或管道折叠、受压。

2）水柱在水平面上静止不动：多提示肺已复张，胸腔负压建立。

3）水柱在水平面下静止不动：提示胸腔正压，有气胸。

4）水柱波动大：超过 $6\sim10\ cmH_2O$，提示肺不张或残腔大。

5）深呼吸或咳嗽时水封瓶内出现气泡：提示有气胸或残腔内积气多。

（2）咳嗽有利于引流，鼓励患儿咳嗽，以尽早排出肺内痰液和陈旧性血块，及早促使肺复张，肺复张有利于胸腔积气和积液的排出。

（3）术后根据患儿情况适时挤压胸腔引流管，保证引流通畅。挤压方法：双手各拿1把夹管钳自上而下依次交替夹闭引流管，然后松钳，使引流液流出。遇到特殊情况时，如患儿发生活动性出血，应不停地挤压引流管，以防血块堵塞，必要时更换引流管。

（4）正常情况下引流量应少于 $3\sim5\ mL/(kg\cdot h)$，开始为血性，24 h 后颜色转为浅红色，不易凝血。若引流量多、颜色为鲜红色、易凝血则提示胸腔内活动性出血。若为胃内容物，提示食管-胃吻合瘘；若为乳白色混浊液体，提示为乳糜胸。

（5）胸腔闭式引流瓶的更换时间：有文献报道，严格遵循无菌操作的前提下，将每日更换引流瓶改为每周更换，感染发生率无统计学差异。若引流量多，仍要及时更换。

（6）脱管处理：若引流管从胸腔滑脱，立即用手捏闭伤口处皮肤，消毒后用凡士林纱布封闭伤口，协助医生做进一步处理。如引流管连接处脱落或引流瓶损坏，立即双钳夹闭胸壁导管，按无菌操作更换整个装置。

（7）拔管指征：

1）生命体征稳定。

2）引流瓶内无气体逸出超过 24 h。

3）引流液少，24 h 引流量 $<1\sim3\ mL/kg$。

4）听诊双肺呼吸音清，胸片示患侧肺复张良好。

拔除引流管 24 h 内要密切观察患儿有无胸闷、呼吸困难、皮下气肿等。观察局部有无渗血、渗液，如有变化，及时报告医生处理。

四、腹腔引流管的护理

腹腔引流管是医生根据手术需要，在腹腔脏器吻合处或脏器切除后在脏器窝内放置的硅胶引流管等。

【目的】

(1) 将渗出液引出体外，减少毒素吸收。

(2) 随时观察有无吻合口出血和吻合口瘘的发生，及时发现病情的变化。

【适应证】　腹腔手术后。

【实施】

1. 操作准备

(1) 人员准备：衣帽整洁，洗手，戴口罩。

(2) 环境准备：环境整洁、安静，光线、温湿度适宜，酌情屏风遮挡。

(3) 物品准备：治疗车、0.5%有效碘、无菌棉签、无菌手套1副、无菌纱布2块、无菌引流袋1个、防水垫1块、洗手液、弯盘、止血钳、胶带、安全别针、治疗盘、黄色垃圾桶、量筒。

2. 操作步骤

(1) 洗手、戴口罩，准备用物，携用物至病房。

(2) 核对患儿身份信息，清醒患儿做好解释。

(3) 更换引流袋：

1) 协助患儿半卧位或平卧位。

2) 充分暴露引流管，将防水垫置于引流管下方，放置弯盘，戴手套。

3) 止血钳夹闭引流管近端，取出新引流袋备用。

4) 在无菌纱布的保护下分离引流袋与引流管。

5) 消毒棉签沿引流管内口由内向外消毒2遍。

6) 在无菌纱布的保护下连接新的引流袋与引流管。

7) 取下止血钳，观察引流是否通畅。

8) 将换下引流袋中的引流液倒入量筒，计量。

9) 引流袋弃于医疗废物桶，脱去手套。

(4) 固定：

1) 将引流管用胶带"E"形固定于皮肤（图7-1），防止滑脱。

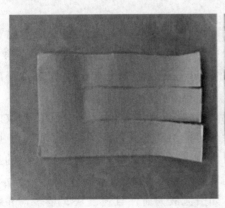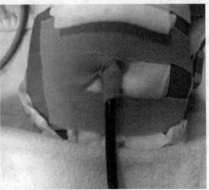

图7-1　引流管"E"形固定

2）把连接管用安全别针固定于衣服或床单上。

（5）整理患儿及床单位。

（6）洗手，正确记录引流液的颜色、性质、量。

【注意事项】

（1）患儿术后生命体征平稳，取半卧位，使腹腔内渗液流至盆腔，避免或减少膈下感染。

（2）告知患儿及其家长有关引流管的注意事项：①告知患儿更换体位或下床活动时保护引流管的措施。②告知清醒患儿引流管勿折叠、牵拉、避免脱出，活动时引流袋位置必须低于切口平面。③如无特殊禁忌，保持半卧位，利于引流。④引流管不宜过长或过短（50～60 cm为宜），过长易扭曲，过短影响患儿翻身，容易脱出，易发生弥漫性腹膜炎。⑤行走时引流袋应低于引流管的出口，防止逆流引起逆行感染。⑥带有多根引流管者，用标识贴注明引流管名称以利辨认，同时需注意体位与压力等的改变，保证引流效果。

（3）引流管是人为建立的体内、外通道，渗血和脓性分泌物可通过引流管引向体外，而外界的细菌等亦可由此逆行入体内。因此，更换时要严格无菌操作。引流管周围敷料一旦浸湿必须立即更换，以防新的感染。更换前应先夹闭引流管，倾倒引流液。检查新引流袋有效期、有无漏气，将引流袋接头处保护帽取下，检查引流袋接头处是否通畅；连接无菌引流袋后应再次挤捏引流管，使引流液能够顺利通过接头处流入引流袋。

（4）保持引流管有效引流，由上至下捏挤引流管，防止堵塞，注意勿折叠、扭曲、受压。估计引流量，了解引流液颜色和气味，观察有无沉淀、脓栓，防止渗液在体内留存。如1 h有200 mL血性液体流出为活动性出血，引流液混浊伴脓栓为感染，引流液变清并逐日减少为好转，增多应查明原因，同时应做好详细的纪录。

（5）掌握拔管指征：引流管拔除过早达不到预期的目的，过晚会影响愈合，增加感染和粘连的机会，甚至形成瘘管经久不愈。一般橡皮引流条放置1～2 d，腹腔引流管放置3～5 d，安全引流则放置7～9 d。腹腔灌洗者如排出液减少或无效腔缩小，应逐渐将引流管退出或拔掉。

【相关知识】

（1）确保引流管固定有效：将引流管用别针固定于床旁，床上翻身活动时避免牵拉、折叠引流管；平躺时固定高度不超过腋中线；离床活动时，固定于衣服下角，不超过引流口处；搬动患儿时，应先夹闭引流管，防止逆行感染。对烦躁或无自控能力患儿，必要时使用约束带。

（2）加强护理观察：根据引流管在腹腔的位置或作用不同，在引流管上做详细标识，更清楚地了解引流液的颜色、性质、量与可能出现的并发症的关系。例如，腹腔引流液呈金黄色或黑绿色，提示胆瘘；腹腔引流液出现稀薄的肠内容物或粪便类的臭味或渗出物，提示肠瘘；放置于胰周的引流管出现透明、清凉或大米汤样液体，提示胰瘘。引流管如无引流物引出，提示管道被堵塞；如引流液为血性且速度快、量多，并脉搏细速，提示有出血现象。发现以上现象均立即报告医生，给予相应处置，必要时做好二次手术的准备。

（3）拔管后护理：拔管后 24 h 内应指导或帮助患儿健侧卧位，注意观察敷料是否清洁、干燥，局部有无渗出、出血、血肿等，发现异常及时报告医生进行处置。

（4）护理人员应加强对引流管的护理，保持通畅、固定牢固、防止脱落；操作应小心谨慎，注意细节，防止感染和消除非正常堵管可能；加强对引流管的观察，从而达到有效的腹腔引流管护理的目的。

五、膀胱冲洗技术

膀胱冲洗是利用三通的导尿管将溶液灌入到膀胱再用虹吸原理将灌入的液体引流出来的方法（图 7-2）。

【目的】

（1）保持尿管引流通畅。

（2）清洁膀胱，清除膀胱内血凝块、黏液、细菌等异物，预防感染。

（3）膀胱手术后预防血块形成。

【适应证】 留置导尿、膀胱疾病的患儿。

【实施】

1. 操作准备

（1）人员准备：衣帽整洁，洗手，戴口罩。

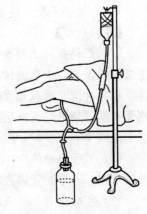

图 7-2 膀胱冲洗

（2）环境准备：环境整洁、安静，光线、温湿度适宜，酌情屏风遮挡。

（3）物品准备：清洁手套、一次性中单、无菌治疗巾、棉签、一次性无菌注射器（20 mL，50 mL）、治疗碗、一次性引流袋、胶布、0.5%有效碘、35～37 ℃冲洗液（生理盐水或遵医嘱）。

2. 操作步骤

（1）携用物至床旁，床旁核对患儿信息，取得合作。

（2）评估患儿：

1）了解患儿的病情、临床诊断、膀胱冲洗的目的、意识状态、生命体征、配合程度及心理状况等。

2）了解尿液的性质，导尿管是否通畅，有无尿频、尿急、尿痛、膀胱憋尿感。

（3）协助患儿取平卧位，排空膀胱。

（4）将一次性中单垫于患儿臀下，洗手，戴口罩。

（5）铺无菌治疗巾于导尿管与引流袋连接处，放置治疗碗。

（6）戴手套，将导尿管与引流袋接头分离，置于无菌治疗巾内。消毒导尿管的外口 2 次，注意避免污染导管端。

（7）将膀胱冲洗液悬挂在输液架上，连接冲洗管与冲洗液，"Y"形管的一头连接冲洗管，另外两头分别连接导尿管和尿袋。连接前对各个连接部进行消毒。

（8）打开冲洗管，夹闭尿袋，根据医嘱调节冲洗速度。夹闭冲洗管，打开尿袋，排出冲洗液。

（9）在持续冲洗过程中，观察患儿的反应及冲洗液的量及颜色。评估冲洗液入量和出量，膀胱有无憋胀感。

（10）冲洗 3～4 次或冲洗至引流液澄清为止，消毒导尿管内口 2 次，更换引流袋并妥善固定，位置低于膀胱，以利引流尿液。如注入药液，则须在膀胱内保留 15～30 min 后再引流出体外，或根据病情需要延长保留时间。

（11）整理用物、床单位，协助患儿取舒适体位。

（12）向清醒患儿或其家长告知注意事项。

（13）按规范处理各种用物。

（14）脱去手套、洗手，在护理记录单上做好记录。

【注意事项】

（1）严格执行无菌操作，防止医源性感染。冲洗膀胱压力不宜过大，避免用力回抽造成黏膜损伤，吸出液体不能再注入膀胱。

（2）冲洗时嘱患儿深呼吸，尽量放松，以减少疼痛。若患儿出现腹痛、腹胀、膀胱剧烈收缩等情形，应减缓冲洗速度及量，必要时停止冲洗，密切观察；若患儿感到剧痛或引流液中有鲜血时，应停止冲洗，通知医生处理。

（3）如吸出液体少于注入量，可能有导管阻塞或膀胱内导尿管位置不当的可能，应及时处理。若导尿管内血块、脓块较多时，应留取标本送检，同时增加冲洗次数和量。

（4）寒冷季节，冲洗液应加温至 35 ℃左右，以防冷水刺激膀胱，引起膀胱痉挛。

六、更换造口袋

【目的】 加强造口周围皮肤及黏膜的护理，避免发红、溃烂。

【适应证】 肠造口术的患儿。

【实施】

1. 操作准备

（1）人员准备：衣帽整洁，洗手，戴口罩。

（2）环境准备：环境整洁、安静，光线、温湿度适宜，酌情屏风遮挡。

（3）物品准备：造口袋、造口护肤粉、防漏膏、皮肤保护膜（剂）、袋夹、无酒精湿纸巾或生理盐水棉球、一次性药碗、镊子、卫生纸、圆头剪刀、弯盘、棉签、薄膜敷贴、造口测量尺、垫单。

2. 操作步骤

（1）携用物至床旁，核对。

（2）协助患儿取平卧位，暴露造口部位，造口侧铺垫单，助手协助按压患儿双手及膝盖。

（3）从上而下剥离底盘，观察大便的色、性质和量。

（4）自外而内环形清洗，并用干纸拍干造口周围皮肤。

（5）取一清洁棉球置于造口处，避免便液溢出污染周围皮肤。

（6）评估造口及周围皮肤，观察造口有无回缩、出血，皮肤有无坏死及皮炎。

（7）使用造口护肤粉及皮肤保护膜（剂）：先用干棉签将造口粉均匀涂抹在造口周围，并扫去多余的造口护肤粉后使用皮肤保护膜（剂）。

（8）将适量防漏膏挤入空针并涂抹于造口周围。

（9）测量造口大小，在造口袋底盘使用圆头剪刀裁剪中心孔，并用手指将造口底盘裁剪孔边缘磨平滑。

（10）将造口袋背面的贴纸撕下。

（11）对准造口，自下而上粘贴，用手指来回旋转轻压造口内侧底盘，反复几次，再使用空心手掌轻压外侧底盘 3～5 min，直至粘贴牢固。

（12）放入少许空气，将造口袋夹扣在造口袋尾端。

（13）整理患儿衣物和床单位。

（14）处置用物，洗手，记录。

【注意事项】

（1）操作过程中应保持患儿安静，必要时给予安慰奶嘴或口服蔗糖水进行安抚。

（2）保持造口底盘与造口黏膜之间的空隙 1～2 cm。

（3）造口袋内充少许空气，可避免造口袋和防漏膏粘连，使得造口排泄物吸附于造口底盘开口处。

（4）患儿衣物宜宽大、舒适，发现大便外漏应及时更换造口袋，无渗漏时每 3 d 更换一次。

七、关节腔冲洗引流管护理

关节腔冲洗应用于骨髓炎或化脓性关节炎和关节手术后感染的患儿。连续闭合冲洗可以彻底清除坏死组织及炎症，防止继发感染，促进切口愈合，并保持关节腔内一定的液体充盈，避免关节粘连。

【目的】

（1）保持引流通畅，促进切口愈合。

（2）清除坏死组织及炎症，防止继发感染。

（3）便于观察引流液的性质、颜色和量。

【适应证】　表浅的大关节（膝关节、肩关节）、较深的大关节（髋关节）有积脓时。

【实施】

1. 操作准备

（1）人员准备：衣帽整洁，洗手，戴口罩。

（2）环境准备：调节室温在 22～24 ℃，确保光线充足或有足够照明。

（3）物品准备：治疗盘、无菌持物钳、无菌纱布、75％酒精、棉签、弯盘、0.5％有效碘、一次性无菌负压引流装置、无菌换药碗（内盛无菌纱布 2 块及无菌镊）、卵圆钳 2 把、治疗巾、一次性手套、医用垃圾袋、记录单、冲洗液、输液器（输血器）。

2. 操作步骤

（1）评估患儿切口疼痛、渗出情况、冲洗和引流是否通畅。

（2）核对医嘱，准备用物。

（3）核对患儿床号、姓名，向其家长解释冲洗的目的和配合的方法。

（4）洗手，戴口罩。

（5）更换冲洗液：

1）携用物至患儿床旁，再次核对患儿床号、姓名。

2）将一次性输液器插入冲洗瓶中，排气。

3）暴露冲洗关节部位，将输液器连接冲洗管，吸引管接引流管及负压引流装置，根据医嘱调节冲洗液滴速。

4）观察引流是否通畅，引流液的颜色、性质及量。

5）整理床单位，处理用物。记录冲洗开始时间、滴速及引流液性质。

（6）更换引流装置：

1）核对一次性负压引流装置有效期，检查有无破损、漏气，取出负压装置及连接导管。

2）协助患儿取合适体位，观察引流是否通畅，观察引流液的量、颜色和性质。

3）将治疗巾垫于关节引流管与连接导管连接处，取 2 把卵圆钳双重夹闭关节引流管上段。

4）取无菌纱布包裹关节引流管与负压装置连接导管的连接处，分离关节引流管。

5）消毒关节引流管连接口，并取无菌纱布包裹固定。

6）将关节引流管与负压引流装置紧密连接，将负压引流瓶置于安全处，松卵圆钳，保持负压引流装置低于患儿 50 cm。

7）撤治疗巾，处理用物，脱去手套。

（7）协助患儿取合适的卧位，整理床单位。

（8）洗手，记录。

【注意事项】

（1）冲洗方法：

1）连续冲洗法：进水管 24 h 点滴冲洗液至关节腔或骨髓腔内，引流管持续不断地将冲洗液排出。

2）间歇保留冲洗法：根据医嘱将冲洗液滴入关节腔内，保留 0.5 h 后，通过引流管排出，冲洗次数遵医嘱进行。

（2）患肢抬高，保持冲洗管道的通畅，防止管道受压、折叠、扭曲而影响疗效。

（3）冲洗液瓶应有明显标识，与静脉补液区分，避免误为静脉补液。准确记录出入量，根据病情决定入量，持续 24 h 冲洗。

（4）观察引流液的色、性质和量，术后 24 h 可有较多渗血，应较快滴入冲洗液，每隔 2～3 h 宜加快滴注 30 s，也可在第 1、2 日加快滴速，80～100 滴/min，以免渗血凝固或脱落的坏死组织堵塞管腔。

（5）加强生命体征和局部切口观察，如体温正常，切口局部无炎症，吸出液清澈无混浊，可根据医嘱拔管。拔管时先拔去进水管，继续引流 1～3 d 后切口内无渗出物可拔引流管。

（6）保持切口局部清洁、干燥，如有渗出及时更换敷料。

（7）应积极让患儿进行关节的主动和被动功能锻炼。

（8）冲洗液出入应平衡，并保持冲洗管道通畅。若关节局部肿胀、敷料潮湿、出现渗液，或关节局部无肿胀、敷料干燥，但引流量小于冲洗入量，均提示引流管不畅，应及时通知医生处理。

（9）如冲洗管堵塞，则用卵圆钳由近端至远端对夹挤压，直至冲洗通畅。

第三节　中心静脉置管的护理

【目的】

（1）保证中心静脉置管（CVC）的长期留置，提供静脉给药的通道。

（2）防止导管相关感染。

【适应证】　留置 CVC 的患儿。

【实施】

1. 操作准备

（1）人员准备：衣帽整洁，洗手，戴口罩。

（2）环境准备：室内光线充足、安静，符合无菌操作、职业防护要求。

（3）物品准备：无菌透明敷贴、无菌小纱布、10 mL 注射器、无菌生理盐水、肝素盐水、0.5％有效碘、棉签、无菌镊。

2. 操作步骤

（1）评估：

1）评估中心静脉导管固定情况，导管是否通畅。

2）评估穿刺点局部和敷料情况，查看敷贴更换时间、置管时间。

（2）更换敷料：

1）摆好体位，暴露穿刺部位。

2）戴无菌手套，铺治疗巾，碘伏消毒敷贴及周围皮肤。

3）0°角或 180°角揭除敷贴，脱离皮肤后自下而上去除敷贴。

4）更换无菌手套，0.5％有效碘消毒穿刺点及周围皮肤。

5）观察穿刺部位有无红肿及分泌物，如穿刺点有血性渗出者，需夹取无菌小纱布覆盖在针眼处。

6）以穿刺点为中心，覆盖无菌透明敷贴。注明更换日期、时间、内置外留长度，并签名。

（3）冲管及封管：遵循生理盐水、药物注射、生理盐水、肝素盐水的顺序。用 10 mL 注射器抽取 10 mL 生理盐水，连接至三通或肝素帽上，回抽见回血，确认导管通畅，采用脉冲式方法冲管；连接输液器；输液结束，用 10 mL 生理盐水脉冲式冲洗导管，用肝素盐水正压封管，封管液量应 2 倍于导管加辅助装置容积。

3. 注意事项

（1）严格执行无菌操作技术。

（2）更换敷贴动作轻柔，避免皮肤损伤和导管滑脱。

（3）消毒范围必须超过无菌透明敷料覆盖部分。

（4）观察导管周围皮肤，每日评估导管使用情况，判断留置的必要性。

（5）掌握冲管与封管技术和程序，防止堵管。

第四节 外周动、静脉置管

一、密闭式静脉留置针输液技术

【目的】 减少穿刺次数，减轻患儿痛苦。

【适应证】 间歇性、连续性或每日静脉输液治疗；输注溶液处于或接近等渗状态，溶液处于或接近正常 pH 值范围；间歇性输注刺激性药物。

【实施】

1. 操作准备

（1）人员准备：衣帽整洁，洗手，戴口罩。

（2）环境准备：室内光线充足、安静，符合无菌操作、职业防护要求。

（3）物品准备：0.5％有效碘、无菌棉签、弯盘、敷贴、治疗巾、剃毛刀、留置针、一次性静脉输液钢针或无针输液接头、注射器、一次性输液器、药物、输液卡，必要时备弹力绷带和剪刀。

2. 操作步骤

（1）小儿静脉留置针输液时应评估以下问题：小儿病情、年龄；穿刺部位皮肤情况、血管情况；输注药液的性质、对血管壁的刺激程度；小儿及其家长对使用留置针的认识及合作程度。

（2）在治疗室内遵医嘱核对、检查药液，确认无配伍禁忌后加入药液。

（3）携用物至操作间，核对患儿身份，核对医嘱及药物。

（4）挂输液瓶于输液架上，排尽空气，关闭调节器，检查输液管内有无空气。

（5）根据小儿年龄、血管、用药选择留置针型号，打开留置针外包装，将一次性静脉输液钢针插入肝素帽内（或将头皮针去除，连接无针输液装置），排气。

（6）协助小儿取仰卧位或侧卧位，头下垫治疗巾，家长或助手固定患儿肢体及头部，操作者立于小儿头侧，根据需要剃掉局部毛发，用纱布擦干局部皮肤。

（7）常规消毒局部皮肤，消毒范围应大于敷贴范围，约 8 cm×8 cm，待干，备胶布。

（8）再次排气、核对。

（9）操作者一手拇指、示指固定静脉两端，另一手持留置针，沿静脉向心方向平行刺入，见回血后再进针少许，固定针芯送套管。根据进针的角度不同，可分为直刺法（图 7-3）、斜刺法（图 7-4）和挑针进针法（图 7-5）。直刺法适合小儿头皮静脉、手足背静脉；斜刺法适用于粗大易滑动的血管，如肘静脉、大隐静脉；挑针进针法适用于穿刺部位不平、充盈度差的血管。

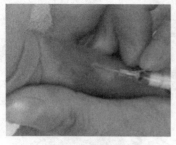
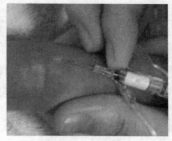
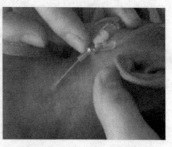

图7-3　直刺法　　　　　　图7-4　斜刺法　　　　　　图7-5　挑针进针法

（10）打开调节器，见液体滴入顺畅、患儿无不适后，敷贴无张力粘贴、固定（图7-6）。注明留置日期、时间，并签名。

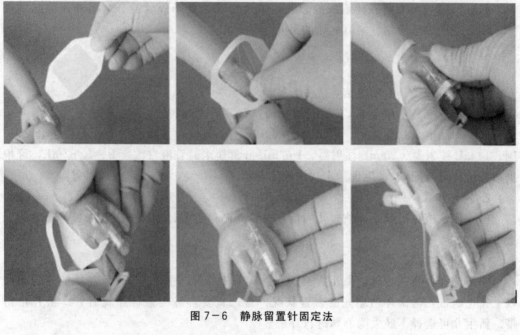

图7-6　静脉留置针固定法

（11）根据小儿年龄、病情、药液性质调节滴速。

（12）再次核对，填写输液巡视卡，并挂于输液架上。

（13）向患儿及其家长说明输液过程中的注意事项：穿刺部位不能浸泡在水中、敷贴松脱或潮湿及时通知护士更换；避免随意关闭导管夹或调节滴速；若发现液体不滴、滴入不畅、输液部位肿胀或疼痛等异常，立即告知护士查看并处理。

（14）整理用物，洗手，记录。

（15）输液完毕，用1～10 u/mL 的肝素生理盐水正压封管，关闭导管夹并妥善固定。

【注意事项】

（1）严格执行无菌操作及查对制度。

（2）由远心端到近心端选择血管，根据药物性质、量选择合适的血管。

（3）不宜选择的穿刺部位：关节处，渗液、静脉炎、血肿处，手术同侧肢体及患侧肢体静脉，不可在同一部位反复进行穿刺。

（4）注意观察输液反应，如有发热、寒战、皮疹等，应立即减慢速度或停止输液并查找原因。

（5）输液过程中按时巡视，注意观察液体是否输入顺畅。

（6）24 h连续输液，需每日更换输液器，更换敷贴后记录。

二、经外周静脉置入中心静脉导管（PICC）

（一）置管

【目的】 为患儿提供中期甚至长期的静脉输液治疗（7 d至1年），减少频繁静脉穿刺的痛苦。

【适应证】 需长期静脉输液的患儿，给予化疗、胃肠外营养、刺激外周静脉的药物，缺乏外周静脉通路、家庭病床的患儿、早产儿。

【实施】

1. 操作准备

（1）人员准备：衣帽整洁，洗手、戴口罩。

（2）环境准备：指定PICC置管治疗间，调节适宜的病室温度。

（3）物品准备：导入鞘、PICC导管、PICC穿刺包、分隔膜接头、无菌手套2～3副、10 mL注射器、20 mL注射器、1 u/mL肝素盐水封管液（浓度0～10 u/mL，可根据患儿情况自行配置）、生理盐水、水胶体敷料。

2. 操作步骤

（1）评估核对医嘱，评估患儿病情和血管，制订置管计划，与患儿家长沟通签署同意书。

（2）准备物品。

（3）选择合适的静脉，患儿置于平卧位，手臂外展与躯干成90°，在预期穿刺部位以上扎止血带，再次评估患儿的血管状况。首选贵要静脉为最佳穿刺血管，松开止血带。新生儿可选择下肢大隐静脉进行穿刺。

（4）测量定位：测量时手臂外展90°，由预穿刺点沿血管走向，至右胸锁关节，向下至第3肋间，同时测量双上臂臂围，以供监测可能发生的并发症，如渗漏和栓塞。

1）新生儿上肢穿刺测量：由预穿刺点沿血管走向，至右胸锁关节，加1 cm。

2）新生儿下肢穿刺测量：由预穿刺点沿血管走向，至腹股沟，向上过脐带，至剑突（图7-7）。

（5）建立无菌区：打开PICC无菌包，戴手套，应用无菌技术，准备分隔膜接头，10 mL注射器抽吸生理盐水，20 mL注射器抽吸肝素盐水，将第一块治疗巾垫在患儿手臂下，无菌物品按使用顺序放置（图7-8）。

（6）穿刺肢体的消毒：按照无菌原则消毒穿刺点肢体，上下直径＞20 cm，左右至臂缘，新生儿建议整臂消毒。先用酒精消毒三遍（新生儿除外），再用0.5%有效碘消毒三遍。消毒方法：第一遍顺时针、第二遍逆时针、第三遍顺时针。推荐使用氯己定消毒剂（小于2个月婴儿慎用），等待消毒剂自然干燥。更换手套，铺治疗巾及孔巾，无

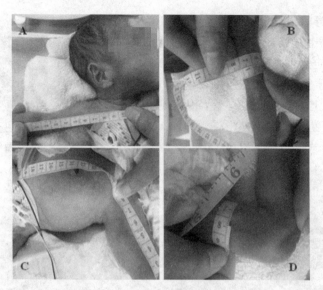

图 7-7　测量导管置入长度

A. 上肢穿刺测量导管置入长度　B. 上臂围测量　C. 下肢穿刺测量导管置入长度　D. 腿围测量

菌屏障最大化。新生儿不推荐使用酒精消毒,建议 0.5% 有效碘整个肢体消毒三遍,待干后,生理盐水脱碘。消毒后固定肢体,避免污染,助手穿手术衣、戴手套、铺巾(图 7-9)。

(7)预冲导管:生理盐水注射器冲洗、浸润导管。按预计置入长度修剪导管,在预计长度处,剪去多余部分(图 7-10)。

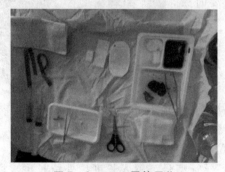

图 7-8　PICC 置管用物

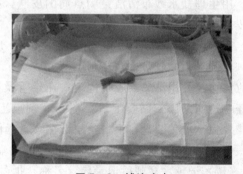

图 7-9　铺治疗巾

(8)穿刺:在穿刺点上方扎止血带,使静脉充盈,与皮肤成 15°~30° 进针,见回血,降低穿刺角度,再进入少许,使导管鞘进入血管(图 7-11)。

(9)从导管鞘中退出穿刺针,松开止血带,左手示指固定导管鞘以避免移位,中指轻压导管鞘尖端所处上端的血管,减少血液流出。

(10)置入 PICC 导管:用镊子轻轻夹住 PICC 导管送至"漏斗形"导管鞘末端,然后边缓慢注射生理

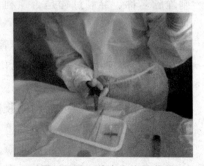

图 7-10　剪去多余导管

盐水边将 PICC 导管沿导管鞘逐渐送入静脉（图 7－12）。

（11）确定导管通畅：用生理盐水注射器抽吸回血，并注入生理盐水，确定是否通畅。

（12）退出导管鞘：PICC 导管置入后，即可退出导管鞘。指压导管鞘上端静脉固定导管，从静脉内退出导管鞘，撕裂导管鞘并从置管上撤离（图 7－13）。

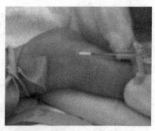

图 7－11　穿刺

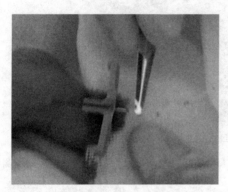

图 7－12　送 PICC 导管

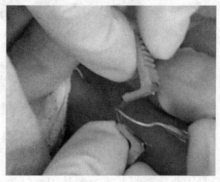

图 7－13　退鞘

（13）连接分隔膜接头，生理盐水冲管，肝素盐水正压封管。

（14）清洁穿刺点：撕开孔巾上方，充分暴露肘部。用生理盐水纱布清洁穿刺点周围皮肤，必要时涂以皮肤保护剂（注意不能触及穿刺点）。

（15）固定导管：将体外导管呈"S"形弯曲放置，在圆盘上贴胶带；在穿刺点上方放置一小块纱布吸收渗血，并用第二条胶带固定；在导管及穿刺部位覆盖一透明贴膜，贴膜上缘要覆盖穿刺点上方纱布，

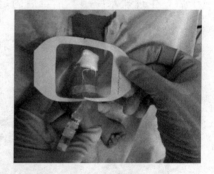

图 7－14　固定

下缘要完全覆盖圆盘，第三条胶带在圆盘远侧交叉固定导管（图 7－14）。

（16）定位：通过 X 线拍片确定导管尖端位置。

（17）记录：穿刺后记录导管名称、批号、导管型号、置入长度、外留长度、所穿刺静脉名称、穿刺过程是否顺利、固定状况、X 线检查结果、臂围、穿刺者姓名、穿刺日期。

（18）指导患儿家长做好导管维护。

（19）清理用物，整理床单位。

【注意事项】

（1）患儿低体温或穿刺侧肢体消毒后体温下降导致穿刺困难时，可加强保暖，给予穿刺侧肢体局部温热敷，等待患儿复温血管充盈后再行穿刺。

（2）刚出生的早产儿皮肤薄、嫩，水肿，可延缓穿刺；首选留置脐静脉导管，保护外周血管，脐静脉置管拔出后穿 PICC，可提高 PICC 穿刺成功率。

（3）患儿由于血管选择不当、血管细小或血管痉挛导致送管困难时的处理方法：①首选右贵要静脉，少选头静脉，提高置管成功率；②穿刺前适当镇静（新生儿可口服少量蔗糖水镇痛）；③送管过程中适当改变患儿手臂的角度（功能位）；④边推注生理盐水边送管；⑤遇到血管痉挛患儿应暂停送管，按摩患儿穿刺测肢体血管；⑥重新选择其他血管。

（4）患儿血小板异常、出凝血时间异常、穿刺部位难以止血时，可遵医嘱使用止血药、血制品等，也可使用明胶海绵压迫穿刺口止血。

（5）置管成功后，防止堵管：每6～8 h用生理盐水冲管一次，不间断输液，速度不低于3 mL/h。输注不同药物之间用生理盐水冲管，防止因药物配伍禁忌导致沉淀物堵塞导管。

（6）输液时排尽空气，输液系统各接头连接严密，严防空气栓塞。一旦出现立即将患儿置于左侧卧位并处头低足高位，争取抢救时机。

（7）每班测量臂围（新生儿测量双臂或腿围），检查并记录导管的外露长度，严防导管移位、脱出。

（8）导管拔出时，患儿平卧，应从穿刺点部位轻轻地缓慢拔出导管，切勿过快过猛。拔管后立即压迫止血，涂以抗菌药膏封闭皮肤创口，防止空气栓塞，用敷料封闭式固定。测量导管长度，观察导管有无损伤或断裂。做好24～48 h换药直至创口愈合，同时完善护理记录。

（二）更换敷料

【目的】　预防深静脉置管感染。

【适应证】

（1）PICC置管后第一个24 h。

（2）敷料出现松动或潮湿时。

（3）每7 d常规更换一次敷料。

【实施】

1. 操作准备

（1）人员准备：衣帽整洁，洗手，戴口罩。

（2）环境准备：调节适宜的病室温度。

（3）物品准备：无菌手套1副、中心静脉导管换药包、基础治疗盘。

2. 操作步骤

（1）查对PICC护理记录或维护手册，了解置管深度，穿刺点局部情况及上次更换敷料情况。

（2）核对患儿床号、姓名，解释并取得合作。

（3）操作者洗手、戴口罩，准备用物至床边。

（4）测量患儿臂围，与原始资料核对，做好记录。

（5）备胶布，暴露置管部位。用一只手按压固定导管的圆盘，另一只手沿外露导管尾端向穿刺点方向，零角度轻轻揭除原有敷贴，观察穿刺点及局部有无异常。

（6）打开换药包，戴无菌手套，铺孔巾。

（7）用 0.5% 有效碘消毒穿刺点及周围皮肤 2 次，待干。

（8）将暴露体外部分的导管以"S"形定位，取准备好的胶布固定圆盘。

（9）将无菌透明贴膜贴于穿刺点，贴膜应完全覆盖穿刺点、穿刺点外的导管和圆盘。

（10）用胶布交叉固定导管尾端，贴于透明贴膜上，导管尾端用胶布妥善固定。

（11）清理用物，整理床单位或操作台。

（12）记录更换敷贴时间于透明贴膜上。

（三）冲管

【目的】 保持 PICC 导管通畅。

【适应证】 在每次静脉输液、给药前后都应冲管；治疗间歇期每 7 d 冲管一次。

【实施】

1. 操作准备

（1）环境准备：调节适宜的病室温度。

（2）物品准备：基础治疗盘、10 mL 注射器、生理盐水。

2. 操作步骤

（1）核对床号、姓名或维护手册。

（2）洗手、戴口罩，准备用物至床边。

（3）输液前抽回血，见回血后用注射器抽吸 10 mL 生理盐水，连接 PICC 接头，采用推一下、停一下的脉冲式冲洗方法冲管，确保通畅后连接输液器并输液。

（4）治疗结束后分离输液接头，用注射器抽吸 10 mL 生理盐水采用边推注边拔针的正压式封管的方法保持静脉输液通路畅通。

（5）整理床单位或操作台。

（6）脱去手套，整理用物，洗手。

【相关知识】 PICC 敷料更换原则：更换敷料必须严格遵循无菌操作原则。透明贴膜应在导管置入后第一个 24 h 更换，以后每 7 d 更换一次或在发现贴膜被污染（或可疑污染）、潮湿、脱落或危及导管时更换，所有透明贴膜上应该清楚标记更换敷料的时间。

三、脐静脉导管（UVC）

【目的】 利用新生儿特有的脐静脉置入静脉导管进行药物注射、监测中心静脉压或采集血标本。

【适应证】

（1）中心静脉压力监测。

（2）紧急情况下静脉输液的快速通路。

（3）换血或部分换血。

【实施】

1. 操作准备

（1）人员准备：衣帽整洁，洗手，戴口罩。

（2）环境准备：循环风空气消毒机进行空气消毒，新生儿辐射抢救治疗台，调节适宜的环境温湿度。

（3）物品准备：脐静脉穿刺包（无菌孔巾、治疗巾、弯钳、直钳、剪刀、镊子、纱布、弯盘、治疗碗丝线）、无菌手套、口罩、帽子、一次性无菌手术衣、10 mL 注射器、肝素帽、头皮针、肝素盐水（含肝素 $1\sim3$ u/mL）、0.5％有效碘、胶布。

（4）患儿准备：心电、经皮血氧饱和度监护，保暖，仰卧位，固定四肢，0.5％有效碘常规消毒脐带及其周围皮肤，尤其脐轮皱褶处。

2. 操作步骤（图 7 - 15）

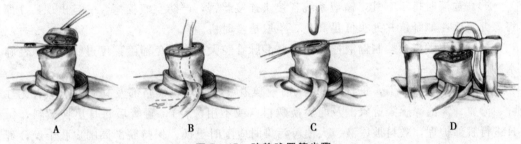

图 7 - 15 脐静脉置管步骤

（1）将患儿仰卧位放置，用尿布包裹双下肢，以稳定患儿。

（2）戴口罩，帽子，穿一次性无菌手术衣、戴无菌手套。

（3）以脐带为中心用 0.5％有效碘消毒，上至剑突水平，下至耻骨联合，左右至腋中线，消毒 3 遍（注意脐带消毒）。

（4）用 10 mL 的注射器抽取生理盐水冲洗管道及接头，不得有任何气泡。

（5）等消毒液自然晾干，铺巾，使无菌屏障最大化。

（6）在脐带根部系一根丝线，以减少出血，距皮肤 $0.5\sim1$ cm 处剪断脐带。

（7）鉴别血管：可见 2 个脐动脉和 1 个脐静脉开口。动脉壁厚，孔小，通常位于 4 点和 7 点位置；静脉壁薄，腔大，通常位于 $11\sim1$ 点处。

（8）用弯钳向上稳定地钳住脐带的根部，用直钳打开并扩张脐静脉。

（9）插入脐静脉导管时，提起脐带与下腹部呈 $30°\sim45°$，朝向患儿左肩方向将导管插入脐静脉至预定深度。不同体重患儿脐静脉导管插入深度推荐标准见表 7 - 2。

（10）将导管插到预定深度后，抽回血通畅。

（11）固定，脐残端做连续荷包缝合，桥状固定导管。

（12）X 线摄影定位，调整插管深度并记录。

表 7 - 2 不同体重患儿脐导管插入深度推荐标准

体重（kg）	插入深度（cm）
<1.0	6
1.0~1.5	7
1.5~2.0	8
2.0~2.5	9
>2.5	10~12

【注意事项】

（1）有腹膜炎、坏死性小肠结肠炎、脐炎、脐膨出的患儿，禁止进行脐静脉置管。

（2）操作前后洗手，严格执行无菌操作。

（3）防止静脉血栓，每6～8 h用生理盐水冲管一次，不间断输液，速度不低于3 mL/h。从导管处取血后，更换有血液残留的肝素帽，及时冲、封管，避免堵管。输注脂肪乳时，每6～8 h冲管一次，防止脂肪乳沉积；输注不同药物之间用生理盐水冲管，防止因药物配伍禁忌导致沉淀物堵塞导管。

（4）输液时排尽空气，输液系统各接头连接严密，严防空气栓塞。一旦出现，立即将患儿置于左侧卧位并处头低足高位，争取抢救时机。

（5）应用微量泵控制输液速度，因脐静脉管腔大，应避免输液速度过快导致急性肺水肿。

（6）防止脐部感染，每日用0.5%有效碘消毒脐部，观察脐部及其周围组织有无红肿、渗血、渗液等感染迹象。及时更换敷料（或不用敷料），置管后每日更换敷料，每日进行脐部护理，敷料被尿液、大便等污染时应随时更换。保持脐部周围皮肤干燥，可擦浴，防止大、小便污染脐部。

（7）每班检查并记录导管的外露长度，及时更换松动的胶布，严防导管移位脱出。

【相关知识】

（1）插管过程中和插管后应密切观察可能发生的并发症，如误入门静脉沟、穿破肝实质、肝细胞坏死（多由注入药物引起）、心脏停搏（多由于插管过深进入心腔所致）、血栓形成及栓塞、空气栓塞、感染、败血症等。

（2）导管尖端位置X线定位：一般位于膈上0.5～1 cm，如有条件，可行超声心动图检查。

（3）应尽量缩短导管留置的时间，达到治疗目的后应尽早拔除导管，以减少感染机会。通常导管保留7 d左右，一旦出现血栓、气栓、感染等现象应立即拔管。

（4）每日用0.5%有效碘常规消毒脐部，直到脐带残端脱落、伤口干燥为止，常规加压包扎脐部24 h。

四、动脉有创血压监测技术

动脉有创血压监测是将动脉导管置入动脉内，通过压力监测仪直接测量动脉内血压的方法。常用动脉测压见图7－16、图7－17、图7－18。

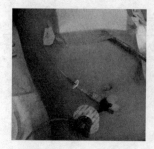

图7－16　左房测压

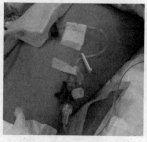

图7－17　肺动脉测压

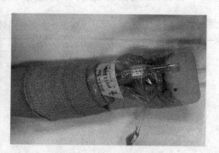

图7－18　桡动脉测压

【目的】

（1）及时准确地了解患儿血流动力学变化，为危重患儿的治疗提供补液量及血管活性药物的用药依据。

（2）监测动脉血气分析时，减少穿刺，减轻患儿痛苦。

【适应证】

（1）适用于休克、重症疾病、严重的周围血管收缩及控制性降压的患儿。

（2）用于进行大手术或有生命危险的手术患儿的术中和术后监护、其他存在高危情况患儿的监护。

【实施】　以桡动脉测压为例。

1. 操作准备

（1）物品准备：具备压力监测模块的监护仪、合适的动脉导管。

1）配制肝素盐水（0～10 u/mL），抽取 60 mL 肝素盐水，将注射器安装在微量泵上。注射器标签清楚，注明床号、姓名、药物稀释浓度、用药时间，签名。

2）连接测压导联线，调整监护仪至动脉血压监测，调整报警范围。

3）打开一次性测压管套装，连接肝素盐水，排气，铺一次性无菌治疗巾垫于测压管换能器下。

（2）患儿准备：

1）患儿平卧位，烦躁者遵医嘱镇静。

2）检查尺动脉侧支循环情况，艾伦试验（Allen's test）阴性者，可行桡动脉置管。

3）前臂与手部常规备皮，范围约 5 cm×10 cm，应以桡动脉穿刺处为中心。

2. 操作步骤

（1）核对医嘱，准备用物，洗手，戴口罩。

（2）核对患儿床号、姓名，评估患儿。

（3）患儿取平卧位，前臂伸直，掌心向上并固定，腕部垫一小枕，手背屈曲60°。

（4）摸到桡动脉搏动，常规消毒皮肤，术者戴无菌手套，铺无菌巾，在桡动脉搏动最清楚的远端用盐酸利多卡因做局部浸润麻醉至桡动脉两侧（必要时），以免穿刺时引起桡动脉痉挛。

（5）在腕横纹上方 1 cm 处摸清桡动脉后，套管针与皮肤成30°，沿桡动脉走行进针，当针头穿过桡动脉壁时有突破坚韧组织的脱空感，并有血液呈搏动状涌出，证明穿刺成功。

（6）此时即将套管针放低，再向前平行推进少许，使外套管的圆锥口全部进入血管腔内，用手固定针芯，将外套管送入桡动脉内并推至所需深度，左手中指按压套管前端针尖处，右手拔出针芯。

（7）将外套管连接测压装置，将压力传感器置于无菌治疗巾中防止污染。

（8）固定好穿刺针，必要时用小夹板固定手腕部，另一只手用约束带约束。

（9）校正零点，将压力感受器置于心脏水平，即患儿腋中线与第4肋交点处，调节三通开关，关闭动脉导管端，使压力传感器与大气相通，启动归零键，当监护仪数字显示"0"时，提示调试零点成功。

（10）测压：调试完毕，调节三通开关，使压力传感器与大气隔绝而与动脉导管相通，动脉压力监测开始，显示波形与数值。

（11）开启肝素盐水微量泵，持续冲管，速率为 1 mL/h 或 2 mL/h，以防管道阻塞。

（12）整理床单位，处理用物。

（13）洗手，动态观察患儿血压、压力波形，并准确记录。

【注意事项】

（1）严防动脉内血栓形成：除以肝素盐水持续冲洗测压管道外，尚应做好以下几点。

1）每次经测压管抽取动脉血后，均应立即用肝素盐水进行快速冲洗，以防凝血。

2）管道内如有血块堵塞，应及时予以抽出，切勿将血块推入，以防发生动脉栓塞。

3）动脉置管时间长短也与血栓形成呈正相关，在患儿循环功能稳定后，应及早拔出。

4）防止管道漏液，测压管道的各个接头应连接紧密，确保肝素盐水的滴入。

（2）保持测压管道通畅：

1）妥善固定套管、延长管及测压肢体，防止导管受压或扭曲。

2）保持三通开关在正确的方向。

（3）严格执行无菌技术操作：

1）穿刺部位每 24 h 用 0.5％有效碘消毒及更换敷料 1 次，并用无菌透明贴膜覆盖，防止污染。局部污染时应按上述方法及时处理。

2）自动脉测压管内抽血化验时，导管接头处应用 0.5％有效碘严密消毒，不得污染。

3）测压管道系统应始终保持无菌状态。

（4）防止气栓发生：在调试零点、取血等操作过程中，严防气体进入动脉造成气栓形成。

（5）加强巡视，防止穿刺针及测压管脱落：穿刺针与测压管均应固定牢固，尤其是患儿躁动时，应严防被其自行拔出。

五、新生儿换血术

新生儿换血术是治疗高胆红素血症最迅速的方法。主要用于重症母婴血型不合的溶血病，可及时换出抗体和致敏红细胞，减轻溶血；降低血清胆红素浓度，防止胆红素脑病；同时可以纠正贫血，防止心力衰竭；换血偶尔有心搏骤停等危险，并有继发感染可能，所以必须严格掌握指征。除上述特殊情况外，换血还可用于遗传性葡萄糖－6－磷酸脱氢酶缺乏症（蚕豆病）或其他原因导致的严重高胆红素血症，如严重败血症、药物中毒等。

【目的】

（1）去除积聚在血液中而不能用其他方法消除的毒素（其他方法包括利尿、透析或用耦合剂等）。

（2）调整血红蛋白水平及种类（通常仅用于部分换血法）。

（3）调整抗体-抗原水平。

（4）治疗凝血缺陷病。

（5）提高血液对氧的释放能力。

【适应证】

（1）产前诊断基本明确为新生儿溶血病者，出生时有贫血（脐带血血红蛋白<120 g/L，伴有水肿及肝脾肿大、心力衰竭者）。

（2）早期新生儿血清胆红素超过指南中的换血标准，且主要以未结合胆红素升高为主者。

（3）凡有早期胆红素脑病症状者，无论血清胆红素浓度高低都应考虑换血，因为胆红素脑病的发生与否，除与血清胆红素量有关外，尚有其他因素参与。

（4）对缺氧、酸中毒或低蛋白血症者换血指征可适当放宽，早产儿及前一胎有死胎、全身水肿、严重贫血等病史者，此胎往往也严重，应酌情放宽换血指征。

（5）出生已经1周以上、体重较大、情况良好、无胆红素脑病症状者，即使血清胆红素达到427.5 μmol/L（25 mg/dl），而其中结合胆红素占85.5 μmol/L（5 mg/dL）以上，也可先用其他方法治疗。

【实施】

1. 操作准备

（1）物品准备：

1）具备伺服或控制系统的远红外辐射保暖台、体温计、心电监护仪、经皮测氧饱和度仪及复苏药品等。

2）婴儿约束带、胃管、吸引装置。

3）22G留置针2～3个、三通接头、延长导管、50 mL注射器若干、注射泵、输液器、输液泵、量筒、放置废血用容器1个及静脉接管、抽血用注射器、换血记录表等。

4）1 u/mL肝素生理盐水，5％葡萄糖注射液及10％葡萄糖酸钙注射液等。

5）换血用血制品。

（2）患儿准备：

1）停止喂养一次，抽出胃内容物，置患儿于远红外线辐射保暖台上。必要时术前30 min遵医嘱肌内注射苯巴比妥10 mg/kg。

2）如系高胆红素血症，于换血前1 h遵医嘱用白蛋白1 g/kg，缓慢静脉滴注，有心力衰竭时不用。Rh溶血严重贫血，换血前应先以浓缩红细胞25～80 mL/kg做部分换血，待血红蛋白上升至120 g/L以上再行双倍量换血。

2. 操作步骤 常用换血途径为经外周动、静脉换血，但必须掌握换血速度。

（1）外周动脉置管，首选桡动脉。先做艾伦试验，证实尺动脉循环良好后，用22G留置针行桡动脉穿刺置管，穿刺成功后连接三通接头；三通接头一端接肝素盐水的延长导管，肝素盐水以10 mL/h的速度通过注射泵均匀泵入；另一端接输液管作为排血通道，通过输液泵控制排血速度，排血管末端置于量筒中，准确测定排出血量。输血通道未建立前先关闭排血通道。

（2）选择远心端或动脉置管另一侧外周静脉作为输血通道，穿刺置管成功后连接输血器。

（3）输血泵排血速度＝输血泵速度＋肝素生理盐水注射泵速度，开动输血泵和排血泵，即开始全自动外周动、静脉同步换血。开始时，输血泵速度＋肝素生理盐水注射泵速度与排血泵的速度先设为 100 mL/h，观察输血和排血管道是否通畅。10 min 后增至 120 mL/h，30 min 后增至 150～210 mL/h，保持排血泵与输血泵的速度匀速同步。当最后血袋的剩余血量约为总换血量的 5％时，停止排血，继续输血，使输入血量稍多于排出血量，即结束换血。

（4）换血总量与换血速度　换血总量为 150～180 mL/kg，可换出 85％的血量（包括致敏红细胞），以（2～4）mL/（kg·min）的速度匀速进行，开始以每次 10 mL 等量换血，以后以每次 20 mL 等量换血，双倍量换血总时间不能少于 1.5 h。极低出生体重儿每次换血量应减少，速度应更慢。

（5）换血前、中、后的血标本均应进行以下实验室检查：胆红素、电解质、血常规、血气分析、血糖。

（6）换血过程中患儿如有激惹、心电图改变等低钙症状时，应遵医嘱缓慢静脉注射 10％葡萄糖酸钙 1～2 mL/kg。

（7）换血结束，整理患儿床单位并做好记录。

【注意事项】

（1）开始换血前必须做好患儿准备，如固定四肢，必要时遵医嘱应用镇静剂。

（2）控制换血速度，速度太快会影响效果并导致严重并发症，生命体征不稳定时应停止或减慢换血速度。

（3）严密监测患儿血压，换血开始前先测量基础血压；换血过程中，每 10～20 min 测量 1 次，血压增高或降低要调整入血与出血速度。

（4）换血过程注意保暖，观察入血量与出血量是否一致。当出血不顺利时不能强行进行冲管操作，应检查插管位置，注意插管有无堵塞，入血通道必须同步暂停。

（5）两袋血之间用 0.9％氯化钠溶液冲洗输血器。操作暂停时应将插管中血液用肝素盐水冲洗干净。

（6）换血后监护患儿生命体征、黄疸程度，以及有无嗜睡、拒食、烦躁、抽搐、拥抱反射等。

（7）如系高胆红素血症，换血后应继续蓝光照射并监测血清胆红素变化，在换血后第 2、4、6 h，以及以后每间隔 6 h 监测血清胆红素水平 1 次。在换血后 2～4 h 可发生胆红素反弹现象。

（8）监测血糖、血常规、电解质、血气分析等，若患儿情况良好，换血 3～4 h 后可继续喂养。

（9）一次换血后，组织中胆红素可再回入血浆，加上骨髓或脾脏中致敏红细胞的分解及换入红细胞的衰老死亡，可使血清胆红素再次升高或超过第一次换血前的浓度。在这种情况下可按换血指征再次换血。

【相关知识】

（1）库血未经逐步复温而立即输入，可引起心血管功能障碍。一般将血袋置于室温下预温，应保持在 27～37 ℃，如果采用血袋外加温水复温，则水温不能超过 37 ℃，以免溶血。血容量过多（因换入量过多或因换血致胶体渗透压改变后使组织间隙液体进入血管引起）可致心力衰竭，换血时若不慎使大量空气进入血液循环，可引起空气栓塞而发生心搏骤停；也可发生下肢动脉痉挛、血栓形成等。

（2）使用库存血时，血清钾含量高，高血钾可引起心室纤颤、心脏停搏。

（3）换血过程中切忌有空气和凝血块注入，静脉导管开口不可放置在空气中；患儿哭闹或深喘气可吸入空气，造成空气栓子。导管插入前应装满生理盐水，可指示导管内液体的流向。导管插入后先抽血，可避免小血块推入静脉引起血栓。

第八章　常用操作技术

第一节　体温测量

【目的】　了解患儿的体温变化，及时发现异常体温。

【适应证】　所有住院患儿。

【实施】

1. 操作准备

（1）人员准备：操作人员衣帽整齐，规范洗手，戴口罩。

（2）环境准备：环境清洁，关闭门窗，调节室温至 26～28 ℃。

（3）物品准备：体温测量盘（清洁体温计、无菌纱布、记录本、笔）。

2. 操作步骤

（1）检查体温计汞柱是否在 35 ℃以下，电子体温计是否处于开启状态。

（2）腋下测量法：解开衣服，轻轻擦干腋窝，将体温计汞端放于患儿腋窝深处，紧贴皮肤，帮助夹紧体温计，10 min 后取出。若为暖箱中的新生儿，可将体温计放入患儿背部肩胛中间，5～10 min 取出。

（3）直肠测温法：患儿取仰卧位，取下尿布，护士一手紧握患儿双足踝部，并提起，固定患儿双足；将肛表汞端涂上液状石蜡，轻轻插入肛门 2～3 cm，固定肛表，用手掌和手指轻轻地将双臀捏在一起，防止体温计由肛门脱出。3 min 后取出体温计，用无菌纱布擦净，并擦干净肛门。

（4）记录体温。

（5）洗手，包裹，整理患儿衣物。

（6）将体温计用清水冲洗干净，浸泡于消毒液容器中，30 min 后取出擦干备用。

【注意事项】

（1）测温时动作宜轻柔，防止损伤皮肤黏膜。

（2）腋下测量时要擦干腋窝，护理人员要帮助新生儿夹紧上肢，以保证测量温度的准确性。

（3）直肠测温时，要润滑体温计汞端，女性婴儿的肛门与阴道口的距离接近，要防止将体温计误插入阴道。

（4）选择适宜的测温时间，在哭闹、洗澡、进食 20 min 后方可测温。

（5）测温过程中要注意保暖。

第二节　体位管理

一、早产儿的体位管理

（一）仰卧位

【目的】

（1）保持呼吸道通畅，便于观察胸廓运动及呼吸情况。

（2）便于进行各项操作及护理。

（3）用于新生儿复苏抢救时。

【适应证】　新生儿复苏术、气管插管术、外周静脉穿刺、经外周静脉置入中心静脉导管、中心静脉插管及监测术、脐静脉插管、侧脑室穿刺、腹腔穿刺及引流、胸腔穿刺及引流、硬膜下引流等技术操作时。

【实施】

1. 操作准备

（1）环境准备：调节室温至 22～26 ℃。

（2）物品准备：蛙形枕 1 个、鸟巢（带有约束带）1 个、定位支持包 1 个。

（3）患儿准备：核对医嘱，评估患儿皮肤、疾病情况；有无颈部、脊柱、四肢等手术及外伤史。

2. 操作步骤

（1）衣帽整齐，洗手，戴口罩，携用物至患儿床旁，关闭门窗。

（2）向患儿家长解释俯卧位的目的，取得其配合；双人核对患儿腕带信息正确。

（3）将患儿仰卧，放于特制的鸟巢中，使患儿保持头部与身体纵轴一致。

（4）将蛙形枕放于患儿颈和肩下，抬高其颈肩部 2～3 cm，保持下颌稍微内收靠向身体。

（5）用约束带交叉固定患儿躯干及四肢，松紧适宜。

（6）将定位支持包从患儿脚底部放在鸟巢周围，起支撑及保护作用，稳定鸟巢形状。

（7）将患儿双手放在胸前，尽量让患儿的一只手能触及口唇，使患儿便于吸吮而获得满足感。

（8）为患儿盖好盖被，整理床单位。

（9）整理用物，洗手，记录。

（二）侧卧位

【目的】

（1）保持呼吸道通畅，用于体位引流。

（2）减少胃食管反流，防止呛奶、窒息的发生。

（3）改善缺氧，促进肺扩张。

（4）用于配合各种技术操作时。

（5）增加患儿吸吮和抓握的机会。

【适应证】 灌肠术、十二指肠插管术、预防压疮、臀部肌内注射、腰椎穿刺、侧脑室穿刺、硬脑膜下穿刺等技术操作时。

【实施】

1. 操作准备

（1）环境准备：调节适宜室温为 22～26 ℃。

（2）物品准备：小软枕 1 个、蛙形枕 1 个、鸟巢（带有约束带）1 个、定位支持包 1 个。

（3）患儿准备：核对医嘱，评估患儿皮肤、疾病情况；有无颈部、脊柱、四肢等手术及外伤史。

2. 操作步骤

（1）洗手，戴口罩，携用物至患儿床旁，关闭门窗。

（2）向患儿家长解释侧卧位的目的，取得其配合，双人核对患儿腕带信息。

（3）将患儿放于特制的鸟巢中，侧卧，使患儿保持头部与身体纵轴成一直线。

（4）用蛙形枕放于患儿颈和肩下，抬高其颈肩部 2～3 cm，保持下颌稍微内收靠向身体。

（5）将患儿两臂自然弯曲靠向躯干，双手放在胸前，尽量让患儿的一只手能触及口唇，使患儿便于吸吮而获得满足感。

（6）用一小软枕放于患儿两膝之间，使患儿膝盖向胸部屈曲，以扩大支撑面，增加稳定性，提供触觉刺激及增加安全感。

（7）将约束带交叉固定患儿躯干及四肢，松紧适宜。

（8）将定位支持包从患儿背部放在鸟巢周围，开口处在患儿面部及胸部，起支撑及保护作用，稳定鸟巢形状。

（9）为患儿盖好盖被，整理床单位。

（10）整理用物，洗手，记录。

（三）俯卧位

【目的】

（1）改善氧合功能及肺活量，减少呼吸暂停及窒息的发生。

（2）加快胃排空，改善胃肠功能，减少腹胀，促进体重的增长。

（3）利于减少患儿撤离呼吸机后呼吸性酸中毒的发生。

（4）用于臀部护理时。

（5）预防红臀和压疮。

【适应证】 早产儿肺功能的改善、防治呼吸暂停、腰背部检查时、预防压疮、先天性腰脊膜膨出、腰椎穿刺、侧脑室穿刺、硬脑膜下穿刺等技术操作时。

【实施】

1. 操作准备

（1）环境准备：调节室温 22～26 ℃。

（2）物品准备：小软枕 2 个、蛙形枕 1 个、鸟巢（带有约束带）1 个、定位支持包 1 个。

（3）患儿准备：核对医嘱，评估患儿皮肤、疾病情况；有无颈部、脊柱、四肢等手术及外伤史。

2. 操作步骤

（1）洗手、戴口罩，携用物至患儿床旁，关闭门窗。

（2）向患儿家长解释俯卧位的目的，取得其配合，双人核对患儿腕带信息。

（3）将患儿放于特制的鸟巢中，俯卧，头偏向一侧，保持呼吸道开放。

（4）把蛙形枕放于患儿颈和肩下，抬高其颈肩部2～3 cm，保持下颌稍微内收靠向身体。

（5）将一小软枕放于患儿前胸下，患儿双臂自然弯曲放于头两侧，上肢环抱小软枕，将患儿一只手放在口唇边尽量触及口唇，使患儿便于吸吮而获得满足感。

（6）使患儿双下肢膝盖向胸部自然屈曲。

（7）用约束带交叉固定患儿背部及四肢，松紧适宜。

（8）将定位支持包从患儿脚底部放在鸟巢周围，开口处在患儿面部及胸部，起支撑及保护作用，稳定鸟巢形状。

（9）为患儿盖好盖被，整理床单位。

（10）整理用物，洗手，记录。

二、足月儿及婴儿的体位管理

【目的】

（1）仰卧位：保持呼吸道通畅，便于观察胸廓运动及呼吸情况；便于进行各项操作及护理；用于复苏抢救时。

（2）侧卧位：用于体位引流和配合检查及各种技术操作时；可减少胃食管反流，防止呛奶、窒息的发生。

（3）俯卧位：改善氧合功能及肺活量，提升经皮血氧饱和度；改善胃肠功能，减少腹胀；用于配合检查及各种技术操作时；用于臀部护理时，预防红臀和压疮。

【适应证】

（1）仰卧位：新生儿复苏术、小儿心肺复苏术、气管插管术、电除颤术、外周静脉穿刺、经外周静脉置入中心静脉导管、中心静脉插管及监测术、脐静脉插管、侧脑室穿刺、腹腔穿刺及引流、胸腔穿刺及引流、硬膜下引流等技术操作时。

（2）侧卧位：灌肠术、十二指肠插管术、预防压疮、臀部肌内注射、腰椎穿刺、侧脑室穿刺、硬脑膜下穿刺等技术操作时。

（3）俯卧位：呼吸疾病，预防压疮，腰部、背部检查，配合胰、胆管造影检查，先天性腰脊膜膨出，侧脑室穿刺、硬脑膜下穿刺等技术操作时。

【实施】

1. 操作准备

（1）环境准备：调节室温22～24 ℃。

（2）物品准备：小软枕1～3个

（3）患儿准备：核对医嘱，评估患儿皮肤、疾病情况，询问有无颈部、脊柱、四肢等手术及外伤史。

2. 操作步骤

(1) 洗手，戴口罩，携用物至患儿床旁，关闭门窗。

(2) 向患儿家长解释卧位的目的，取得其配合，双人核对患儿腕带信息。

(3) 根据医嘱将患儿仰卧、侧卧或俯卧，使患儿保持头部与身体纵轴一致。

1) 仰卧位：将小软枕放于患儿颈和肩下，抬高其颈肩部 2～3 cm，保持下颌稍微内收靠向身体；使患儿双臂屈曲自然放在头两侧或胸前，双腿自然屈曲；使患儿的一只手能触及口唇，便于患儿吸吮而获得满足感。

2) 侧卧位：将患儿双臂自然弯曲靠向躯干，膝盖向胸部屈曲，提供触觉刺激及增加安全感；用一小软枕放于患儿颈和肩下，抬高其颈肩部 2～3 cm，保持下颌稍微内收靠向身体；将患儿双手放在胸前，尽量让患儿的一只手能触及口唇，使患儿便于吸吮而获得满足感；用一小软枕放于患儿后背部，以支撑背部使脊柱保持直线，防止背部弓起；用一小软枕放于患儿两膝之间，以扩大支撑面，增加稳定性。

3) 俯卧位：用一小软枕放于患儿前胸下，抬高其胸部 2～3 cm，保持下颌稍微内收靠向身体；双臂自然弯曲放于头两侧，将患儿一只手放在口唇边尽量触及口唇，使患儿便于吸吮而获得满足感；将患儿双下肢膝盖向胸部屈曲，用一小软枕放于患儿两膝下，以扩大支撑面，增加稳定性。

(4) 为患儿盖好盖被，整理床单位。

(5) 整理用物，洗手，记录。

三、幼儿及年长儿的体位管理

【目的】

(1) 仰卧位：保持呼吸道通畅，便于观察胸廓运动及呼吸情况；便于进行各项操作及护理；用于复苏抢救时。

(2) 侧卧位：用于体位引流及配合检查和各种技术操作时；减少胃食管反流，防止窒息的发生。

(3) 俯卧位：改善氧合功能及肺活量，提升经皮血氧饱和度；用于腰背部检查时；预防压疮。

【适应证】

(1) 仰卧位：小儿心肺复苏术、气管插管术、电除颤术、外周静脉穿刺、经外周静脉置入中心静脉导管技术、中心静脉插管及监测术、侧脑室穿刺术、腹腔穿刺及引流、胸腔穿刺及引流、硬膜下引流等技术操作时。

(2) 侧卧位：肛门检查，配合胃镜、肠镜检查时，预防压疮，十二指肠插管，灌肠，臀部肌内注射，腰椎穿刺、侧脑室穿刺、硬脑膜下穿刺等技术操作时。

(3) 俯卧位：腰、背部检查时，配合胰、胆管造影时，预防压疮，脊柱手术后或腰、背部有伤口不能平卧或侧卧的患儿，胃肠胀气所致腹痛患儿。

【实施】

1. 操作准备

（1）环境准备：调节室温 20～22 ℃。

（2）物品准备：软枕 1～3 个。

（3）患儿准备：核对医嘱，评估患儿皮肤、疾病情况，询问有无颈部、脊柱、四肢等手术及外伤史。

2. 操作步骤

（1）洗手，戴口罩，携用物至患儿床旁，关闭门窗。

（2）向患儿家长解释卧位的目的，取得其配合，双人核对患儿腕带信息。

（3）根据医嘱将患儿仰卧、侧卧或俯卧，使患儿保持头部与身体纵轴一致。

1）仰卧位：将软枕放于患儿颈和肩下，抬高其颈肩部 2～3 cm，保持下颌稍微内收靠向身体；将患儿双臂自然放在身体两侧，双腿伸直，自然平放。

2）侧卧位：将患儿的臀部稍后移；双臂屈肘，下面的手放在枕旁，上面的手放在胸前；下腿稍伸直，上腿屈曲；在两腿之间、胸腹部、后背部各放置一个软枕。

3）俯卧位：将患儿双臂自然弯曲放于头两侧，双腿伸直；在胸下、髋部及踝部各放置一个软枕。

（4）为患儿盖好盖被，整理床单位。

（5）整理用物，洗手，记录。

四、特殊操作时的体位管理

（一）屈曲仰卧位

【目的】

（1）用于股静脉采血时。

（2）协助各种操作。

【适应证】股静脉采血、臀部护理、耻骨上膀胱穿刺。

【实施】

1. 操作准备

（1）环境准备：调节室温 22～24 ℃。

（2）物品准备：尿布。

（3）患儿准备：核对医嘱，评估患儿皮肤、疾病情况，询问有无颈部、脊柱、四肢等手术及外伤史。

2. 操作步骤

（1）洗手，戴口罩，携用物至患儿床旁，关闭门窗。

（2）向患儿家长解释屈曲仰卧位的目的，取得其配合。双人核对患儿腕带信息。

（3）将患儿仰卧，使患儿保持头部与身体纵轴成一直线，必要时将头偏向一侧。

（4）将患儿双腿屈曲、外展成蛙形，用尿布遮盖患儿会阴部。

（5）操作后为患儿盖好盖被，整理床单位。

（6）整理用物，洗手，记录。

（二）头高足低位

【目的】

（1）配合穿刺和引流术。

（2）减轻颅内压，预防脑水肿。

（3）颈椎骨折术后颅骨牵引时，用作反牵引力。

【适应证】

（1）心包穿刺及引流术。

（2）颅脑手术后的患儿。

（3）颈椎骨折术后颅骨牵引。

【实施】

1. 操作准备

（1）环境准备：调节室温 22～24 ℃。

（2）物品准备：软枕 2 个。

（3）患儿准备：核对医嘱，评估患儿皮肤、疾病情况，询问有无颈部、脊柱、四肢等手术及外伤史。

2. 操作步骤

（1）洗手，戴口罩，携用物至患儿床旁，关闭门窗。

（2）向患儿家长解释头高足低位的目的，取得其配合。双人核对患儿腕带信息。

（3）将患儿仰卧，使患儿保持头部与身体纵轴成一直线，必要时将头偏向一侧。

（4）将一软枕放在患儿头背部下方，将头胸部抬高 20°。

（5）将一软枕横立放在患儿足底部，防止足部触碰床尾栏杆。

（6）操作后为患儿盖好盖被，整理床单位。

（7）整理用物，洗手，记录。

（三）头低足高位

【目的】

（1）配合穿刺和引流术。

（2）跟骨或胫骨结节牵引时，利用人体重力作为反牵引力，防止下滑。

【适应证】

（1）经皮锁骨下静脉穿刺、中心静脉插管术。

（2）肺部分泌物引流，使痰液易于咳出。

（3）跟骨或胫骨结节牵引。

【实施】

1. 操作准备

（1）环境准备：调节室温 22～24 ℃。

（2）物品准备：软枕 2 个。

（3）患儿准备：核对医嘱，评估患儿皮肤、疾病情况，询问有无颈部、脊柱、四肢等手术及外伤史。

2. 操作步骤

（1）洗手，戴口罩，携用物至患儿床旁，关闭门窗。

（2）向患儿家长解释头低足高位的目的，取得其配合。双人核对患儿腕带信息。

（3）患儿仰卧，将一软枕横立于床头，以防碰伤。

（4）将患儿床尾摇起或垫高 15～20 cm。

（5）将患儿头胸部放低，低头 10°～20°，使静脉充盈，避免中心静脉压低于零，以防空气进入静脉。

（6）在患儿穿刺侧肩部放置一软枕垫高 20°左右，使患儿头转向对侧。

（7）操作后为患儿盖好盖被，整理床单位。

（8）整理用物，洗手，记录。

【注意事项】

（1）避免头颈部过度仰伸或屈曲，以免影响通气；保持呼吸道开放。

（2）俯卧位必须在医护人员或家长监护下进行，避免患儿头部扭动，压住鼻孔而造成窒息等危险。

（3）患儿肢体处于柔软放松的屈曲位，避免四肢伸展。

（4）经常变换体位，防止患儿长时间处于同一体位而导致体位性畸形。

（5）颅内高压者禁用。

【相关知识】

（1）加强告知制度：向患儿家长讲解各种卧位的优点、缺点，使家长接受并配合。

（2）摆放体位前的准备：患儿床单位平整、洁净，选用柔软舒适、大小适宜的鸟巢；定位支持包固定性好，能起到支撑作用；小毛巾柔软、高度适宜。

（3）仰卧位优点：便于观察胸廓运动；便于静脉穿刺和胸、腹腔引流管的留置；可减小应用持续正压通气患儿的鼻孔压力，避免压伤鼻中隔；利于肢体运动；方便给药；对患儿搬动和干扰较少，可显著降低颅内出血的风险。

（4）仰卧位缺点：仰卧位吸气时肋弓内陷，影响肺扩张，可导致肺通气能力下降；机械通气的患儿持续仰卧位时，食管防逆流功能下降，胃内容物逆流入食管，引起胃食道反流，影响有效通气。

（5）侧卧位优点：增加患儿吸吮和抓握的机会；左侧卧位可有效减少反流，预防呛奶、窒息的发生；便于气胸的治疗；作为体位引流，可使患儿痰液容易吸出，改善缺氧状态。

（6）侧卧位缺点：容易压迫患儿的耳郭；长时间一侧卧位易使头颅变形；此体位不易维持。

（7）俯卧位优点：俯卧位能改善有呼吸疾病的新生儿的氧合作用；使胸部和腹部运动的协调性较好，呼吸频率增高，增加潮气量；有利于胃排空，减少胃食管反流，从而减少呼吸暂停及窒息的发生。

（8）俯卧位缺点：俯卧位时患儿易于将口鼻俯于床面而引起窒息，有增加婴儿猝死的可能；可能出现面部皮肤及膝部水肿；俯卧位给机械辅助通气护理带来难度。

（9）十二指肠插管术时，将患儿取右侧卧位有助于插管成功。

（10）腰椎穿刺时，将患儿取侧卧位，使患儿腰椎尽可能弯曲，但不要屈曲颈部，以免影响呼吸。

（11）摆放体位后的护理：随时巡视患儿生命体征及病情变化；随时保持体位正确、舒适、稳定；观察受压部位皮肤情况，预防压疮的发生，如发现局部皮肤发红等不良情况，及时更换体位、局部处理。

第三节　沐浴及床上擦浴技术

【目的】

（1）保持患儿皮肤清洁与舒适。

（2）促进血液循环，预防并发症。

（3）协助皮肤排泄与散热，预防皮肤感染及损伤。

（4）观察全身皮肤，及时发现异常情况。

【适应证】

（1）沐浴技术：适用于生命体征平稳，体重＞2 500 g，皮肤完整无破损的患儿。

（2）床上擦浴技术：适用于活动受限，病情危重、衰竭的患儿，及体重＜2 500 g的新生儿。

【实施】

1. 操作准备

（1）人员准备：操作人员衣帽整齐，规范洗手，戴口罩。

（2）环境准备：环境清洁，关闭门窗，调节室温至26～28 ℃。

（3）物品准备：浴盆、浴床（图8－1）、水温计、尿布及衣服、包被、浴巾、消毒小毛巾、大毛巾、38～40 ℃温水、棉签、皮肤消毒液、速干手消毒液，小儿浴液（沐浴备用）、小儿洗发液（沐浴备用），必要时遵医嘱备护臀及脐部护理药物（图8－2）。

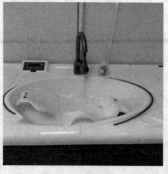
图8－1　浴床

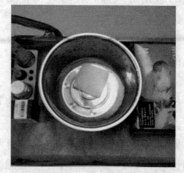
图8－2　物品准备

2. 操作步骤

（1）操作人员洗手或手消毒，测试水温，核对患儿腕带信息。

（2）根据患儿病情选择沐浴（图8－3）或床上擦浴（图8－4）。

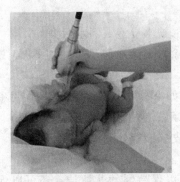

图8-3　沐浴

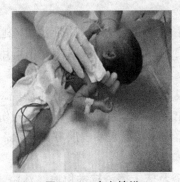

图8-4　床上擦浴

1）沐浴操作流程：

A. 抱患儿于操作台上，脱衣服解尿布，用浴巾包裹。

B. 以左前臂托住患儿背部，左手掌托住头颈部，并用拇指和中指，将双耳郭折向前方，以压住外耳道，防止水流入耳内；左臂及腋下夹住患儿臀部及下肢。

C. 右手用小毛巾擦洗患儿双眼，方向由内眦向外眦，然后擦洗面部及耳郭。

D. 用小毛巾打湿头发，涂上洗发液，轻轻揉搓后冲洗干净。

E. 左手握持患儿左肩及左腋窝处，使其头颈部枕于操作者左前臂，将患儿放入水中。

F. 保持左手的握持，用右手抹浴液。顺序：颈下→胸→腹→腋下→上肢→手→下肢，边洗边冲净浴液；以右手从患儿前方握住患儿左肩及腋窝处，使其头颈部俯于操作者右前臂，左手抹浴液清洗患儿后颈、背部、下肢。

G. 将患儿仰卧于操作者左前臂，清洗会阴及臀部。

H. 将患儿从水中抱出，包上浴巾，迅速擦干全身。

2）床上擦浴操作流程：

A. 将面盆放于床旁桌上，倒入温水至2/3满。

B. 根据病情，放平床头及床尾支架，松开床尾盖被。

C. 将微湿毛巾包在右手上，洗脸及颈部，依次为内眦、额部、鼻翼、面部、耳后、颌下、颈部，再用拧干的毛巾依次擦洗一遍。

D. 脱下衣服，在擦洗部位下面铺大毛巾。先擦两上肢、胸腹部；然后协助侧卧，擦洗背部；再使患儿平卧，穿衣脱裤，擦洗下肢、会阴。

E. 脐部护理及臀部护理。

F. 酌情包好尿布，穿好衣服。

（3）核对腕带信息，整理床单位。

（4）清理用物，规范洗手，记录。

【注意事项】

（1）观察患儿全身情况，注意皮肤、肢体活动等，有异常及时报告和处理。沐浴或擦浴过程中，注意观察面色、呼吸，如有异常，停止操作。操作在进食后1 h进行，防止呕吐或溢奶。

（2）注意保暖，避免受凉；注意水温，防止烫伤；不可将患儿单独留在操作台上，防止坠落。

（3）注意保护未脱落的脐带残端，避免脐部被水浸泡或污水污染。

（4）婴儿头部如有皮脂结痂，不可用力去除，可涂油剂浸润，如液状石蜡、植物油等，待痂皮软化后清洗。

（5）脱衣服：一般先脱近侧，后脱对侧；如有外伤，先脱健侧，后脱患侧。穿衣服：一般先穿对侧，后穿近侧；如有外伤，先穿患侧，后穿健侧。

（6）擦洗时注意观察皮肤有无异常，注意皮肤皱褶处的清洁。

【相关知识】

1. 沐浴及床上擦浴技术用途　沐浴不仅可以保持婴幼儿清洁，还可以促进身体血液循环，为婴幼儿提供嬉戏和活动的机会，同时利用沐浴的机会全面观察婴幼儿的身体状况。床上擦浴可以促进患儿身体舒适和肌肉放松，擦洗时力量要足以刺激皮肤的血液循环。

2. 低出生体重儿　是指出生体重<2 500 g的新生儿，大多为早产儿。由于各器官发育不成熟，生活能力低下，皮下脂肪薄，体温调节功能差，很容易受环境温度的变化出现体温波动。对此类患儿慎重选择沐浴。

3. 皮肤等的评估

（1）皮肤状况的评估：如皮肤颜色、温湿度、柔软度、厚度、弹性、完整性、清洁度、感觉；有无潮湿、破损，有无斑点、丘疹、水疱和硬结等改变。

（2）患儿的病情、意识状态、肢体活动能力、自理能力。

4. 压疮的评估　对第一次住院的患儿进行全身评估，对容易损伤的部位尤其是骨骼突起部位进行重点评估，对有皮肤损伤危险的患儿应每日进行评估。评估部位应包括头颅的颞部和枕部、肩胛、脊柱、肘、踝、足跟及其他受压部位的皮肤。

第四节　脐部护理

【目的】　保持脐部清洁，防止脐部感染。

【适应证】　所有脐带未脱落的新生儿；脐带有红肿、渗血、渗液、异常气味的新生儿。

【实施】

1. 操作准备

（1）人员准备：操作人员衣帽整齐，规范洗手，戴口罩。

（2）环境准备：环境清洁，关闭门窗，调节室温至26～28 ℃。

（3）物品准备：0.5％有效碘、75％酒精、棉签、皮肤消毒液、速干手消毒液，脐部护理药物。

2. 操作步骤

（1）操作人员洗手或手消毒，松解包被。

（2）暴露脐部，左手扒开脐窝，右手持蘸过消毒液的棉签由内向外环形消毒脐带根部。

（3）脐带脱落前，脐轮无红肿，无分泌物者用0.5％有效碘棉签轻轻擦净脐带残端和脐轮。

（4）一般情况不宜包裹，保持干燥使其易于脱落。

（5）脐带脱落后用0.5％有效碘消毒脐窝处直至分泌物消失。

（6）包裹患儿，整理用物，记录脐部情况。

【注意事项】

（1）保持脐带干燥，不要用纱布包扎脐带。

（2）每日沐浴后，用消毒干棉签蘸干脐窝内的水及分泌物，再以0.5％有效碘棉签消毒脐带残端、脐轮和脐窝。

（3）尿布的上端勿遮挡脐部，避免尿粪污染脐部。

（4）脐带有红肿、脓性分泌物时，用75％酒精棉签溶液消毒并清理脐带残端、脐轮和脐窝的分泌物，用棉签蘸3％过氧化氢溶液擦洗脐部，0.5％有效碘棉签消毒脐带残端、脐轮和脐窝。

（5）严密观察脐部情况，必要时遵医嘱给予抗生素治疗。

（6）操作动作要轻柔，注意保暖。

【相关知识】

（1）新生儿出生后要密切观察脐部，如结扎线松动或脱落造成脐部出血，立即重新结扎止血。如脐带过短结扎有困难，可用肠线"8"字缝合法止血。

（2）脐带干燥脱落时出血，局部敷酒精纱布即可。

（3）脐带脱落处有红色肉芽组织增生，可用2％～5％硝酸银溶液烧灼，用生理盐水棉签擦洗局部。注意勿烧灼正常组织，以免灼伤。

第五节　口、鼻饲技术

【目的】　对不能经口进食且胃肠功能正常的患儿，通过口、鼻导管至胃部供给食物和药物，以维持患儿的营养和治疗的需要。

【适应证】　昏迷、病情危重者；早产儿；不能张口或口腔、消化道手术后，消化道肿瘤引起吞咽困难患儿。

【实施】

1. 操作准备

（1）人员准备：操作人员衣帽整齐，规范洗手，戴口罩。

（2）环境准备：光线充足，环境清洁，符合要求。

（3）物品准备：治疗盘、一次性胃管或十二指肠管、生理盐水、无菌纱布、无菌棉签、注射器、无菌手套、胶布、压舌板、一次性治疗巾、手电筒、弯盘、听诊器、根据医嘱备配方奶（38～40℃）、治疗碗内盛放适量温开水、管道标识、笔、pH试纸。

2. 操作步骤

（1）操作人员洗手或手消毒，核对医嘱及执行单，携用物至患儿床旁，洗手或手消毒，核对患儿腕带信息。

（2）评估患儿鼻腔、口腔情况，选择合适的胃管或十二指肠管。

（3）协助患儿取平卧位，抬高床头 30°～60°；将治疗巾围于患儿颌下，弯盘置于患儿口角旁，用棉签清洁鼻腔。

（4）戴手套，取出胃管；用生理盐水纱布润滑胃管前端，检查胃管是否通畅；测量插入长度（经胃管饲时从患儿前额发际至剑突，经十二指肠管饲时从前额发际至脐部）。

（5）一手托住患儿头部，使头稍向后仰，一手持胃管沿选定侧鼻孔，缓慢插入；插入 5～7 cm 至咽喉部时，将患儿头部托起，使下颌靠近胸骨柄，插入胃管直到预定长度；插管过程中出现恶心、呕吐时可暂停插入，如出现呛咳、咳嗽、呼吸困难、发绀等，应立即拔出，休息片刻后重新插入。

（6）插入预定长度时，将胃管连接注射器，抽吸胃液，检查胃管是否在胃内［或：①置听诊器于患儿胃部，用注射器快速向胃内注入 5～10 mL 空气（早产儿＜5 mL），听气过水声；②将胃管末端置于盛水的治疗碗内，观察有无气泡逸出］。经十二指肠管饲时，用手轻揉腹部，以促进胃肠蠕动，使胃管前段随蠕动波进入十二指肠，边按揉腹部边间断抽吸十二指肠液，将抽吸出的液体用 pH 试纸测定 pH 值，若显示结果呈偏碱性则证明在十二指肠内。

（7）用胶布（图 8-5）将胃管固定于鼻翼两侧及面颊部，撤弯盘、治疗巾，脱去手套，手消毒，填写管道标识（图 8-6、图 8-7）。

（8）向胃管内注入少量温开水，再缓慢注入奶液（图 8-8）。

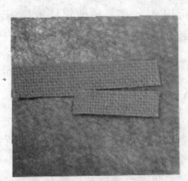

图 8-5　胶布准备

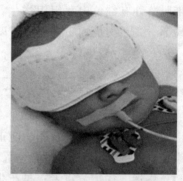

图 8-6　经口胃管固定

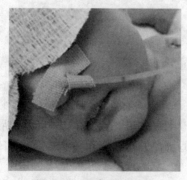

图 8-7　经鼻胃管固定

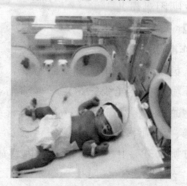

图 8-8　口、鼻饲技术

（9）管饲完毕后再注入少量温开水冲净胃管，封闭胃管末端。

（10）整理床单位。

（11）清理用物，规范洗手。

（12）记录鼻饲量、时间等。

【注意事项】

（1）长期鼻饲者每日口腔护理 2 次，并定期更换胃管。普通胃管每周更换 1 次，硅胶胃管每月更换 1 次。

（2）必要时使用营养泵泵入奶液。

（3）观察患儿耐受情况。

（4）鼻饲液温度应保持在 38～40 ℃，避免过冷或过热；新鲜果汁与奶液应分别注入，防止产生凝块；药片应研碎溶解后注入。

（5）食管静脉曲张，食管梗阻的患儿禁忌使用鼻饲法。

（6）勿使用液状石蜡润滑胃管，以免误入气管，增加坠积性肺炎发生的风险。

（7）每次鼻饲前均应确定胃管在胃内后方可注入；有潴留时鼻饲应减去潴留量，潴留量大时应及时通知医生，考虑暂停鼻饲。

【相关知识】

1. 口、鼻饲导管的分类

（1）根据导管插入的途径分类：

1）口胃管：导管经口插入胃内。

2）鼻胃管：导管经鼻腔插入胃内。

3）鼻肠管：导管经鼻腔插入小肠。

4）胃造口管：导管经胃造口插入胃内。

5）空肠造口管：导管经空肠造口插入空肠内。

（2）根据导管的材质分类：

1）橡胶胃管：由橡胶制成，管壁厚、管腔小、质量重、对鼻腔黏膜刺激性强，可重复灭菌使用，价格便宜。可用于留置短于 7 d，经济困难的一般胃肠道手术患儿。

2）硅胶胃管：由硅胶制成，质量轻、弹性好、无异味，与组织相容性好；管壁柔软，刺激性小；管壁透明，便于观察管道内情况；管道前端测控较大，价格较低廉，可用于留置胃管时间较长的患儿。

3）保留多用胃管（DRW 胃管）：是由无毒医用高分子材料精制而成，前端钝化，经硅化处理，表面光滑，无异味，易顺利插入，不易损伤食管及胃黏膜；管壁显影、透明、刻度明显，易于掌握插入深度。尾端有多用接头，可与注射器、吸引器等紧密连接，置管时间可达 15 d。

2. 早产儿常采用的喂养方法

（1）间歇重力胃管注入法：用注射器抽取每次所需的奶量，拔除注射器针栓，将注射器针筒直接连接胃管，依靠重力作用使奶液缓慢流入胃内。

（2）持续胃管泵入法：将 24 h 所需奶量用微量泵持续 24 h 泵入。有研究显示，持续喂养可导致营养物质吸附管壁，使营养丢失，增加细菌污染的机会，还可因非生理性喂养导致胃肠道功能紊乱。

（3）间歇持续胃管泵入法：将每次所需奶量用微量泵泵入 2 h，间隔 2 h 再继续泵入。有研究表明，间歇持续鼻饲喂养，不耐受发生率最低，达到完全胃肠营养时间及黄疸持续时间最短。这也可以说明，间歇持续喂养更符合早产儿的生理特点，有利于生长发育和提高生存质量。

第六节　婴幼儿灌肠技术

【目的】
（1）清洁肠道，解除便秘。
（2）为手术、检查做准备。
（3）高热患儿降温。
（4）排除肠内毒素及有害物质，减轻中毒症状。

【适应证】
1. **清洁灌肠技术**　适用于便秘、为肠道手术和检查做准备。
2. **保留灌肠技术**　适用于溃疡性结肠炎、不全性肠梗阻、阑尾周围脓肿、消化道出血、腹泻、高热、哭闹不配合特殊检查者。

【实施】
1. **操作准备**
（1）人员准备：衣帽整齐，规范洗手，戴口罩。
（2）环境准备：环境清洁，关闭门窗，符合要求。
（3）物品准备：治疗盘、一次性灌肠袋、血管钳、肛管、垫巾、弯盘、卫生纸、手套、润滑剂、量杯、水温计、输液架、便盆、尿布，根据医嘱备灌肠液（温度 39～41 ℃）。

2. **操作步骤**
（1）操作人员洗手或手消毒，核对医嘱和执行单，携用物至患儿床旁，洗手或手消毒；核对患儿腕带信息；评估周围环境，屏风遮挡。
（2）脱去患儿裤子，协助患儿取左侧卧位或平卧位，双膝屈曲，把尿布垫于患儿臀部与便盆之间。如患儿肛门外括约肌失去控制，可取平卧位，臀下垫便盆。
（3）速干手消毒液洗手，将盛有适合温度灌肠液的灌肠袋挂在输液架上，液面距患儿肛门 40～60 cm。
（4）再次查对，戴手套，连接肛管，排净空气，用止血钳夹闭橡胶管。
（5）润滑肛管前端，分开患儿臀部，显露肛门，将肛管缓缓插入。插入深度：新生儿 2～2.5 cm，婴儿 2.5～4 cm，幼儿 5～7 cm。用手固定肛管。
（6）松开止血钳，使液体缓慢流入，注意观察灌肠液下降速度和患儿情况。
（7）灌肠后夹紧肛管，用卫生纸包裹后轻轻拔出，放入弯盘内。
（8）指导患儿保留数分钟后再排便；不配合的患儿，可用手夹紧患儿两侧臀部。

（9）协助患儿排便，擦净臀部，取下便盆，包好尿布，整理床单位。

（10）核对，清理用物，洗手，记录。

【注意事项】

（1）婴幼儿大量不保留灌肠需使用等渗液，灌肠液量遵医嘱而定。一般小于6个月每次约为50 mL（新生儿灌肠量减半）；6～12个月每次约为100 mL；1～2岁每次约为200 mL；2～3岁每次约为300 mL。

（2）灌肠过程中注意保暖，避免受凉。

（3）选择粗细合适的肛管，插管动作轻柔（图8-9）。

（4）灌肠过程中及灌肠后，应注意观察患儿病情，发现面色苍白、异常哭闹、腹胀或排出液为血性时，应立即停止灌肠，并和医生联系。

（5）准确测量灌入量和排出量，达到出入量基本相等或出量大于灌入量。

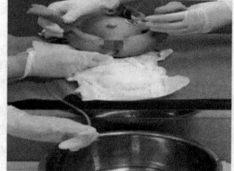

图8-9　婴幼儿清洁灌肠技术

（6）肛门、直肠、结肠等手术后的患儿及排便失禁的患儿不宜保留灌肠。

【相关知识】

（1）灌肠的分类：根据灌肠的目的可分为保留灌肠和不保留灌肠。根据灌入的液体量可将不保留灌肠分为大量不保留灌肠和小量不保留灌肠。如为了达到清洁肠道的目的，而反复使用大量不保留灌肠，则为清洁灌肠。

（2）清洁灌肠后应让患儿平卧，尽可能保留5～10 min，以使粪便软化。

（3）巨结肠灌肠时每次注入量不得超过100～150 mL，总灌入量不超过100 mL/kg。双人操作时可边灌边按摩腹部。

第七节　更换尿布法

【目的】

（1）清除排泄物，保护臀部皮肤及黏膜的完整性。

（2）去除会阴部异味，预防和减少感染，减少红臀的发生。

（3）观察患儿大小便的量、性状、颜色、气味的变化，为医疗提供信息资料。

（4）增进舒适感。

【适应证】

（1）新生儿、婴儿等无自理能力患儿。

（2）昏迷、大小便失禁患儿。

（3）肢体活动受限患儿。

（4）重症监护长期卧床患儿。

【实施】

1. 操作准备

（1）人员准备：操作人员衣帽整齐，规范洗手，戴口罩。

（2）环境准备：环境清洁，关闭门窗，调节室温至18～22℃，采光要好，以便观察皮肤情况。

（3）物品准备：尿布（或纸尿裤），根据需要备小毛巾、温水或湿纸巾，速干手消毒液，遵医嘱备护臀药物。

2. 操作步骤

（1）操作人员洗手或手消毒，核对医嘱和执行单；携用物至患儿床旁，洗手或手消毒，核对患儿腕带信息。

（2）打开包被（或衣物），解开尿布。

（3）一手托起患儿臀部（新生儿或小婴儿抓住双腿），另一手用尿布的前半部分较清洁处从前向后擦拭患儿会阴部和臀部，并用此部分遮盖尿布的污湿部分后垫于患儿臀下。

（4）用湿巾或温湿毛巾从前向后擦净臀部皮肤（图8-10）。

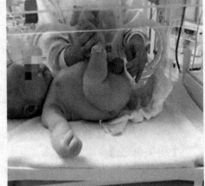

图8-10 臀部护理

（5）按医嘱将药物涂抹于患儿臀部。

（6）托起患儿臀部（新生儿或小婴儿抓住双腿），抽出脏尿布。

（7）将清洁的尿布（或纸尿裤）垫于腰下，放下患儿，系好尿布。

（8）整理衣服，盖被子（新生儿或小婴儿包好包被）。

（9）协助患儿取舒适卧位。

（10）清理用物，规范洗手。

【注意事项】

（1）尿布应透气性好、吸水性强，根据需要选择合适的尿布；勤换尿布，保持臀部清洁、干燥。

（2）采取暴露法要注意保暖；远红外线灯照射时要专人看护，避免烫伤。

【相关知识】

1. 尿布皮炎 又称臀部红斑、臀红，是由于患儿臀部受尿液、粪便及不洁潮湿尿布刺激、摩擦后，引起的皮肤发红，重者可出现皮肤糜烂及表皮剥脱，为肛门周围及臀部等尿布遮盖部位发生的接触性皮炎，甚至可导致败血症的发生。

2. 臀红的预防和护理

（1）温水擦洗：排便后使用温水清洗臀部，保持皮肤清洁，动作应轻柔。

（2）电吹风疗法：通过热气流可以使局部皮肤较快达到干燥效果，吹风部位方便控制，可处理到阴囊、腹股沟等皮肤皱褶处，同时具有疗程短、操作方便等优点，也易于在社区及家庭中实施。

（3）红外线：对皮肤损伤具有一定的治疗意义，可抗感染，镇痛，促进创面干燥结痂和肉芽组织生长，保护皮肤屏障，加用凡士林还可减轻红外线的不良反应。

（4）局部氧疗：氧气吹入能促进尿布皮炎部位的皮肤干燥、扩张局部血管，增加局部血供，加快患处皮肤愈合，同时可杀死尿布皮炎部位的厌氧菌，达到散瘀去肿的作用。

（5）3M无痛保护膜：该膜可以防水防摩擦，但不阻止氧气分子的渗透，膜下的水蒸气和二氧化碳也可通过保护膜挥发，利于皮肤"呼吸"。同时又隔离了污染的尿布及大小便的刺激，很好地保护了皮肤的完整性，对受损皮肤也可促进愈合。

第八节　配奶法

【目的】　为患儿补充所需能量。

【适应证】

（1）母婴分离的新生儿。

（2）不能进食固体食物，需奶粉喂养的患儿。

【实施】

1. 操作准备

（1）人员准备：衣帽整齐，规范洗手，戴口罩。

（2）环境准备：光线充足，环境清洁，符合要求。

（3）物品准备：奶粉，45 ℃温开水，灭菌奶瓶、奶嘴，配奶量杯，搅拌器，速干手消毒液。

2. 操作步骤

（1）核对医嘱及执行单，洗手或手消毒，按无菌取物规范取出已消毒奶瓶。

（2）将温开水按所需量倒入配奶量杯。

（3）取奶粉专用勺按比例加入奶粉，用搅拌器使其完全溶解。

（4）取适宜注射器，按医嘱量抽取后注入奶瓶内。

（5）戴无菌手套取合适的奶嘴并安装到奶瓶上。

（6）整理配奶用物，脱去手套，洗手。

【注意事项】

（1）进入配奶间需更衣，戴帽子、口罩，流动水洗手。

（2）配奶过程严格遵守无菌操作。

（3）奶瓶、奶嘴、量杯等冲调器具应高压灭菌。

（4）冲泡开水必须完全煮沸，建议不要使用电热水杯烧水，因其未达沸点或煮沸时间不够。

（5）配奶开水必须调至适当的温度（以 40～45 ℃为宜），过热会破坏奶粉营养成分，过冷会导致患儿消化不良。

第九节　奶瓶喂养法

【目的】　满足患儿生长发育的需要。

【适应证】　可以经口喂养的新生儿和婴幼儿。

【实施】

1. 操作准备

（1）人员准备：衣帽整齐，规范洗手，戴口罩。

（2）环境准备：光线充足，环境清洁，符合要求。

（3）物品准备：奶粉，45 ℃温开水，灭菌奶瓶、奶嘴，配奶量杯，搅拌器，纸巾或小毛巾，速干手消毒液。按医嘱配奶，温度为 38 ℃，并盛于已灭菌好的奶瓶里。

2. 操作步骤

（1）操作人员洗手或手消毒，核对医嘱及执行单，携用物至患儿床旁，核对患儿腕带信息。

（2）用手腕内侧测试温度，观察奶嘴孔大小及流速。

（3）一手托起患儿头颈部 15°～30°，呈头高脚低位。

（4）将纸巾或小毛巾垫于患儿颌下。

（5）将奶嘴轻轻送入患儿口腔，置于舌面上，使奶嘴包含在患儿口中，持奶瓶呈倾斜位，使奶嘴充满奶汁，进行喂养（图 8－11）。

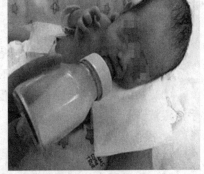

图 8－11　奶瓶喂养

（6）喂养过程中，观察患儿面色及吸吮情况。出现呛咳或发绀时，暂停喂养，待症状缓解后再继续喂养。

（7）喂奶完毕，用纸巾擦净口周。

（8）竖抱患儿，轻拍背部，驱除胃内空气。

（9）协助患儿取舒适卧位，整理床单位，观察患儿有无溢乳等，向患儿家属交代注意事项。

（10）清理用物，规范洗手。

【注意事项】

（1）出现呛咳或发绀时，暂停喂奶，观察患儿面色及呼吸，待症状缓解后再继续喂奶。

（2）喂奶时持奶瓶呈斜位，使奶嘴充满乳汁，防止吸奶的同时吸入空气。哺喂完毕轻拍患儿背部，驱除胃内空气。

（3）奶具需经灭菌后使用，严禁混用。

【相关知识】

（1）喂奶是经口或鼻饲的方法将奶液注入胃内，满足患儿生长发育需要，保证机体能量供给。禁忌证为不能进食或有胃肠疾病正在禁食者。因新生儿的胃呈水平位，食管下端括约肌松弛，幽门括约肌较发达，易发生溢乳和呕吐，因此，新生儿喂奶更要按照操作规范进行。

（2）肠内营养制剂的选择。

1）母乳：母乳是婴儿最佳的天然食品，含有丰富的营养物质；尤其是初乳中有丰富的抗体、白细胞、前列腺素、低聚糖、生长因子、维生素 A 等。因此，没有医学指征的新生儿要首选母乳喂养。

2）配方乳：是以新鲜牛奶或羊奶为原料，用冷冻或加热的方法，除去乳汁中几乎所有水分，干燥后添加适量的维生素、矿物质等加工而成的冲调食品。因疾病或母亲原因不能进行母乳喂养时就要选择配方乳作为婴儿的食物。

A. 早产儿配方乳：适用于胎龄在 34 周以内或体重＜2 kg 早产低体重儿，34 周以上的可以选用婴儿配方乳。

B. 婴儿配方乳：适用于胃肠道功能发育正常的婴儿。

C. 以水解蛋白为氮源的婴儿配方乳：适用于肠道功能不全（如短肠和小肠造口）和对蛋白质过敏的婴儿。

D. 免乳糖配方乳粉：适用于腹泻＞3 d，乳糖不耐受的新生儿，以及肠道功道不全（如短肠和小肠造口）患儿。

E. 特殊配方乳：适用于代谢性疾病患儿（如苯丙酮尿症患儿专用奶粉）。

（3）早产儿喂养支持技术：

1）口腔外刺激：先按摩左、右脸颊，从耳部到嘴角，各持续 2 min；按摩嘴唇，上嘴唇从鼻基部中间到嘴唇中线，从右侧鼻基部到右侧上嘴角，再从左侧鼻基部到左侧上嘴角，持续 1 min；下嘴唇从下巴基部中间处到嘴唇中线，从右侧下巴基部到右侧上嘴角，再从左侧下巴基部到左侧下嘴角，持续 1 min；最后依次按摩上嘴唇中部，左侧嘴角，下唇中部，右侧嘴角，持续 2 min。

2）口腔内刺激：先舌头，在口腔中心叩击舌头，并伴前后牵拉动作；其次上腭，叩击硬腭，从初期硬腭到软腭；最后牙龈，叩击牙龈，从中间上侧外部至左嘴角和右嘴角。

注意：所有的口腔外刺激和操作均用示指进行，重复操作 3 次；所有的口腔内刺激均用小指进行，重复操作 3 次。

3）非营养性吸吮（non-nutritive sucking，NNS）：尚未开始经口喂养者，多在间歇鼻饲喂养的基础上给予 NNS；喂养过渡期，每次喂养前 NNS 不超过 2 min。

4）合适的奶嘴：慢流速奶嘴，特制奶嘴。

5）喂养体位：身体稍微屈曲，头、颈、躯干成一条直线，双肩对称、内收，前伸双手屈曲靠近身体中线，下颌下收，必要时给予下颌和脸颊支持。

第十节 新生儿入暖箱

【目的】 为患儿提供温度、湿度适宜的环境，保持体温稳定。

【适应证】 体重＜2 000 g者，体温偏低或不升者，特殊治疗需要暴露皮肤者。

【实施】

1. 操作准备

(1) 人员准备：衣帽整齐，规范洗手，戴口罩。

(2) 环境准备：光线充足，环境清洁，符合要求。

(3) 物品准备：暖箱，温湿度计，电源插座，灭菌蒸馏水。

2. 操作步骤

(1) 入箱前：

1) 接通电源，检查暖箱各项显示是否正常。

2) 洗手，将水槽内加入适量的灭菌注射水。

3) 暖箱调温 33～35 ℃预热。

4) 铺暖箱垫单，放置鸟巢。

5) 评估患儿，根据日龄、体重、病情调节暖箱的温度。

(2) 入箱：

1) 再次洗手。

2) 核对患儿身份信息，暖箱上住院卡。

3) 将患儿放入暖箱，安置合适的体位。

4) 再次查看暖箱温度。

5) 整理用物、洗手、记录入箱时间。

(3) 出箱：

1) 洗手。

2) 核对患儿身份信息，暖箱上住院卡。

3) 为患儿穿衣、裹好包被。

4) 放入小床，安置合适体位，盖好棉被。

5) 记录出箱时间。

6) 切断暖箱电源，整理用物。

7) 暖箱终末消毒。

【注意事项】

(1) 暖箱不宜放置在阳光直射、有对流风及取暖设备附近，以免影响箱内温度的控制。

(2) 严密观察暖箱性能，保持温湿度恒定，有任何报警及时查找原因并妥善处理。

(3) 严禁骤然提高暖箱温度，以免患儿体温突然上升造成不良后果。

(4) 严格执行操作规程，及时关闭暖箱门、窗，各项操作集中进行。

（5）使用暖箱应随时观察使用效果，如暖箱发出报警信号，应及时查找原因。

（6）保持暖箱的清洁，每日消毒液和无菌水擦拭暖箱内外，若遇奶迹、血迹等应随时擦去，连续使用时应每周更换。

（7）暖箱注水口每日用消毒剂擦拭后更换湿化水，以免滋生细菌；箱体下面的空气净化垫应每月清洗 1 次，若有破损则须更换。

（8）患儿出箱后，暖箱应进行终末清洁消毒处理。

（9）定期检查暖箱有无故障、失灵现象，保证患儿安全。

第十一节　新生儿入开放式远红外辐射台

【适应证】

（1）手术后和重症患儿：利于病情观察和抢救。

（2）特殊治疗、操作患儿，需要快速复温者，加热器通过固定在新生儿皮肤上的电极调节出热量。

【实施】

1. 操作准备

（1）人员准备：衣帽整齐，规范洗手，戴口罩。

（2）环境准备：光线充足，环境清洁，符合要求。

（3）物品准备：远红外辐射台、电源插座、透明贴膜、塑料薄膜。

2. 操作步骤

（1）检查远红外辐射台肤温、床温探头及电源插头。

（2）接通电源，打开电源开关，设置床温至 36 ℃。

（3）铺辐射台垫单，放合适鸟巢，用透明贴膜固定床温探头。

（4）待辐射台床温升至设定温度后，核对患儿腕带和住院卡，取下患儿包裹、尿布，裸体放置辐射台鸟巢中。

（5）将肤温探头用透明贴膜固定于患儿的腹部，设定肤温 36.5 ℃。

（6）将塑料薄膜覆盖于辐射台挡板上。

（7）根据病情将患儿放置合适体位。

（8）整理用物，洗手，记录使用时间。

【注意事项】

（1）两侧床挡应保持完整和直立，防止对流、辐射散热。

（2）辐射台探头应金属面贴于患儿皮肤，固定牢固，防止松脱。

（3）固定探头前，先用酒精清洁皮肤，待干后再固定。

（4）严密观察辐射台温度，注意皮肤探头的正确连接和使用；因皮肤探头可控制辐射台温度，如松脱或使用不当会导致辐射台过度加热或加热停止，危害患儿。

（5）辐射台使用结束后，应进行终末清洁消毒处理。

（6）定期检查辐射台性能，查看有无故障、失灵现象，保证患儿安全。

第十二节　氧气疗法

【目的】　纠正各种原因造成的缺氧状态，提高动脉血氧分压和动脉血氧饱和度，增加动脉血氧含量，促进组织的新陈代谢，维持机体生命活动。

【适应证】　各种类型的缺氧（除静脉血分流入动脉血外）。对心功能不全、心排血量严重下降、大量出血、严重贫血及一氧化碳中毒，有一定治疗作用。

【实施】

1. 操作准备

（1）人员准备：操作人员衣帽整齐，规范洗手，戴口罩。

（2）环境准备：环境整齐、舒适、安全。

（3）物品准备：治疗车、氧气流量表、湿化瓶（内盛灭菌蒸馏水或灭菌注射用水 1/2～2/3 满）、治疗碗（内盛 0.9％氯化钠溶液）、纱布、弯盘、鼻导管/面罩/头罩、无菌棉签、液状石蜡棉球、吸氧卡、胶布，必要时备扳手、测氧仪、75％酒精。

2. 操作步骤

（1）核对医嘱及执行单；携用物至患儿床旁，洗手或手消毒，核对患儿腕带信息。

（2）评估患儿，选择合适的鼻导管型号、吸氧方式、氧流量。

（3）协助患儿取舒适卧位，观察鼻腔情况，清洁鼻腔。

（4）正确连接吸氧装置。

（5）根据患儿病情调节氧流量。

（6）检查是否通畅、有无漏气（将吸氧管前端放入小碗的水中看有无气泡溢出），观察湿化瓶中的氧气泡。

（7）给氧并妥善固定：

1）鼻塞吸氧法：将鼻塞插入单侧或双侧鼻孔内 1 cm，将导管环绕患儿耳部调整松紧度后固定。

2）鼻导管吸氧法：将鼻导管轻轻插入一侧鼻孔置于鼻前庭，固定于鼻翼及面颊部。

3）氧气头罩吸氧法：将患儿头面部全部罩在氧气头罩内，氧气导管插入氧气头罩顶部 1～2 cm，以胶布固定。

4）面罩吸氧法：将合适的面罩罩住口鼻，松紧带在头上加以固定。

（8）协助患儿取舒适卧位，整理床单位，询问患儿及其家长有无需要。

（9）评估氧疗效果。

（10）清理用物，规范洗手。

（11）记录。

（12）停止用氧时先取下鼻塞或鼻导管，再关氧气流量开关。

（13）处理用物，记录。

【注意事项】

（1）保证吸氧装置连接紧密，避免漏气，注意四防：防震、防热、防火、防油。

（2）每日更换湿化瓶、湿化液、吸氧导管；使用密闭湿化瓶，可每日只更换吸氧导管。

（3）氧气湿化瓶送消毒供应中心消毒，氧气表使用后用75％酒精擦拭消毒。

（4）预防皮肤损伤。

（5）保持吸氧管道通畅。

（6）在氧疗过程中，应密切监测吸入氧浓度、经皮氧饱和度等并记录；早产儿在吸氧条件下，氧浓度以经皮血氧饱和度维持在85％～93％为宜。

【相关知识】

1. 缺氧的分类

（1）低张性缺氧：主要特点为动脉血氧分压降低，动脉血氧含量减少，组织供氧不足。由于吸入气体氧分压过低，外呼吸功能障碍，静脉血分流入动脉血引起，常见于高山病、慢性阻塞性肺部疾病、先天性心脏病等。

（2）循环性缺氧：由于组织血流减少使组织供氧量减少所致。其原因为全身性循环型缺氧和局部性循环型缺氧，常见于休克、心力衰竭、栓塞等。

（3）血液性缺氧：由于血红蛋白数量减少或性质改变，造成血氧含量降低或血红蛋白结合的氧不易释放所致，常见于贫血、一氧化碳中毒、高血红蛋白血症。

（4）组织性缺氧：由于组织血流量减少使组织供氧量减少所致。其原因为组织中毒、细胞损伤、呼吸酶合成障碍，常见于氰化物中毒、大量放射线照射等。

2. 缺氧程度判断

（1）轻度低氧血症：$PaO_2 > 6.67\ kPa$（50 mmHg），$SaO_2 > 80\%$，无发绀，一般不需要氧疗。如有呼吸困难，可给予低流量低浓度（氧流量1～2 L/min）氧气。

（2）中度低氧血症：$PaO_2\ 4\sim6.67\ kPa$（30～50 mmHg），$SaO_2\ 60\%\sim80\%$，有发绀、呼吸困难，需要氧疗。

（3）重度低氧血症：$PaO_2 < 4\ kPa$（30 mmHg），$SaO_2 < 60\%$，显著发绀、呼吸极度困难，出现三凹症，是氧疗的绝对适应证。

血气分析检查是检测用氧效果的客观指标，当患儿 PaO_2 低于 6.67 kPa（50 mmHg）时，应给予吸氧。

3. 吸氧方式　见表8-1。

表8-1　吸氧方式

类型	适应证	氧浓度	注意事项
氧气头罩 （图8-12）	高浓度给氧（>6 L/min）	>60％	空间密闭，注意患儿舒适性
简易面罩 （图8-13）	中度低氧血症患儿，适用于张口呼吸且病情较重患儿（6～8 L/min）	44％～60％	适用于用口鼻呼吸者
鼻塞 （图8-14）	轻度低氧血症患儿需给予低浓度的给氧方法（<6 L/min）	24％～44％	可导致鼻腔黏膜干燥，注意鼻腔黏膜的完整性

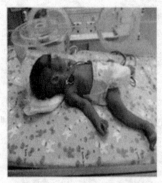 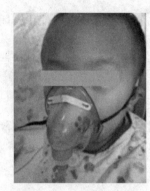 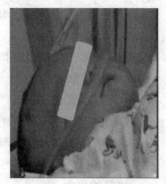

图 8-12　氧气头罩吸氧　　　　图 8-13　简易面罩吸氧　　　　　图 8-14　鼻塞吸氧

4. 氧疗监护

（1）缺氧症状：患儿由烦躁不安变为安静、心率变慢、血压上升、呼吸平稳、皮肤红润温暖、发绀消失，说明缺氧症状改善。

（2）实验室检查：实验检查指标可作为氧疗监护的客观指标。主要观察氧疗后 PaO_2、$PaCO_2$、SaO_2 等。

（3）氧气装置：有无漏气，管道是否通畅。

（4）氧疗的不良反应：当氧浓度高于 60%、持续时间超过 24 h 时，可出现氧疗不良反应。

1）氧中毒：其特点是肺实质的改变，表现为胸骨下不适、疼痛、灼热感，继而出现呼吸增快、恶心、呕吐、烦躁、断续干咳。预防措施是避免长时间、高浓度氧疗，经常做血气分析，动态观察氧疗的治疗效果。

2）肺不张：吸入高浓度氧气后，肺泡内氮气被大量置换，一旦支气管阻塞，其所属肺泡内的氧气被肺循环血液迅速吸收，引起吸入性肺不张。表现为烦躁，呼吸、心率增快，血压上升，继而出现呼吸困难、发绀、昏迷。预防措施是鼓励患儿做深呼吸，多咳嗽和经常改变卧位、姿势，防止分泌物阻塞。

3）呼吸道分泌物干燥：氧气是一种干燥气体，吸入后可致呼吸道黏膜干燥，分泌物黏稠，不易咳出，且有损纤毛运动。因此，氧气一定要先湿化再吸入，以此减轻刺激作用，并应定期给予患儿雾化吸入。

4）晶状体后纤维组织增生：仅见于新生儿，以早产儿多见。由于视网膜血管收缩、视网膜纤维化，最后出现不可逆转的失明，因此新生儿应控制氧浓度和吸氧时间。

5）呼吸抑制：见于 Ⅱ 型呼吸衰竭（PaO_2 降低、$PaCO_2$ 增高），由于 $PaCO_2$ 长期处于高水平，呼吸中枢失去了对二氧化碳的敏感性，而呼吸的调节主要依靠缺氧对外周化学感受器的刺激来维持，如果吸入高浓度氧，解除缺氧对呼吸的刺激作用，可使呼吸中枢抑制加重，甚至呼吸停止。因此对 Ⅱ 型呼吸衰竭患儿应给予低浓度、低流量（1～2 L/min）持续吸氧，维持 PaO_2 在 8 kPa 即可。

第十三节　新生儿 NO 的吸入

【目的】　NO 进入肺血管后很快与血红蛋白结合而失活，可降低肺血管阻力，促进肺通气/血流（V/Q）比例协调，降低氧合指数及吸氧浓度，减轻高氧诱导肺损伤。

【适应证】　新生儿低氧性呼吸衰竭、新生儿持续肺动脉高压、复杂先天性心脏病合并肺动脉高压。

【实施】

1. 操作准备

（1）人员准备：操作人员衣帽整齐，规范洗手，戴口罩。

（2）环境准备：环境整齐、舒适、安全。

（3）物品准备：NO 钢瓶（2 个），减压阀（2 个），不锈钢快速接口连接管、NO 流量控制仪、NO 浓度监测仪、一次性连接管（2 个）、三通接口（2 个）、计算器、呼出 NO 净化装置、一次性滤水器、扳手。

2. 操作步骤

（1）核对医嘱及执行单；携用物至患儿床旁，洗手或手消毒，核对患儿腕带信息。

（2）评估患儿。

（3）洗手，检查设备，备用设备连接管路。

1）旋松减压阀旋钮，安置于 NO 钢瓶上。

2）将不锈钢连接管两端的快速接口分别插入减压阀与 NO 流量控制仪进气口。

3）打开 NO 钢瓶，检查减压阀上 NO 气体余量再关闭。

4）检查第二瓶 NO 钢瓶。

5）打开 NO 监测设备，置零。

（4）把三通接口、一次性连接管和滤水器分别接于 NO 控制和监测仪上，合理放置，根据医嘱 NO 治疗浓度计算理论所需 NO 治疗流量。

（5）携用物及 NO 设备至床旁，选择合适位置放置、接通电源。

（6）检查呼吸机回路是否有积水、漏气，患儿通气参数是否正常，将 NO 净化装置分别接在呼气回路末端及呼吸机呼气阀末端。

（7）打开 NO 浓度监测设备，将相应三通接口接入吸气回路与"Y"形口之间。

（8）打开 NO 钢瓶，调节减压阀压力至 0.2 MPa 左右，将 NO 流量控制仪送气管所连三通接口接入呼吸机呼气回路中。

（9）打开 NO 流量控制仪，设定 NO 流量至理论值，根据监测浓度微调流量使之达到医嘱治疗浓度。

（10）洗手、处置用物，在护理记录单上记录 NO 使用流量与浓度，关闭监测管路的三通，关闭监测设备。

（11）预备停止 NO 治疗时，应遵医嘱逐渐下调 NO 治疗流量。撤离步骤：

1）旋松减压阀旋钮，待压力表指针归零，关闭 NO 钢瓶开关，NO 流量控制仪流量值显示为"0"，关闭设备。

2）撤下吸气回路上两个三通接口。

（12）NO 吸入治疗结束后应将设备暂时放在床旁备用，待患儿稳定后撤去设备并消毒。

（13）处理用物，洗手、记录。

【注意事项】

（1）检查 NO 设备时应注意检查 NO 钢瓶标签、NO 控制及检测设备标签、不锈钢连接管、减压阀、净化装置是否完好，NO 气体是否充足。

（2）根据呼吸机型号选择合适的三通接口，设定流量计算方法。①公式法：所需 NO 设定流量＝NO 治疗浓度×（呼吸机流速＋NO 设定流量）/NO 钢瓶浓度；②估算法（仅适用于 0.1％钢瓶）：NO 治疗浓度×呼吸机流速。

（3）减压阀压力调节原则为以最小压力保证稳定输出的 NO 流量。

（4）NO 送气端应接在距离气管插管 30 cm 处，对于微量治疗的患儿，可适当延长距离。

（5）调节流量逐渐增大，同时观察浓度监测，避免一过性 NO 浓度过高。

（6）在 NO 吸入治疗期间，需每小时巡回检查管路连接是否完好，NO 流量有无变化；在变更呼吸机参数和更改 NO 吸入量后，应对 NO 浓度进行监测；NO 钢瓶压力低时应及时更换 NO 钢瓶。

（7）撤离 NO 设备时，应将减压阀及设备内的 NO 残留气体尽量排空，减少滞留。

第十四节　冷　疗

【目的】　通过低于人体温度的物质作用于体表皮肤，达到局部和全身效果的一种治疗方法。通过冷疗可达到减轻局部充血或出血、减轻疼痛、控制炎症扩散、降低体温等目的。

【适应证】

（1）发热患儿物理降温。

（2）局部软组织损伤初期、扁桃体摘除手术后、鼻出血。

（3）急性损伤初期、牙痛、烫伤等。

（4）炎症早期。

（5）液体外渗或渗出初期等。

【实施】

1. 操作准备

（1）人员准备：操作人员衣帽整齐，规范洗手，戴口罩。

（2）环境准备：环境整洁、舒适、安全。

（3）物品准备：治疗车、冰袋、布套、干毛巾。

2. 操作步骤

（1）核对医嘱及执行单；携用物至患儿床旁，洗手或手消毒，核对患儿腕带信息。

（2）评估患儿，选择合适部位（头顶部和体表大血管流经处：颈部两侧、腋窝、腹股沟、腘窝等）。

（3）协助患儿取舒适卧位。

（4）冰袋用布袋或干毛巾包裹后放置合适部位，只能一侧腋窝放置冰袋，留出一侧腋窝监测体温变化。

（5）放置时间不超过 30 min。

（6）观察效果和反应。

（7）操作后撤去治疗用物，观察局部皮肤情况。

（8）协助患儿取舒适卧位，整理床单位。

（9）处理用物。

（10）记录冷疗的部位、时间、效果、反应。

【注意事项】

（1）冷疗所用物品要保证完整。

（2）用冷时间不得超过 30 min，以防产生继发效应。

（3）如为了降温，冰袋使用后 30 min 需测体温，体温降至 39 ℃以下，应取下冰袋。

（4）胸前区、腹部、后颈、足底为冷疗的禁忌部位，避免进行冷疗。

【相关知识】

1. 冷疗的禁忌

（1）血液循环障碍：常见于大面积组织受损、全身微循环障碍、休克、周围血管病变、动脉硬化、糖尿病、神经病变、水肿等患儿，因循环不良，组织营养不足，若使用冷疗，进一步使血管收缩，加重血液循环障碍，可导致局部组织缺血、缺氧而变性坏死。

（2）慢性炎症或深部化脓病灶：冷疗可使局部血流减少，妨碍炎症的吸收。

（3）组织损伤、破裂或有开放性伤口：冷疗可降低血液循环，增加组织损伤，且影响伤口愈合，尤其是大范围组织损伤，应禁止用冷。

（4）对冷过敏：对冷过敏者使用冷疗可出现红斑、荨麻疹、关节痛、肌肉痉挛等过敏症状。

（5）慎用冷疗的情况：如昏迷、感觉异常、年老体弱者、婴幼儿、关节痛、心脏病、哺乳期产妇涨奶等应慎用冷疗法。

（6）早产儿、新生儿禁用冷疗，物理降温可采用 4 ℃水袋放于大血管处。

2. 冷疗的禁忌部位

（1）枕后、耳郭、阴囊：皮下脂肪层薄，用冷易引起冻伤。

（2）心前区：用冷可导致反射性心率减慢、心房纤颤或心室纤颤及房室传导阻滞。

（3）腹部：用冷易引起肠蠕动增快，导致腹泻。

（4）足底：用冷可导致反射性末梢血管收缩，影响散热或引起一过性冠状动脉收缩。

3. 冷疗的种类

（1）冰袋（图 8-15）：降温、止血、镇痛、消炎。

（2）冰帽（图 8-15）：头部降温，预防脑水肿。维持肛温不可低于 30 ℃，以防心室纤颤等并发症出现。

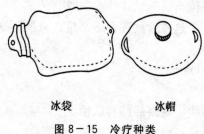

冰袋　　　　　　冰帽

图 8-15　冷疗种类

（3）冷湿敷：止血、消炎、消肿、止痛。

（4）温水擦浴或酒精擦浴：是通过全身用冷的方法，为高温患儿降温。胸前区、腹部、后颈、足底为擦浴的禁忌部位。擦浴时，以拍拭（轻拍）方式进行，避免用摩擦方式，因摩擦易生热。

（5）化学制冷袋：可代替冰袋，维持时间 2 h，具有方便、实用的特点。化学冰袋有两种：一种是一次性的，它是将两种化学制剂分成两部分装在密封的聚乙烯塑料袋内，使用时将两种化学制剂充分混合后便可使用。在使用过程中，需观察有无破损、漏液现象，如有异常，需立即更换，以防损伤皮肤。另一种可反复使用，又称超级冰袋。它是内装凝胶或其他冰冻介质的冰袋，将其放入冰箱内 4 h，其内容物由凝胶状态变为固态，使用时取出，在常温下吸热，又由固态变为凝胶状态（可逆过程）。使用完毕，冰袋外壁用消毒液擦拭，置冰箱内，可再次使用。

（6）冰毯机：医用冰毯全身降温仪，简称冰毯机。分为单纯降温法和亚低温治疗法两种。前者用于高热患儿降温，后者用于重型颅脑损伤患儿。冰毯机使用过程中应注意监测患儿生命体征，观察传感器的位置、水槽内水量等。

（7）退热贴：小儿退热贴由凝胶组成，使用过程中凝胶水分汽化，从而将体内的热量蒸发。小儿退热贴可以使用 8～12 h。

第十五节　热　疗

【目的】　通过高于人体温度的物质作用于体表皮肤，达到局部和全身效果的一种治疗方法。通过热疗可达到促进炎症的消散和局限，减轻疼痛，减轻深部组织充血、保暖与舒适的作用。

【适应证】

（1）液体外渗或渗出患儿。

（2）眼睑炎（麦粒肿）患儿。

（3）腰肌劳损、肾绞痛、胃肠痉挛等。

（4）危重衰竭患儿、末梢循环不良患儿。

【实施】

1. 操作准备

（1）人员准备：操作人员衣帽整齐，规范洗手，戴口罩。

（2）环境准备：环境整洁、舒适、安全。

（3）物品准备：治疗车、热水袋、布套、体温计和毛巾。

2. 操作步骤

（1）核对医嘱及执行单；携用物至患儿床旁，洗手或手消毒，核对患儿腕带信息；向患儿及其家长解释，取得配合。

（2）评估患儿，选择合适卧位。

（3）热水袋放置所需部位，热水袋口朝身体外侧。

（4）放置时间不超过 30 min。

（5）观察效果和反应：如皮肤出现潮红、疼痛，应停止使用。保证热水温度方可达到治疗效果。

（6）操作后撤去治疗用物，观察局部皮肤情况。

（7）协助患儿取舒适卧位，整理床单位。

（8）处理用物。

（9）记录用热的部位、时间、效果、反应。

【注意事项】

（1）对于有循环障碍、四肢末梢凉的早产儿禁止用热水袋保暖。

（2）使用热水袋进行热疗时，应经常检查热水袋有无破损，热水袋与塞子是否配套，以防漏水。炎症部位热敷，热水袋灌水 1/3 满，以免压力过大，引起疼痛。加强巡视，定期检查局部皮肤情况，必要时床边交班。

（3）红外线灯或烤灯治疗时，如为前胸、面颈照射时，应戴有色眼镜或用纱布遮盖。意识不清、局部感觉障碍、血液循环障碍、瘢痕者，治疗时应加大灯距，防止烫伤。使用时避免触摸灯泡或用布覆盖烤灯，以免发生烫伤或火灾。

（4）热湿敷时，如为面部热敷，应在热敷结束后 30 min 方可外出，以防感冒。

（5）如为温水浸泡，应注意观察局部皮肤，随时调节水温。

【相关知识】

1. 热疗的禁忌

（1）未明确诊断的急性腹痛：热疗虽能减轻疼痛，但易掩盖病情真相，贻误诊断和治疗，有引发腹膜炎的危险。

（2）面部危险三角区的感染：因该处血管丰富，面部静脉无静脉瓣，且与颅内海绵窦相通，热疗可使血管扩张，血流增多，导致细菌和毒素进入血液循环，促进炎症扩散，易造成颅内感染和败血症。

（3）各种脏器出血、出血性疾病：热疗可使局部血管扩张，增加脏器的血流量和血管通透性而加重出血。血液凝固障碍的患儿，用热会增加出血的倾向。

（4）软组织损伤或扭伤的初期（48 h 内）：热疗可促进血液循环，加重皮下出血、肿胀、疼痛。

（5）其他：心、肝、肾功能不全者，皮肤湿疹、急性炎症者，麻痹、感觉异常者，孕妇和婴幼儿，以及金属移植部位、恶性病变部位；睾丸病变者禁用。

2. 各种热疗

（1）热水袋（图8-16）：具有保暖、解痉、镇痛、增加舒适性的作用。

（2）红外线灯及烤灯（图8-17）：消炎、镇痛、解痉、促进创面干燥结痂、保护肉芽组织生长。可由红外线灯或鹅颈烤灯提供辐射热，用于婴儿红臀、会阴部伤口及植皮供皮区等的照射治疗。

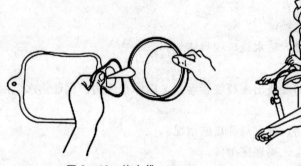 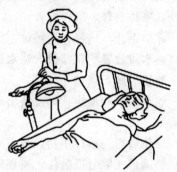

图8-16　热水袋　　　　　　　　　图8-17　烤灯

（3）化学加热袋：化学加热袋是密封的塑料袋，内盛两种化学物质，使用时将化学物质充分混合，使袋内的两种化学物质发生反应而产热。化学物质反应初期热温不足，以后逐渐加热并有一高峰期。化学加热袋最高温度可达76℃，平均温度为56℃，可持续使用2h左右。化学加热袋使用方法与热水袋相同，一定要加布套或包裹后使用。必要时可加双层布包裹使用。

第十六节　洗　胃

【目的】　将大量溶液通过胃管注入胃内冲洗胃，消除或减轻毒物吸收。

【适应证】

（1）幽门梗阻患儿。

（2）某些胃手术前准备。

（3）急性中毒等。

【实施】

1. 操作准备

（1）人员准备：操作人员衣帽整齐，规范洗手，戴口罩。

（2）环境准备：采光良好，适宜的温湿度，保护隐私的围帘或屏风。

（3）物品准备：一次性胃管、洗胃机（20 mL或50 mL一次性注射器）、治疗碗、治疗巾、无菌纱布、无菌手套、胶布、洗胃液（根据医嘱选择）、听诊器，必要时备污物瓶。

2. 操作步骤

（1）核对医嘱及执行单，携用物至患儿床旁，洗手或手消毒，核对患儿身份。

（2）评估患儿生命体征、意识状态、合作程度、有无洗胃禁忌证等，了解病情。

（3）协助患儿取平卧位，头偏向一侧，铺治疗巾于患儿颈下。

（4）准备胶布，打开治疗碗及胃管。

（5）戴无菌手套，用生理盐水纱布润滑胃管前端。

（6）测量胃管插入深度，并做好标记。

（7）插胃管，经口或鼻将胃管缓慢插入。对年长清醒患儿，边插边嘱其做吞咽动作，插至标记处。

（8）检查胃管位置是否正确：

1）连接注射器抽吸，有胃内容物抽出。

2）用注射器抽 1～5 mL 气体快速注入，同时用听诊器听诊，听到气过水声。

3）当呼气时，将导管远端置于水中，无气泡逸出或出现极少量气泡。

（9）固定胃管，末端连接注射器或洗胃机。

（10）洗胃。

（11）拔胃管，清洁口鼻腔。

（12）协助患儿取舒适卧位。

（13）整理用物。

（14）洗手，记录。

【注意事项】

（1）洗胃前应监测生命体征，心搏骤停者，应先复苏，后洗胃；呼吸道分泌物增多者，应先吸痰，再洗胃。

（2）中毒性质不明时，抽出胃内容物送检，洗胃液选择温开水或生理盐水，等毒物性质明确后，再使用拮抗剂。

（3）洗胃时应观察出入液量是否平衡，排出液的性状、颜色、气味，发现排出液为血性、患儿出现腹痛和血压下降时，应立即停止洗胃，通知医生及时处理。

（4）洗胃完毕，不应急于拔除胃管，以免再次洗胃。

（5）强酸、强碱及腐蚀性药物中毒时禁忌洗胃，胃癌、食道阻塞、食管胃底静脉曲张及消化道溃疡患儿洗胃时需谨慎。

（6）拔管时先将胃管反折，嘱患儿屏住呼吸，迅速拔出，以免管内液体误入气管。

【相关知识】

1. 胃管型号的选择

（1）早产儿：5～6 F。

（2）足月儿及 1 岁以内婴儿：6～8 F。

（3）1～3 岁：8～10 F。

（4）3～6 岁：10～12 F。

（5）6～12 岁：12～14 F。

（6）>12 岁：16 F。

2. 胃管插入长度 鼻尖到耳垂再到剑突或发际至剑突的长度。

3. 洗胃液的用量及温度

（1）洗胃液的温度：37～38 ℃。

（2）洗胃液量：新生儿 5 mL，幼儿 50～100 mL，儿童 200 mL，使用洗胃机洗胃一般 300～500 mL。

4. 常用洗胃液及其适应证

（1）温水或生理盐水：适用于原因不明的急性中毒。

（2）1∶5 000～1∶10 000 高锰酸钾：适用于生物碱、蕈类及敌百虫中毒。

（3）2％碳酸氢钠：适用于有机磷农药中毒。

（4）2％～4％鞣酸、茶水：适用于重金属、生物碱等中毒。

第十七节　吸　痰

【目的】

（1）清除呼吸道分泌物，保持呼吸道通畅。

（2）促进呼吸功能，改善肺通气。

（3）预防并发症。

【适应证】 年老体弱、危重、昏迷、麻醉清醒前各种原因引起的不能有效咳嗽、排痰者。

【实施】

1. 操作准备

（1）人员准备：操作人员衣帽整齐，规范洗手，戴口罩。

（2）环境准备：环境整洁、舒适、安全。

（3）物品准备：

1）治疗盘：一次性无菌手套 1 副、一次性无菌吸痰管数根、无菌治疗碗 1 个、一次性治疗巾、无菌生理盐水（约 100 mL）、无菌纱布、弯盘、听诊器。必要时备压舌板、开口器、舌钳等。

2）负压吸引装置、氧气装置。

2. 操作步骤

（1）操作人员备齐用物至床旁，核对患儿信息，洗手或手消毒。

（2）评估患儿，检查患儿口、鼻腔。

（3）连接管道，检查吸引装置性能，根据年龄调节负压值；选择粗细、长短、质地适宜的吸痰管。

（4）听诊两肺，确定肺部有无痰液及痰液分布部位，必要时予以拍背。

（5）按年龄选择合适负压值，撕开并保留吸痰管外包装，尾端与吸引器连接管相连。

（6）协助患儿取舒适卧位，固定患儿头部，昏迷者必要时可使用压舌板、舌钳等。

（7）必要时监测经皮血氧饱和度。

（8）铺治疗巾于颌下。

（9）吸痰：

1）口咽吸痰：①操作者戴清洁手套。②将吸痰管插入口咽部，吸引咽部直至无分泌物。③在无菌碗中吸取生理盐水冲洗管道直至管道中无分泌物。④关闭吸引器。

2）鼻咽和鼻气管吸痰：

①操作者戴无菌手套。②操作者一手持吸痰管，不可触及非无菌区。一手拿起连接管道。③试吸少量生理盐水，润滑管道。④一手反折吸痰管末端，另一手持吸痰管前端，沿鼻腔轻轻将吸痰管下至咽后壁；年长儿 8～12 cm，婴幼儿 4～8 cm。间断吸引 10～15 s。拔除吸痰管后吸入生理盐水冲洗吸痰管，以免堵塞。

（10）听诊两肺，评估患儿吸痰效果，判断是否需要再次吸痰。

（11）操作结束，关闭吸引器开关，分离管道。

（12）脱去手套并包裹吸痰管放置于弯盘内。

（13）规范洗手，再次听诊、评估，协助患儿取舒适卧位，整理床单位。

（14）清理用物，洗手，记录。

【注意事项】

（1）吸痰前，检查吸引装置性能是否完好，连接是否正确。

（2）严格执行无菌操作，每次吸痰均应更换吸痰管。

（3）根据患儿年龄调整负压值：新生儿＜100 mmHg；婴幼儿＜200 mmHg；儿童＜400 mmHg。吸痰时间：婴儿不超过 5 s，年长儿不超过 15 s。

（4）每次吸痰时间＜15 s，以免造成缺氧。

（5）吸痰动作轻稳，防止呼吸道黏膜损伤。

（6）吸痰过程中应监测患儿生命体征和血氧饱和度变化。如经皮血氧饱和度降至 90％以下应立即停止吸痰操作。

（7）痰液黏稠者，可配合叩击、雾化吸入，提高吸痰效果。

（8）进食 1 h 内避免吸痰，以防刺激引起食物反流（抢救除外）。

（9）电动吸引器连续使用时间不宜过久；储液瓶内液体达 2/3 满时，应及时倾倒。

第十八节 导尿术

【目的】

（1）排空膀胱、膀胱冲洗。

（2）收集无菌尿标本。

（3）测量残余尿。

【适应证】

（1）各种下尿路梗阻所致尿潴留。

（2）抢救危重患儿时需正确记录每小时尿量等。

（3）膀胱疾病诊断与治疗。

（4）进行尿道或膀胱造影。

（5）手术前的常规导尿。

（6）膀胱灌注或膀胱冲洗。

（7）探查尿道有无狭窄，了解少尿或无尿原因。

【实施】

1. 操作准备

（1）人员准备：操作人员衣帽整齐，规范洗手，戴口罩。

（2）环境准备：采光良好，适宜的温湿度，保护隐私的围帘或屏风。

（3）物品准备：治疗盘、导尿包、水溶性润滑剂、导尿管、尿袋、5 mL注射器、碘伏棉球、灭菌注射用水或生理盐水、无菌手套、清洁手套、弯盘、胶布。

2. 操作步骤

（1）核对医嘱及执行单，携用物至患儿床旁，洗手或手消毒，核对患儿身份。

（2）评估患儿年龄、性别、病情、会阴部皮肤黏膜情况、合作程度、膀胱充盈度等，了解病情，向患儿及其家长解释，取得配合，提供遮挡。

（3）协助患儿取屈膝仰卧位，双腿略外展，暴露会阴。

（4）戴清洁手套，垫治疗巾于臀下，将弯盘置于两腿之间会阴处。

（5）初步消毒：

1）男患儿：右手用镊子夹取碘伏棉球消毒阴阜、阴茎、阴囊，左手用无菌纱布裹住阴茎将包皮后推，暴露尿道口，自尿道口向外向后擦拭消毒尿道口、龟头及冠状沟。

2）女患儿：横向消毒阴阜，自上而下擦洗大阴唇，另一手分开大阴唇，消毒小阴唇及尿道口。

（6）脱去手套，快速洗手；打开导尿包，戴无菌手套，铺无菌治疗巾。

（7）再次消毒：

1）男患儿：左手用纱布包住阴茎将包皮向后推，暴露尿道口，右手持镊子夹取消毒棉球再依次消毒尿道口、龟头及冠状沟。

2）女患儿：左手分开并固定小阴唇，右手持镊子夹取消毒棉球依次消毒尿道口、小阴唇（左、右各1次）、尿道口。

（8）插导尿管：

1）男患儿：左手用无菌纱布固定阴茎并提起，与腹壁成60°角，右手用血管钳持导尿管对准尿道口轻轻插入，见尿液流出再插入1~2 cm。

2）女患儿：左手分开并固定小阴唇，右手用血管钳夹取导尿管对准尿道口插入尿道，见尿液流出再插入1 cm左右（图8-18）。

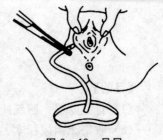

图8-18 导尿

（9）固定：

1）留置导尿：根据导尿管型号向气囊中注入适量灭菌注射用水或生理盐水，轻拉导管证实固定稳妥后连接引流袋，用胶布将尿管固定于大腿内侧。

2）一次性导尿：胶布固定至操作完成（图8-19）。

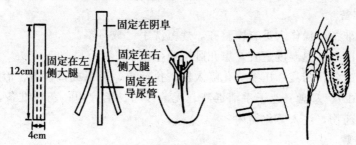

图8-19 导尿管固定

（10）撤去治疗巾，擦洗外阴，脱去手套。

（11）整理床单位，协助取舒适卧位。

（12）洗手，记录。

【注意事项】

（1）导尿过程中，如尿管误插入阴道或接触尿道口以外区域，应重新更换尿管。

（2）尿潴留患儿一次导出尿液不能超过1 000 mL。

（3）气囊中注入无菌溶液一般为3～5 mL。

（4）长期留置尿管患儿应进行膀胱功能及盆底肌锻炼。

（5）保持尿袋低于耻骨联合水平，以防逆行感染。

【相关知识】

（1）不同年龄阶段患儿尿道长度：

1）女性：新生儿为2.2～3.3 cm；婴幼儿及以上为4.0～6.0 cm。

2）男性：1～6岁为6.2～6.4 cm；10岁约为10.5 cm；14岁约为12.2 cm。

（2）儿童正常尿量（mL）=（年龄-1）×100+400。

第十九节　压缩雾化吸入

【目的】

（1）湿化呼吸道。

（2）改善通气功能。

（3）预防、控制呼吸道感染。

【适应证】

（1）慢性阻塞性肺病、早产儿慢性肺疾病。

（2）急性毛细支气管炎。

（3）哮喘、婴儿急性喘息。

（4）急性喉气管支气管炎。

（5）过敏性肺泡炎、围手术期基础疾病治疗。

【实施】

1. 操作准备

（1）人员准备：操作人员衣帽整齐，规范洗手，戴口罩。

（2）环境准备：温湿度适宜，患儿卧位或坐位。

（3）物品准备：药液、压缩雾化吸入器、执行单、面罩或口含嘴、治疗盘、注射器（5 mL 或 10 mL）、弯盘、速干手消毒液、无菌纱布、治疗巾；药物准备：核对医嘱及治疗单，抽吸药物，注入雾化器内。

2. 操作步骤

（1）携用物至患儿床旁，核对患儿身份。

（2）评估患儿病情、治疗情况、过敏史、用药史、呼吸状况及配合程度。

（3）协助患儿取舒适卧位，铺治疗巾于患儿颌下。使用口含嘴患儿指导其口吸气、鼻呼气。

（4）接通电源，打开压缩机开关，检查机器性能。

（5）连接雾化装置，见药液呈雾状喷出后，为患儿戴上面罩或口含嘴（图 8−20）。

（6）指导患儿吸入，观察患儿面色、口唇，有无咳嗽等，发现异常及时处理。

（7）治疗完毕，取下面罩或口含嘴，关闭压缩机开关及电源。

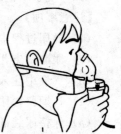

图 8−20 雾化吸入

（8）擦干患儿面部，协助其取舒适卧位。

（9）整理床单位，处理用物。

（10）洗手，记录。

【注意事项】

（1）呼吸道分泌物多时，先咳嗽咳痰，必要时吸痰清理呼吸道再行雾化。

（2）患儿呼吸困难、哭闹时，面罩不可扣紧口鼻，以便观察患儿面色。

（3）进食 1 h 以内、无力排痰患儿不宜雾化。

（4）平静呼吸、睡眠中雾化，疗效更好。

（5）雾化吸入前最好不涂抹油性面霜，雾化吸入后应及时漱口或洗脸，以减少药物在口腔及面部残留。

（6）雾化吸入罐应保持直立，防止药液外漏（使用卧位雾化吸入罐除外）。

【相关知识】

（1）支气管扩张剂、黏液溶解剂应在胸部物理治疗前应用，激素、抗生素须在胸部物理治疗后应用。

（2）常用的雾化吸入药物：

1）β_2 受体激动剂：硫酸沙丁胺醇、硫酸特布他林。

2）糖皮质激素：布地奈德、地塞米松。

3）抗胆碱能药物：异丙托溴铵、复方异丙托溴铵。

4）黏液溶解剂：α−糜蛋白酶、盐酸氨溴索。

5）抗菌药物：庆大霉素等。

（3）使用氧气雾化吸入时，流量调至 5～10 L/min，氧气表直接连接雾化装置，不可使用湿化瓶。

（4）口含嘴雾化吸入操作前教会患儿使用"口吸气、鼻呼气"的呼吸方法。水槽和雾化吸入罐内忌加温水或热水，连续使用时中间应间歇 30 min。

第二十节　动脉穿刺采血

【目的】　采集动脉血标本，做血气分析。

【适应证】　适用于临床各科的危重患儿，监测动态动脉血气（对于判断危重患儿的呼吸功能和酸碱失衡类型、指导治疗和判断预后均有重要作用）。

【实施】

1. 操作准备

（1）患儿了解动脉血标本采集的目的、方法、临床意义和配合要点。患儿取舒适卧位，暴露穿刺部位。

（2）物品准备：注射盘、2 mL 一次性注射器或动脉血气针、肝素注射液、治疗巾、注射用小垫枕、无菌手套、无菌软木塞或橡胶塞、检验单、速干手消毒液。

2. 操作步骤

（1）操作人员衣帽整齐，规范洗手，戴口罩。

（2）核对检验单，按要求在一次性注射器或动脉血气针外贴标签，注明科室、床号、住院号、检验目的和送检日期。

（3）携用物至患儿床旁，洗手或手消毒，核对患儿腕带信息。

（4）评估患儿，选择合适部位，可选择桡动脉（图 8-21）、股动脉（图 8-22）、头皮动脉、肱动脉等。

（5）将治疗巾垫于小垫枕上，置于穿刺部位下。

（6）常规消毒皮肤，直径大于 5 cm。

（7）采血：

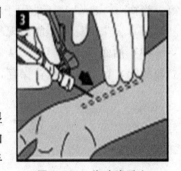

图 8-21　桡动脉采血

1）普通注射器采血：穿刺前抽吸肝素 0.5 mL，湿润注射器管腔后弃去，以防止血液凝固。用左手示指和中指触及动脉搏动最明显处并固定动脉于两指间，右手持注射器在两指间垂直刺入或与动脉走向成 40°角刺入，见有鲜红色血液涌进注射器，即以右手固定穿刺针的方向和深度，左手抽取血液至所需量。

2）动脉血气针采血：取出并检查动脉血气针，将血气针活塞拉至所需的血量刻度，血气针筒自动形成吸引等量血液的负压。穿刺方法同上，见有鲜红色回血，固定血气针，血气针会自动抽取所需血量。

（8）采血毕，拔出针头，局部用无菌纱布加压止血 5～10 min。

（9）针头拔出后立即刺入软木塞或橡胶塞，以隔绝空气，并搓动注射器，上下颠倒使血液与肝素混匀（图 8－23）。

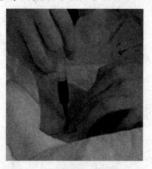 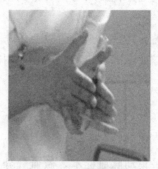

图 8－22　股动脉采血　　　　　图 8－23　搓动注射器

（10）再次核对化验单、患儿和标本。

（11）协助患儿取舒适卧位、整理床单位、清理用物，交代注意事项。

（12）洗手，记录。

（13）标本和化验单及时送检。

【注意事项】

（1）严格执行查对制度和无菌操作原则。

（2）股动脉穿刺时，患儿取仰卧位，下肢外展外旋，充分暴露穿刺部位。新生儿宜选择桡动脉或头皮动脉穿刺，因股动脉穿刺垂直进针时易伤及髋关节。

（3）拔针后局部按压 5～10 min，以免出血或形成血肿。

（4）血气分析标本必须与空气隔绝，与肝素充分混匀，立即送检。

（5）有出血倾向者慎用动脉穿刺法采集动脉血标本。

（6）避免在静脉滴注处、动脉留置导管处采血，如遇特殊情况须从这些部位采血，第一管血（＞5 mL）不能用于检验，用第二管血按上面要求采集。

（7）采集的标本不能出现气泡，一旦出现气泡，必须放弃并再次采集。

（8）抽血后立即测定，从采集标本到完成测定，期间最好不超过 30 min。如不能立即测定，留置 4 ℃冰箱保存，以减慢新陈代谢的速度，保存时间不超过 2 h。

第二十一节　足跟血采集法

【目的】　需要少量血标本（＜1 mL）的检验项目。

【适应证】

（1）适用于血常规、微量血电解质、血糖和血气分析。

（2）新生儿先天性甲状腺功能低下、苯丙酮尿症等的筛查。

【实施】

1. 操作准备

（1）人员准备：操作人员衣帽整齐，规范洗手，戴口罩。

（2）环境准备：适宜的温湿度、环境清洁、符合要求。

（3）物品准备：注射盘、弯盘、75％酒精、棉签、一次性专用采血针，专用采血滤卡或相关血样收集容器。

2. 操作步骤

（1）核对患儿身份信息。

（2）操作者清洗双手，佩戴无粉手套。

（3）患儿取头高足低位，打开包被，暴露采血部位。

（4）按摩或热敷患儿足跟。

（5）用75％酒精棉签消毒采血部位，待干。

（6）左手大拇指与其他四指呈"C"形握住患儿足部。

（7）用一次性采血针快速针刺足跟选定部位，深度小于3 mm。

（8）因第一滴血含有体液或皮肤碎片，应用棉签擦去，取第二滴血。

（9）在距针眼较大范围处挤压（不允许挤压和揉搓针眼处），再放松形成足够大的血滴，用适当容器收集血样；如用滤纸卡，将滤纸接触血滴（勿触及周围皮肤），使血自然渗透至滤纸背面。

（10）采血完毕用无菌棉签轻压采血部位止血，胶布固定。

（11）再次核对患儿信息。

（12）整理用物，洗手。

【注意事项】

（1）采血部位宜选择足跟内、外侧缘。

（2）如需选用滤纸卡采血，要求血斑直径为1 cm，禁止在1个圆圈处反复多次浸血。

（3）下列部位禁止用于新生儿足跟血标本的采集，否则容易造成邻近组织如软骨、肌腱、神经等损伤。①足跟中心部位；②足弓部位；③针眼部位；④水肿或肿胀部位；⑤脚指部位；⑥后足跟弯曲部位。

【相关知识】

（1）新生儿遗传代谢筛查标本：需出生后充分哺乳72 h后采集（哺乳至少8次），既可避免因蛋白负荷不足导致苯丙酮尿症筛查结果假阴性，又可避开生理性促甲状腺素上升，减少先天性甲状腺功能低下筛查结果假阳性，以防止漏诊和误诊的发生。

（2）新生儿遗传代谢筛查标本保存及递送方法：将血片置于清洁空气中自然干燥（一般需在15～22 ℃空气中暴露3～4 h）后，放于封口塑料袋内，保存于4 ℃冰箱。干燥过程中注意将滤纸片平放，避免日光直晒、紫外线照射、受潮、水浸及污染；冬季避免放置在暖气上；血标本不宜放置在新装修的房间内；未晾干的血样不得重叠放置。一般要求采血后8个工作日内将血标本递送到新生儿筛查中心。递送过程中尽量减少血片在室温中存留的时间，夏季高温时采用"冷链"递送。

（3）特殊新生儿的遗传代谢筛查采血要求：新生儿因任何原因（如提前出院、早产、低体重、疾病等）未采血时，应做好详细记录，并告知患儿家长及时补采血样。根据患儿情况越早筛查越好，血样采集时间最迟不宜超过出生后20 d。

第二十二节　经鼻持续呼吸道正压通气

【目的】　增加功能残气量，扩张肺泡，防止肺泡萎陷，改善氧合作用。

【适应证】

（1）治疗早产儿呼吸窘迫综合征。

（2）有创呼吸机撤机。

【实施】

1. 操作准备

（1）人员准备：操作人员衣帽整齐，规范洗手，戴口罩。

（2）环境准备：适宜的温湿度、环境清洁、符合要求。

（3）物品准备　持续呼吸道正压通气机、消毒好的管路、连接管、发生器、湿化罐、无菌水、型号适宜的鼻塞或鼻罩、固定帽、鼻贴、面贴、灭菌手套。

2. 操作步骤

（1）将用物携至床旁，手消毒，核对医嘱和患儿身份信息。

（2）使用持续呼吸道正压通气机前准备：

1）评估患儿，洗手，戴手套，选合适的鼻塞或鼻罩、固定帽。

2）向湿化罐内加无菌水至刻度，安装湿化罐，连接持续呼吸道正压通气管道、鼻塞或鼻罩。

3）连接电源、氧源、压缩空气（或打开压缩机开关），仪器自检确保气源压力在规范范围。

4）用手堵住鼻塞或鼻罩的出气孔，设定相应参数（FIO_2、PEEP 及湿化罐温度）。

（3）开启持续呼吸道正压通气机主机开关，开启压缩空气和氧气开关。

（4）连接持续呼吸道正压通气机与患儿：

1）贴鼻贴、面贴，戴固定帽和发生器。

2）将鼻塞置于患儿的双侧鼻腔中，发生器固定于头顶，松紧适宜，避免漏气。

（5）评估患儿的心率、血氧饱和度、呼吸情况并记录。必要时吸痰或遵医嘱应用镇静剂。

（6）撤机时，准备好合适的给氧装置，充分吸痰。

（7）去除鼻塞、帽子和管道，安置患儿舒适卧位，给予合适的给氧方式并记录。

（8）关湿化罐、关主机、撤去持续呼吸道正压通气机，调至待机状态。

（9）确定患儿不用后，消毒机器并记录。

【注意事项】

（1）妥善固定好管道，防止牵拉造成鼻塞或鼻罩脱出。

（2）严密观察鼻黏膜和受压皮肤情况，防止压疮。

（3）严格无菌操作，及时倾倒管道内的冷凝水。

（4）每日更换湿化用水，每周更换持续呼吸道正压通气机管道。

附　录

附录 1　急救技术操作评分表

附表 1-1　呼吸气囊的使用评分标准

项目	评分标准及细则	分值	存在问题及扣分
准备质量 10 分	1. 人员准备：衣帽整齐，洗手，戴口罩	3	
	2. 用物准备：呼吸气囊、合适的面罩、氧气连接管、吸痰管、听诊器	5	
	3. 环境准备：病室温度适宜	2	
操作流程质量 80 分	1. 选择合适的面罩及呼吸气囊，连接呼吸气囊与氧气连接管，检查有无漏气	10	
	2. 评估呼吸，协助患儿取去枕仰卧位，开放呼吸道。清理患儿口腔及上呼吸道的分泌物、呕吐物或其他异物	20	
	3. 连接面罩和呼吸气囊，一手以"EC"手法保持呼吸道打开及固定面罩，另一手挤压气囊，继而放松，如此一挤一松有节奏地反复进行	30	
	4. 评估患儿生命体征、面色、血氧饱和度、末梢循环	10	
	5. 整理用物，规范洗手，记录抢救过程	10	
全程质量 10 分	1. 操作熟练，方法正确	5	
	2. 用过物品处理正确	5	

附表 1-2　气管插管评分标准

项目	评分标准及细则	分值	存在问题及扣分
准备质量 10 分	1. 人员准备：衣帽整齐，洗手，戴口罩	3	
	2. 用物准备：喉镜、呼吸气囊、合适的面罩、气管导管、吸痰管、听诊器、胶布	5	
	3. 环境准备：病室温度适宜	2	

项目	评分标准及细则	分值	存在问题及扣分
操作流程质量80分	1. 操作前确定喉镜的光源正常，如有必要先吸出患儿口咽部分泌物	5	
	2. 摆好体位，在辐射台或暖箱中使患儿呈仰卧位，颈后垫小枕，使头略向后仰	5	
	3. 操作者立于患儿头侧，以左手拇指、示指、中指持喉镜，余两指固定患儿下颌部，喉镜从口腔右边插入并将舌推向左侧；把喉镜舌叶伸进，并从会厌下方通过；垂直提起叶片，挑起会厌，显露声门	15	
	4. 患儿吸气时，把气管插管沿口腔右侧向下通过声带，最好只插进气管2～2.5 cm，以避免插入右支气管。插入深度：①插管前端2 cm左右有一黑圈，示进入声门深度，可在喉镜直视下将导管插入声门至黑圈处止；②插入深度参照表6-3，并把导管粘在口唇上，然后保持插管的位置，并从插管中轻轻退出管芯	25	
	5. 确定插管的位置。抽出喉镜，用手固定插管，接呼吸气囊，进行正压人工通气。助手用听诊器听诊两侧胸部及两侧腋下，如两侧呼吸音相同，两侧胸廓起伏一致，心率回升，面色转红，示插管位置正确。可用胶布条绕管一周，两端贴于上唇固定。如在呼吸气囊通气时，不见胸廓正常起伏，听诊两侧呼吸音微弱，心率不见回升，面色不见转红，提示可能插入过浅或误入食管，须做喉镜检查，调整深度或重新插管。如右侧呼吸音强于左侧，提示插入过深，应稍退出，直至两侧呼吸音相同	25	
	6. 整理用物，规范洗手	5	
全程质量10分	1. 操作熟练，方法正确	5	
	2. 操作过程中要保持患儿安静及环境安静	2	
	3. 用过物品处理正确	3	

附表1-3 电除颤的使用评分标准

项目	评分标准及细则	分值	存在问题及扣分
准备质量10分	1. 人员准备：衣帽整齐，洗手，戴口罩。	3	
	2. 用物准备：除颤仪、导电糊、生理盐水纱布	5	
	3. 环境准备：病室温度适宜	2	

项目	评分标准及细则	分值	存在问题及扣分
操作流程质量80分	1. 插上电源，开除颤仪，检查仪器性能	5	
	2. 选择除颤挡，以便快速查看心律	5	
	3. 调节同步/非同步按钮：SYNC/DEFIB	5	
	4. 确定心律：心室颤动、无脉搏室速	5	
	5. 涂导电糊：导电糊均匀涂在电极板上或用生理盐水纱布包裹电极板	10	
	6. 选择合适能量：首次2 J/kg，后续电击能量为4 J/kg；充电：按充电按钮，除颤仪自动充电至显示到所需值；放置电极板：分别置于胸骨右缘第2肋间及左腋前线第5肋间	15	
	7. 清场：确认没有人接触床旁	10	
	8. 放电：双手同进按压入电键	10	
	9. 重新评估，决定是否继续除颤	10	
	10. 整理用物，记录抢救过程	5	
全程质量10分	1. 操作熟练，方法正确	5	
	2. 用过物品处理正确	5	

附录2　导管护理技术操作评分表

附表2-1　经气管切开或气管插管吸痰法评分标准

项目	评分标准及细则	分值	存在问题及扣分
准备质量10分	1. 人员准备：衣帽整齐，洗手，戴口罩	2	
	2. 用物：负压吸引器或中心负压吸引装置、清洁治疗盘、一次性吸痰管、一次性乳胶手套、治疗巾、无菌纱布、生理盐水、无菌容器、玻璃瓶（内盛消毒液）、速干手消毒液、配电盘，按医嘱备稀释痰液的药物	6	
	3. 用物摆放合理，符合无菌原则	2	
操作流程质量80分	1. 将用物推至患儿床旁，核对床号、姓名，评估患儿的病情及意识状态，对清醒患儿说明目的、方法，取得患儿配合	5	
	2. 将呼吸机的氧浓度调至100%，给予患儿吸入2 min，以防吸痰造成低氧血症	5	
	3. 接吸引器电源或中心负压吸引装置检查吸引器性能是否良好，连接是否正确，调节压力	10	
	4. 洗手	2	

项目	评分标准及细则	分值	存在问题及扣分
操作流程质量80分	5. 生理盐水倒入无菌容器内，撕开吸痰管外包装的前端，一手戴无菌手套，将吸痰管抽出并盘绕在手中，开口端与负压管连接	3	
	6. 打开吸引器开关，试吸生理盐水，检查导管是否通畅	5	
	7. 用未戴手套的手断开呼吸机与气管导管，将呼吸机接头放于无菌纱布上	5	
	8. 一手折叠吸痰管末端，用戴无菌手套的手，持吸痰管前段轻轻地插入内套管吸痰，放开折叠部分从深部左右旋转，向上提拉，边吸边退，吸净痰液，切勿上下提插或固定在一点不动，每次吸引时间不超过 15 s	10	
	9. 每次导管退出后应以生理盐水冲洗，如需再次吸痰应更换新吸痰管	5	
	10. 每次吸痰用过的吸痰管与手套放入医用垃圾袋内，将连接吸引器的玻璃接管插入盛有消毒液的玻璃瓶内	5	
	11. 吸痰完毕关上吸痰器的开关，立即接呼吸机通气；给予患儿浓度为 100% 的氧气吸入 2 min，待血氧饱和度升至正常水平后，再将氧浓度调至原来水平	5	
	12. 擦净气管套管周围痰液，将用无菌生理盐水浸湿的单层无菌纱布盖在气管套管口上，注意更换，保持湿润	5	
	13. 吸痰过程中应观察患儿痰液的颜色、性质和量，血氧饱和度、生命体征变化，以及呼吸机各参数设定值的变化	5	
	14. 整理床单位，协助患儿取舒适卧位	5	
	15. 整理用物，手套、吸痰管按医疗废物处理，洗手，记录	5	
终末质量10分	1. 无菌观念强，无污染，符合无菌操作原则	2	
	2. 态度严谨，动作敏捷，操作熟练，符合操作程序，每次吸引时间不超过 15 s，连续吸痰不超过 3 次	2	
	3. 操作中能做到关心患儿，以患儿为中心，确保患儿安全	2	
	4. 插管时不可给予负压，以免损伤患儿呼吸道	2	
	5. 无菌容器应分别注明气管插管、口腔、鼻腔之用，不得混用	2	

附表 2-2　经气管切开或气管插管密闭式吸痰技术评分标准

项目	评分标准及细则	分值	存在问题及扣分
准备质量10分	1. 人员准备：衣帽整洁，洗手，戴口罩	2	
	2. 环境准备：环境整洁、舒适、安全，适合操作	2	
	3. 用物：吸引器或中央控制系统负压吸引器、氧气供给设备、与氧气连接的简易呼吸气囊（必要时用）、治疗车、治疗盘、无菌方巾、一个抽取 20 mL 生理盐水的无菌注射器、听诊器、密闭式吸痰装置；用物摆放合理，符合无菌原则	6	

项目	评分标准及细则	分值	存在问题及扣分
操作流程质量80分	1. 备齐用物至患儿床旁	4	
	2. 核对床号、姓名，向患儿及其家长解释	4	
	3. 评估患儿意识状态、生命体征，以及呼吸道分泌物的量、黏稠度，必要时先翻身、叩背（以利于松动痰液，使痰液咳出）	6	
	4. 协助患儿采用半坐卧位，头偏向一侧，给予高浓度氧气吸入	6	
	5. 调节吸痰负压（成人 40～53.3 kPa，小儿控制在 33～40 kPa）	5	
	6. 一手握着可旋转接头，另一手执吸痰管外薄膜封套用拇指及示指将吸痰管插入气管插管内所需的深度，并按下控制钮吸痰，螺旋式旋转上提吸痰（插管时不可使用负压，以免负压吸附呼吸道黏膜引起损伤），每次吸痰时间小于 15 s	15	
	7. 若患儿分泌物较黏稠，可经由可旋转接头上方延长管冲水口，滴入少量无菌生理盐水，稀释后再进行抽吸操作	10	
	8. 吸痰完成后，缓慢地抽回吸痰管，直到看到吸痰管上的黑色指示线为止	6	
	9. 经冲水口注入无菌生理盐水，按下控制按钮，清洗导管内壁	6	
	10. 给予高浓度氧气，待血氧饱和度升至正常水平后再调回氧流量至正常水平	5	
	11. 观察患儿呼吸、脉搏、皮肤颜色、血氧饱和度等	5	
	12. 机械通气的患儿吸痰后应检查各项参数	4	
	13. 恢复舒适体位，分类处置用物，记录	4	
终末质量10分	1. 对患儿的态度，与患儿的沟通，操作熟练程度	3	
	2. 吸痰过程中密切观察患儿病情变化，尤其得注意血氧饱和度和心电变化，防止心搏骤停及严重缺氧	3	
	3. 无菌观念强，无污染，符合无菌操作原则，程序正确，操作熟练	4	

附表 2-3　人工气道的固定评分标准

项目	评分标准及细则	分值	存在问题及扣分
准备质量10分	1. 人员准备：衣帽整洁，洗手，戴口罩	2	
	2. 环境准备：环境安静、整洁，光线、温湿度适宜	2	
	3. 物品准备：护理盘、寸带、胶布、牙垫、速干手消毒液、气囊压力监测表、清洁纱布、一次性吸痰管、无菌生理盐水、中心负压装置、听诊器	6	

续表

项目	操作标准及细则	分值	存在问题及扣分
操作流程质量80分	1. 携用物至患儿床旁，核对患儿信息（姓名、床头卡、腕带）	5	
	2. 向清醒患儿及其家长介绍气管插管固定的目的、方法及操作过程中的注意事项，取得患儿的配合	10	
	3. 患儿评估：病情、生命体征、意识、合作程度、胸廓起伏是否对称、双肺呼吸音是否一致、固定带周围皮肤等	10	
	4. 协助患儿取舒适卧位，嘱患儿操作过程中不能吐管、咬管，随意变换卧位	5	
	5. 评估导管型号、导管插管距中切牙距离、吸氧流量、血氧饱和度及使用呼吸机的参数情况	10	
	6. 吸净气管导管内及口鼻腔分泌物，监测气囊压力（<20 cmH₂O）	10	
	7. 卫生手消毒，一手固定气管插管，防止气管插管左右移动；一手将牙垫放置在气管插管一侧，使用寸带采用蝶形交叉固定法。先固定气管导管和牙垫，再交叉固定气管导管，在颈部一侧打一死结（松紧度以能放入一指为宜），结下垫一纱布保护皮肤。再次检查气管插管距中切牙位置	10	
	8. 测量气管导管的气囊压力，观察两侧胸廓起伏是否对称，听诊双肺呼吸音是否一致	10	
	9. 协助患儿取舒适卧位，整理床单位，向清醒患儿及其家长交代注意事项	5	
	10. 整理用物，洗手，记录	5	
终末质量10分	1. 操作熟练，符合操作规程及无菌技术操作原则	2	
	2. 操作前后检查气囊压力，使其在正常范围	2	
	3. 操作前后检查气管导管深度和外露长度，避免气管导管的移位	2	
	4. 更换胶布固定部位，避免皮肤损伤。关心患儿，确保患儿安全，躁动者给予适当约束或应用镇静药	2	
	5, 操作动作轻柔、准确、快速，监测过程中随时观察患儿的病情变化，出现异常及时处理	2	

附表 2－4　脑室引流管的护理技术评分标准

项目	评分标准及细则	分值	存在问题及扣分
准备质量10分	1. 人员准备：衣帽整洁，洗手，戴口罩	2	
	2. 环境准备：环境整洁、安静，光线、温湿度适宜	2	
	3. 物品准备：0.5%有效碘、棉签、胶布、无菌敷贴、引流袋、无菌手套、约束带、血管钳、纱布、无菌治疗巾	6	

续表

项目	评分标准及细则	分值	存在问题及扣分
操作流程质量80分	1. 核对医嘱，评估患儿 （1）了解患儿病情、生命体征，向患儿家长解释，取得合作 （2）询问患儿有无头痛、呕吐等情况	10	
	2. 洗手，戴口罩	6	
	3. 携用物至患儿床旁，再次核对	6	
	4. 更换无菌治疗巾并垫于引流口处，置弯盘，露出引流管，揭开无菌敷料，观察引流情况，用止血钳夹住引流管上部	15	
	5. 戴无菌手套，取无菌纱布包裹引流管接头处，分离脑室引流管，用0.5%有效碘消毒引流管连接口及其周围，并取无菌纱布包裹	10	
	6. 连接脑室引流管和一次性引流袋，再用无菌敷料包裹。妥善固定引流袋并悬挂于床头，引流袋入口处需高出侧脑室平面5～10 cm，平卧位以外耳道为水平面，侧卧位以正中矢状面为水平面，以维持正常颅内压。松止血钳，观察引流液的颜色、性状和量	15	
	7. 整理床单位，协助患儿取平卧位	6	
	8. 按规范清理各种用物	6	
	9. 洗手，记录引流液的颜色、性状和量	6	
终末质量10分	1. 操作熟练，符合操作规程及无菌技术操作原则	2	
	2. 搬动患儿时先夹闭引流管，待患儿安置稳当后再开放引流管	2	
	3. 引流袋悬挂高度应当高于脑平面5～10 cm，以维持正常颅内压，控制引流的速度	3	
	4. 引流袋位置不可随意移动，妥善固定引流管，必要时使用约束带	3	

附表2-5 胃肠减压护理操作评分标准

项目	评分标准及细则	分值	存在问题及扣分
准备质量10分	1. 人员准备：衣帽整洁，洗手，戴口罩	2	
	2. 环境准备：调节室温22～26 ℃	2	
	3. 物品准备：治疗盘、治疗碗2个（分置纱布数块及液状石蜡纱布1块）、一次性胃管、一次性手套、棉签、弯盘、别针、听诊器、20 mL注射器、一次性治疗巾、手电筒、水杯、一次性负压引流器，必要时备压舌板	6	
操作流程质量80分	1. 携用物至患儿床前，再次核对	4	
	2. 备胶布，协助患儿仰卧位，铺一次性治疗巾于患儿颌下，置弯盘于患儿口角旁，清洁鼻腔	4	
	3. 戴无菌手套，打开胃管，检查胃管是否通畅，测量插管长度（从前额发际至剑突，或从耳垂经鼻尖至剑突处），液状石蜡纱布润滑胃管前端	5	

续表

项目	评分标准及细则	分值	存在问题及扣分
操作流程质量80分	4. 一手持纱布托住胃管，一手持胃管前端自鼻腔轻轻插入，至咽后壁时，嘱患儿吞咽，顺势将胃管向前推进，直至预定长度，初步固定。若为昏迷患儿或早产儿、新生儿可轻抬其头部，使下颌靠近胸骨柄，缓缓插至预定长度	20	
	(1) 插管过程中应密切观察患儿病情变化，若出现恶心、呕吐，应暂停插入，嘱患儿深呼吸；如果插入不畅，应检查胃管是否盘曲口中；如果患儿出现呛咳、呼吸困难，甚至发绀，应立即拔管	15	
	(2) 检查胃管是否在胃内：①注射器抽吸，有胃液抽出；②用注射器向胃管内注入5～10 mL空气（早产儿小于5 mL），同时听诊上腹部，可听到气过水声；③将胃管末端置入盛水碗内无气泡逸出	15	
	(3) 确认胃管在胃内后，撤去弯盘，胶布固定胃管	5	
	(4) 检查胃肠减压器，排出负压器内气体，连接胃管，固定于床边，脱去手套，观察引流液的颜色、性质、量，以及胃管是否通畅	5	
	5. 整理床单位，协助患儿取舒适卧位，做好心理护理	5	
	6. 处理用物，洗手，记录	2	
终末质量10分	1. 关爱患儿，护患沟通有效	5	
	2. 程序正确，操作熟练	5	

附表 2-6 胸膜腔闭式引流的护理操作评分标准

项目	评分标准及细则	分值	存在问题及扣分
准备质量20分	1. 人员准备：仪表端庄，衣帽整齐，洗手，戴口罩	2	
	2. 环境评估：环境清洁、舒适、安全，适合操作	3	
	3. 用物准备：	10	
	(1) 治疗车上层：清洁治疗盘、弯盘、棉签、0.5%有效碘、无齿血管钳2把、一次性治疗巾、一次性无菌手套、无菌纱布1块、带橡皮筋的别针1个、胶布、500 mL 0.9%氯化钠溶液1瓶、无菌单腔水封瓶1个、速干手消毒液		
	(2) 治疗车下层：套黄色垃圾袋的医疗垃圾桶，套黑色垃圾袋的生活垃圾桶		
	4. 水封瓶准备：	5	
	(1) 检查水封瓶和0.9%氯化钠溶液的包装、质量、有效期		
	(2) 按无菌要求将0.9%氯化钠溶液倒入水封瓶内至最低水位线，拧紧瓶盖，连接水封瓶连接管，接头用无菌纱布包裹		
	(3) 保持水封瓶直立，并做好液平面标识，注明日期，有效期48 h		
	(4) 洗手		

续表

项目	评分标准及细则	分值	存在问题及扣分
操作流程质量70分	1. 携用物至患儿床旁，核对床号、姓名、腕带，并向患儿家长解释操作的目的、方法、注意事项及配合要点，协助患儿取合适卧位	4	
	2. 患儿评估：	6	
	（1）患儿生命体征和病情变化		
	（2）引流液的颜色、性质和量		
	（3）切口有无渗血、渗液，有无皮下气肿		
	（4）观察水封瓶内长管内水柱有无上下波动（正常为 4～6 cm），咳嗽时有无气泡逸出		
	3. 胸腔引流管与连接管连接处治疗巾，放置弯盘于治疗巾上	5	
	4. 双向夹闭胸腔引流管	8	
	5. 揭去胶布，消毒胸腔引流管与连接管接头处（螺旋消毒）	8	
	6. 洗手，戴手套	2	
	7. 断开胸腔引流管与连接管	2	
	8. 再次消毒胸腔引流管口。放置水封瓶，连接胸腔引流管与连接管，用胶布固定，确保水封瓶低于引流口平面 60～100 cm	10	
	9. 引流装置连接紧密后，自上而下松开血管钳，嘱患儿咳嗽或深呼吸，钳夹或挤压胸腔引流管，观察水柱波动情况，确定管道通畅	10	
	10. 做好刻度标识，注明水封瓶更换时间	5	
	11. 撤去治疗巾，用带皮筋的别针妥善固定引流管	2	
	12. 整理床单位，协助患儿取舒适卧位	2	
	13. 再次感谢患儿及其家长的配合，并告知患儿家长注意事项	2	
	14. 更换下的水封瓶置于黄色垃圾袋内，按医疗废物处理	2	
	15. 整理用物，洗手，记录	2	
终末质量10分	1. 体现人文关怀，护患沟通有效	2	
	2. 程序正确，无菌观念强，操作熟练	2	
	3. 导管固定方法正确、牢固	2	
	4. 水封瓶密闭性良好，引流通畅	2	
	5. 准确记录引流液的性质、量和颜色，观察有无气泡逸出	2	

附表 2-7 腹腔引流的护理操作评分标准

项目	评分标准及细则	分值	存在问题及扣分
准备质量15分	1. 人员准备：衣帽整洁，洗手，戴口罩	5	
	2. 环境评估：环境整洁、舒适、安全，适合操作	5	
	3. 用物准备：清洁治疗盘、无菌治疗巾、无菌棉签、无菌引流管、0.5%有效碘、无菌手套、胶布、别针、管道标识、血管钳	5	

续表

项目	评分标准及细则	分值	存在问题及扣分
操作流程质量70分	1. 将用物携至患儿床旁，核对医嘱及患儿信息	4	
	2. 向患儿解释操作目的，以取得患儿配合	4	
	3. 观察引流管是否通畅	4	
	4. 协助患儿取舒适卧位，再次核对，戴手套，铺治疗巾，夹闭引流管，消毒并分离引流管及引流袋	5	
	5. 更换手套，先消毒引流管断面，再消毒引流管外壁	10	
	6. 连接引流袋，开放引流管，观察引流管是否通畅	4	
	7. 妥善固定	4	
	8. 在引流袋标识上填写日期及时间，贴于引流袋上	6	
	9. 再次核对后，安置患儿，整理床单位，处理用物，规范洗手	6	
	10. 书写护理记录单	6	
	11. 口述： (1) 强调引流管的重要性，以防脱出 (2) 发现引流量突然增多或减少时应及时告知医生并查找原因 (3) 观察生命体征及腹部体征的变化，出现腹胀、发热等异常情况立即报告医生并查找原因	17	
终末质量15分	1. 无菌观念强，无污染，符合无菌操作原则	5	
	2. 向患儿做防导管滑脱的健康宣教，强调导管的重要性	10	

附表 2-8 膀胱冲洗操作评分标准

项目	评分标准及细则	分值	存在问题及扣分
准备质量10分	1. 人员准备：衣帽整齐，洗手，戴口罩	2	
	2. 评估环境：环境整洁、舒适、安全，适合操作	2	
	3. 用品准备：清洁治疗盘、无菌治疗巾、无菌导尿包、三腔导尿管、冲洗液、膀胱冲洗器、无菌棉签、皮肤消毒液、速干手消毒液、弯盘、无菌纱布、别针、血管钳、冲洗标识牌、无菌手套、医嘱执行卡、输液架、"预防导管滑脱"风险标识、"尿管"标识	6	
操作流程质量80分	1. 将用物推至患儿床旁，核对医嘱执行卡、床头卡及患儿信息	5	
	2. 告知患儿膀胱冲洗的目的、用药、方法及配合要点	5	
	3. 按留置导尿术留置三腔导尿管并固定，在"导尿"标识上书写留置时间，并粘贴在尿管尾端	5	
	4. 询问患儿有无需求并协助解决，协助患儿取舒适卧位	5	
	5. 充分暴露尿管，评估尿液的性质及颜色	5	
	6. 手消毒，挂冲洗瓶于输液架上，排气后夹闭管道，挂冲洗标识牌	5	
	7. 戴手套，核对，铺治疗巾于尿管接口下方，排空膀胱后血管钳夹闭尿管	5	

项目	评分标准及细则	分值	存在问题及扣分
操作流程质量80分	8. 打开三腔导尿管冲洗腔，消毒连接口，连接冲洗管	5	
	9. 夹闭引流管，松开尿管的血管钳，开放冲洗管，滴速一般为60～80滴/min	5	
	10. 当冲洗液流入200～300 mL或患儿有尿意时，关闭冲洗液的开关，打开引流管，观察引流是否通畅，引流液的颜色、性质；当引流变缓慢时，关闭引流管，再次打开冲洗液的开关	10	
	11. 如此反复冲洗，直至流出液澄清为止	3	
	12. 冲洗完毕，用血管钳夹紧导尿管，取下冲洗管，封堵冲洗腔口	3	
	13. 清洁外阴部，妥善固定集尿袋，位置低于膀胱水平	3	
	14. 撤下治疗巾	3	
	15. 再次核对，脱手套，手消毒	3	
	16. 询问患儿的反应，整理床单位，向患儿讲解注意事项，将呼叫器放于患儿伸手可及位置；患儿取舒适卧位，床尾悬挂"预防导管滑脱"风险标识	4	
	17. 整理用物，规范洗手	3	
	18. 书写记录单	3	
终末质量10分	1. 无菌观念强，无污染，符合无菌技术操作原则	3	
	2. 滴速符合要求，观察引流液的颜色、性质	3	
	3. 操作过程中能做到关心患儿，以患儿为中心，确保安全，注意保护患儿隐私	4	

附表2-9 造口袋更换技术操作评分标准

项目	评分标准及细则	分值	存在问题及扣分
准备质量10分	1. 人员准备：衣帽整洁，洗手，戴口罩	2	
	2. 环境准备：环境整洁、安静，光线、温湿度适宜，酌情屏风遮挡	2	
	3. 物品准备：造口袋、造口护肤粉、防漏膏、皮肤保护膜、袋夹、无酒精湿纸巾或生理盐水棉球、一次性药碗、镊子、卫生纸、圆头剪刀、弯盘、棉签、薄膜敷贴、造口测量尺、垫单	6	
操作流程质量80分	1. 携用物至床旁，核对	5	
	2. 协助患儿取平卧位，暴露造口部位，造口侧铺垫单，助手协助保护患儿双手及膝盖	5	
	3. 从上而下剥离底盘，观察大便的颜色、性质、量	5	
	4. 自外而内环形清洗，并用干纸拍干造口周围皮肤	5	
	5. 取一清洁棉球于造口上，避免便液溢出污染周围皮肤	6	
	6. 评估造口及其周围皮肤，观察造口有无回缩、出血，皮肤有无坏死及皮炎	6	
	7. 使用造口护肤粉及皮肤保护膜：先使用造口护肤粉，用干棉签将粉涂抹均匀，并扫去多余的造口护肤粉后使用皮肤保护膜	8	

项目	评分标准及细则	分值	存在问题及扣分
操作流程质量80分	8. 将适量防漏膏挤入空针并涂抹于造口周围	5	
	9. 测量造口大小，在造口袋底盘使用圆头剪刀裁剪中心孔，并用手指将造口底盘裁剪孔边缘磨平滑	7	
	10. 将造口袋背面的贴纸撕下	5	
	11. 对准造口，自下而上粘贴，用手指来回旋转轻压造口内侧底盘，反复几次，再使用空心手掌轻压外侧底盘 3～5 min，直至粘贴稳固	8	
	12. 放入少许空气，将造口袋夹扣在造口袋尾端	5	
	13. 协助患儿整理衣物，整理床单位	5	
	14. 处置用物，洗手，记录	5	
终末质量10分	1. 无菌观念强，无污染，符合无菌操作原则	3	
	2. 态度严谨，动作敏捷，操作细心准确	2	
	3. 保持造口底盘与造口黏膜之间 1～2 cm 的空隙	3	
	4. 操作过程中应保持患儿安静，必要时给予安慰奶嘴或口服蔗糖水进行安抚	2	

附表 2－10　关节腔冲洗技术操作评分标准

项目	评分标准及细则	分值	存在问题及扣分
准备质量10分	1. 人员准备：衣帽整洁，洗手，戴口罩	2	
	2. 环境准备：环境整洁、舒适、安全，适合操作	2	
	3. 用物准备：治疗盘、碘伏、无菌棉签、胶布、管道标识、冲洗液	6	
操作流程质量80分	1. 将用物推至患儿床旁，核对医嘱、患儿信息	4	
	2. 向患儿及其家长解释操作目的，取得配合	4	
	3. 协助患儿抬高患肢，暴露冲洗关节	5	
	4. 操作前再次核对患儿信息并手消毒	5	
	5. 开启冲洗瓶，常规消毒瓶塞，接冲洗器，挂于输液架上（瓶底离床沿 60 cm），排气后关闭冲洗器	8	
	6. 夹闭进水管，消毒进水管接头，连接冲洗器与进水管，妥善固定	6	
	7. 协助患儿取舒适卧位，患肢抬高，保持管道通畅	5	
	8. 开放进水管，调节冲洗器开关，使溶液滴入关节腔，滴速一般为 80～100 滴/min	6	
	9. 冲洗： (1) 连续冲洗法：进水管 24 h 不间断地点滴冲洗液至关节腔内，引流管打开，持续不断地将冲洗液排出 (2) 间歇保留冲洗法：根据医嘱将冲洗液滴入关节腔内，引流管夹闭，遵医嘱保留 30 min 后，开放引流管将液体排出。遵医嘱如此反复冲洗	14	
	10. 粘贴管道标识于冲洗器上，避免与静脉液体混淆	5	
	11. 再次核对	4	

项目	评分标准及细则	分值	存在问题及扣分
操作流程质量80分	12. 处置用物，洗手并记录	4	
	13. 观察引流液的颜色、性质和量	5	
	14. 冲洗结束时先关闭进水管，后关闭冲洗器开关，将冲洗器拔出，准确记录冲洗液出入量	5	
终末质量10分	1. 无菌观念强，无污染，符合无菌操作原则	4	
	2. 态度严谨，动作敏捷，操作细心准确	3	
	3. 程序正确，操作熟练，动作轻柔、准确、快速	3	

附表 2-11　中心静脉置管（CVC）维护技术操作评分标准

项目	评分标准及细则	分值	存在问题及扣分
准备质量10分	1. 护士准备：衣帽整洁，洗手，戴口罩	2	
	2. 环境准备：室内光线充足、安静，符合无菌操作、职业防护要求	2	
	3. 准备用物：速干手消毒液、注射盘、消毒剂、无菌手套、无菌换药包、肝素盐水、一次性垫巾、透明敷贴、输液接头、生理盐水、胶布、笔等	6	
操作流程质量80分	1. 将物品推至患儿床旁，核对患儿信息	4	
	2. 告知患儿操作的目的、用药、方法及配合要点	4	
	3. 卫生手消毒，垫一次性垫巾	4	
	4. 由导管的远心端向近心端 0°角或 180°角揭去敷贴；敷贴脱离皮肤后，自下而上揭去导管上的敷贴，注意不要将导管扯出	5	
	5. 观察穿刺点周围的皮肤及外露导管的长度，注意导管有无滑出或回缩	8	
	6. 卫生手消毒，打开换药包，戴无菌手套，用 75% 酒精棉球避开穿刺点 0.5～1 cm，以顺时针、逆时针、顺时针的顺序清洁消毒 3 遍，面积为 15 cm×15 cm；用含碘棉棒以穿刺点为中心按顺时针、逆时针、顺时针的顺序环形消毒，面积稍少于酒精消毒面积，充分清洁消毒穿刺部位的渗液、渗血	10	
	7. 待干后，以穿刺点为中心，无张力粘贴，透明敷料盖住连接器翼型的 1/2，膜平整紧密粘贴于皮肤，膜下无气泡，避免在导管任何部位造成死角	10	
	8. 关闭 CVC 导管夹，用无菌纱布衬垫取下原有输液连接头，多方位擦拭消毒接口，连接预冲好的肝素帽（或输液接头），连接预充生理盐水注射器，抽出少量回血，脉冲式冲洗导管。连接输液装置，调节输液滴速。用无菌敷料包裹输液接头，固定	15	
	9. 注明导管的穿刺日期，维护日期，置入深度；整理用物，洗手，记录	4	
	10. 输液结束，用生理盐水 20 mL 脉冲式冲洗导管（用肝素盐水进行正压封管，封管液量为导管＋辅助装置容积的 2 倍）；关闭 CVC 导管夹。用无菌纱布包裹导管前端，妥善固定	6	
	11. 整理用物及患儿床单位，协助患儿取舒适卧位	5	
	12. 洗手，按要求记录	5	

续表

项目	评分标准及细则	分值	存在问题及扣分
终末质量10分	1. 无菌观念强，无污染，符合无菌操作原则	2	
	2. 态度严谨，动作敏捷，操作细心准确，做好导管护理相关宣教	2	
	3. 程序正确，操作熟练，动作轻柔、准确、快速	2	
	4. 操作过程中做到关心患儿，以患儿为中心，确保患儿安全	2	
	5. 垃圾分类放置，终末处理符合要求	2	

附表 2-12　密闭式静脉留置针输液技术评分标准

项目	评分标准及细则	分值	存在问题及扣分
准备质量10分	1. 人员准备：衣帽整齐，洗手，戴口罩	2	
	2. 环境准备：室内光线充足、安静，符合无菌操作、职业防护要求	2	
	3. 用物准备：0.5％有效碘、无菌棉签、弯盘、敷贴、治疗巾、剃毛刀、留置针、一次性静脉输液钢针或无针输液接头、注射器、一次性输液器、药物、输液卡，必要时备弹力绷带和剪刀	6	
操作流程质量80分	1. 小儿静脉留置针输液时应评估以下问题：患儿病情、年龄；穿刺部位皮肤情况、血管情况；输注药液的性质、对血管壁的刺激程度；患儿及其家长对使用留置针的认识及合作程度	7	
	2. 在治疗室内遵医嘱核对、检查药液，确认无配伍禁忌后配制药液	5	
	3. 携用物至操作间，核对患儿身份，核对医嘱及药物	5	
	4. 挂输液瓶于输液架上，排尽空气，关闭调节器，检查输液管内有无空气	5	
	5. 根据患儿年龄、血管、用药选择留置针型号；打开留置针外包装，将一次性静脉输液钢针插入肝素帽内（或去除一次性静脉输液钢针，连接无针输液装置），排气	6	
	6. 协助患儿取仰卧位或侧卧位，头下垫治疗巾，家长或助手固定患儿肢体及头部，操作者立于患儿头侧，根据需要剃掉局部毛发，用纱布擦干局部皮肤	5	
	7. 常规消毒局部皮肤，消毒范围应大于敷贴范围，直径约为 8 cm×8 cm，待干，备胶布	5	
	8. 再次排气、核对	5	
	9. 操作者用一手拇指、示指固定静脉两端，另一手持留置针，沿静脉向心方向平行刺入，见回血后再进针少许，固定针芯送套管	5	
	10. 打开调节器，见液体滴入顺畅、患儿无不适后，敷贴固定，无张力粘贴，注明留置日期、时间，并签名	6	
	11. 根据患儿年龄、病情、药液性质调节滴速，一般为 20～40 滴/min	5	
	12. 再次核对，填写输液巡视卡，并挂于输液架上	5	
	13. 协助患儿取舒适卧位，将呼叫器放于患儿可及位置，向患儿及其家长说明输液过程中的注意事项：穿刺部位不能浸泡在水中、敷贴松脱或潮湿及时通知护士更换；避免随意关闭导管夹或调节滴速；若发现液体不滴、滴入不畅、输液部位肿胀或疼痛等异常，立即告知护士查看并处理	6	
	14. 整理用物，洗手，记录	5	
	15. 输液完毕，用 0～10 u/mL 的肝素生理盐水正压封管，夹闭导管并妥善固定	5	

项目	评分标准及细则	分值	存在问题及扣分
终末质量10分	1. 无菌观念强，无污染，符合无菌操作原则	2	
	2. 态度严谨，动作敏捷，操作细心准确	2	
	3. 滴速符合要求，输入通畅，局部无肿胀、渗漏	3	
	4. 操作过程中能做到关心患儿，以患儿为中心，确保安全	3	

附表 2-13 PICC（前端开口式）置管技术操作评分标准

项目	评分标准及细则	分值	存在问题及扣分
准备质量10分	1. 护士准备：衣帽整洁，洗手，戴口罩	1	
	2. 环境准备：环境整洁、舒适、安全，适合操作	1	
	3. 准备用物：PICC 置管包 1 个；PICC 导管 1 套；无菌手术衣 2 套、无粉无菌手套 2 副、无针输液接头 1 个；10 mL 注射器 1 个，20 mL 注射器 1 个、一次性防水垫巾、止血带、直尺、生理盐水 100 mL、250 mL；按需备肝素盐水 100 ml（0~10 u/mL 肝素盐水）、抗过敏胶布、弹力绷带；消毒剂：2％葡萄糖酸氯己定酒精溶液（年龄＜2 个月的婴儿慎用）或 0.5％有效碘	8	
操作流程质量80分	1. 洗手；查对医嘱及知情同意书的签署	4	
	2. 查对床号、姓名及腕带信息，解释操作目的及配合事项	4	
	3. 测量定位：患儿平卧、术肢外展与躯体成 90°，从预穿刺点沿静脉走向至右胸锁关节再向下反折 1 cm；双侧上臂臂围（肘横纹上两指处）	5	
	4. 外科洗手；打开 PICC 置管包，戴无菌手套	4	
	5. 将第一块无菌治疗巾垫在术肢下	2	
	6. 消毒：①以穿刺点为中心用碘伏棉球消毒 3 遍（第一遍顺时针，第二遍逆时针，第三遍顺时针），消毒直径＞20 cm，两侧至臂缘，建议整臂消毒；②待干后，用生理盐水棉球脱碘	5	
	7. 脱手套，外科洗手。穿无菌手术衣，更换无菌手套	4	
	8. 铺无菌巾及孔巾，保证无菌区足够大（先头后脚依次铺好无菌巾）	2	
	9. 预冲导管：用 20 mL 注射器抽取肝素盐水充分预冲浸润导管内外、输液接头，检查导管完整性	2	
	10. 用 10 mL 注射器抽取生理盐水，接至导管并按预计长度修剪导管	2	
	11. 倒扎止血带，保证静脉充盈	2	
	12. 穿刺： （1）取出穿刺针，去除保护帽，持针以 15~30°角穿刺 （2）见回血后降低穿刺角度再进 0.5~1 cm，使插管鞘尖端进入静脉，鞘内可见回血 （3）进一步推进插管鞘，确保插管鞘送入静脉	8	
	13. 从插管鞘中退出穿刺针：左手示指按压插管鞘前端止血，拇指固定插管鞘，助手协助松止血带，鞘下垫无菌纱布	5	

项目	评分标准及细则	分值	存在问题及扣分
操作流程质量80分	14. 置入导管：将PICC管沿插管鞘缓慢、匀速送入静脉，预计送至肩部时，将患儿向穿刺侧转头并将下颌贴近肩部以防导管误入颈内静脉，边送入导管边撕裂保护套	5	
	15. 撕裂并移除插管鞘：撕裂插管鞘并从PICC管上移除，将PICC管送至"0"点位置，患儿头恢复原位	5	
	16. 抽回血（不要将血抽到圆盘内）；用10 mL生理盐水脉冲式冲管	4	
	17. 连接预冲好的输液接头，肝素盐水正压封管	2	
	18. 用无菌生理盐水纱布清洁穿刺点及其周围皮肤的血迹，待干	2	
	19. 固定PICC管：	4	
	（1）将体外导管呈"S"形放置，用无菌胶带固定导管圆盘部分		
	（2）穿刺点应用无菌小方纱固定		
	（3）贴透明敷料：透明敷料完全覆盖PICC管及圆盘，进行无张力粘贴，按压敷料周边及导管边缘使敷料粘贴牢固		
	（4）胶布蝶形交叉固定PICC管及透明敷料，再以胶带横向固定贴膜下缘		
	（5）无菌方式撤除孔巾，注意不要牵拉导管		
	20. 酌情应用弹力胶带加压包扎固定导管，协助患儿取舒适卧位，整理床单位	2	
	21. 整理用物，脱手套。助手在透明敷料下缘胶带上注明穿刺者姓名、穿刺日期。根据需要弹力绷带包扎	2	
	22. 确定导管位置：拍X线片确定导管尖端位置	2	
	23. 术后记录：①置入导管的长度、胸片显示的导管位置；②导管的型号、规格、批号；③所穿刺的静脉名称、双侧臂围；④穿刺过程描述——是否顺利、患儿有无不适	3	
终末质量10分	1. 无菌观念强，无污染，符合无菌操作原则	4	
	2. 态度严谨，动作敏捷，操作细心准确	3	
	3. 程序正确，操作熟练，动作轻柔、准确、快速	3	

附表2-14 PICC（前端开口式）维护技术操作评分标准

项目	评分标准及细则	分值	存在问题及扣分
准备质量10分	1. 护士准备：衣帽整洁，洗手，戴口罩	2	
	2. 环境准备：环境整洁、舒适、安全，适合操作	2	
	3. 准备用物：PICC换药包1个、输液接头1个、无菌棉签1包、10 mL注射器2个、治疗盘1个、10 mL注射器2个或10 mL生理盐水2支、肝素盐水（0～10 u/mL）1瓶、碘伏、污物罐、锐器盒、速干手消毒液、笔	6	

项目	评分标准及细则	分值	存在问题及扣分
操作流程质量80分	1. 正确着装，洗手，戴口罩；查对 PICC 记录单及维护手册；查对各项无菌用品	4	
	2. 查对床号、姓名及腕带信息，解释操作目的；评估输液接头、穿刺点、敷料	4	
	3. 打开换药包，在穿刺肢体下铺垫巾	5	
	4. 用皮尺测量肘窝（肘横纹）上方两指处臂围	4	
	5. 揭开固定输液接头的胶布，如有胶痕给予清除，用酒精棉签清洁输液接头下皮肤	4	
	6. 手消毒	4	
	7. 连接新输液接头，预冲输液接头待用	5	
	8. 更换输液接头：①卸下旧接头后手消毒并戴手套；②打开酒精棉片包，用酒精棉片消毒路厄式接头横截面及侧面，给予用力多方位擦拭 15 s；③连接新的输液接头	5	
	9. 冲洗导管：①回抽回血，判断导管的通畅性；②注射器抽取 10 mL 生理盐水，脉冲式冲洗导管；③正压封管（注射器内剩 0.5 mL 生理盐水，先夹闭封管夹，再分离注射器）；④脱手套	5	
	10. 去原有透明敷料：①揭去敷料外胶带；②0°角平拉敷料；③自下而上揭去原有透明敷料	10	
	11. 观察穿刺点有无异常，手消毒，戴无菌手套	5	
	12. 消毒：①左手持纱布覆盖输液接头，轻向上提起导管，右手持碘伏棉签 1 根，以穿刺点为中心顺时针消毒，消毒直径 15 cm（大于贴膜的面积）。再取第 2、3 根碘伏棉签以同样的方法逆时针、顺时针消毒皮肤。②碘伏待干，生理盐水棉球脱碘	5	
	13. 10 cm×10 cm 以上透明敷料无张力粘贴，透明敷料完全覆盖圆盘；胶带蝶形交叉固定贴膜下缘，再以胶带横向固定蝶形交叉，胶带横向固定延长管	5	
	14. 在记录胶带上标注操作者姓名及日期、PICC 名称，贴于透明敷料下缘	5	
	15. 整理用物，脱无菌手套	3	
	16. 整理床单位，向患儿交代注意事项	3	
	17. 洗手，填写导管维护记录单；全部操作应在 15 min 内完成	4	
终末质量10分	1. 无菌观念强，无污染，符合无菌操作原则	4	
	2. 态度严谨，动作敏捷，操作细心、准确	3	
	3. 程序正确，操作熟练，动作轻柔、准确、快速	3	

附表 2-15 UVC 置管技术操作评分表

项目	评分标准及细则	分值	存在问题及扣分
准备质量10分	1. 人员准备：衣帽整洁，洗手，戴口罩	2	
	2. 环境准备：环境整洁、舒适、安全，适合操作	2	
	3. 准备用物：脐穿包1个、3.5F 脐静脉导管1套、肝素帽1个、10 mL 注射器1支、纱布、100 mL 或 250 mL 生理盐水或按需备肝素盐水 100 mL（0~10 u/mL 肝素盐水）、抗过敏胶布、消毒剂、2‰葡萄糖酸氯己定酒精溶液（年龄<2个月的婴儿慎用）、0.5%有效碘	6	
操作流程质量80分	1. 洗手，戴口罩，查对医嘱及知情同意书的签署	4	
	2. 查对床号、姓名及腕带信息、解释操作目的及配合事项	4	
	3. 评估导管置入深度〔公式：体重（wt）×3+9÷2〕	3	
	4. 洗手并消毒，打开脐穿置管包，戴无菌手套，摆放置入所需物品	4	
	5. 用碘伏纱布消毒3遍（第一遍顺时针，第二遍逆时针，第三遍顺时针）；消毒范围：以脐部为中心，上到剑突，下至耻骨联合，左右至腋中线，待干	5	
	6. 脱手套，洗手并消毒，穿无菌手术衣，更换无菌手套	4	
	7. 铺无菌大单及孔巾，保证无菌区足够大	5	
	8. 预冲导管：用 10 mL 注射器抽取生理盐水预冲导管、肝素帽，检查导管完整性并将导管外充分用生理盐水浸湿	6	
	9. 剪刀断脐，暴露脐静脉，直钳轻扩血管	5	
	10. 纱布按压止血	3	
	11. 左手持弯钳夹住脐带残端，右手持直钳将脐导管轻轻送入	6	
	12. 到达预定位置，抽取回血，生理盐水冲管，接肝素帽，正压封管	6	
	13. 将脐带残端用线扎紧，碘伏纱布消毒	4	
	14. 胶带以桥式固定，撤去治疗巾，脱手套、洗手	6	
	15. 将患儿置于舒适卧位	3	
	16. 整理用物：在胶布上注明穿刺者姓名、穿刺日期、外留导管长度	3	
	17. 确定导管位置：拍 X 线片确定导管尖端位置	5	
	18. 术后记录：①置入导管的长度、X 线胸片显示的导管位置；②导管的型号、规格、批号；③穿刺过程描述——是否顺利、患儿有无不适	4	
终末质量10分	1. 无菌观念强，无污染，符合无菌操作原则	4	
	2. 态度严谨，动作敏捷，操作细心、准确	3	
	3. 程序正确，操作熟练，动作轻柔、准确、快速	3	

附表 2－16　换血技术操作评分标准

项目	评分标准及细则	分值	存在问题及扣分
准备质量 10 分	1. 人员准备：衣帽整洁，洗手，戴口罩	2	
	2. 环境准备：①清理房间；②紫外线消毒 30 min	2	
	3. 准备用物：	6	
	1) 血源准备：遵医嘱选择血源、双人核对，尽量选用新鲜的、库存不超过 3 d 的血液		
	2) 物品准备：静脉留置针 3 个、透明敷贴 3 张、三通 2 个、延长管 3 根、输血器 2 副、各种型号注射器若干、无菌空瓶 1 个、无菌手套 2 副、一次性无菌手术衣 2 件、输液器 1 副		
	3) 药品准备：肝素稀释液（12.5 u/mL）、肝素稀释液（50 u/mL）、地塞米松、苯巴比妥		
操作流程质量 80 分	1. 洗手，穿无菌手术衣，戴手套	6	
	2. 外周动脉穿刺，首选桡动脉（桡动脉穿刺不成功者选用肘部动脉、股动脉、浅表头皮动脉等穿刺），先做艾伦试验，证实尺动脉循环良好后，用 22G 留置针行桡动脉穿刺	6	
	3. 穿刺成功后取出针芯接上三通接头，三通接头一端接充满肝素生理盐水的延长导管，肝素生理盐水由 1 个 50 mL 注射器以 10 mL/h 速度通过注射泵（注意排净空气，严禁使用输液泵，防止挤压造成红细胞破坏）均匀输入；另一端接一段输液管作为排血通道，通过输液泵控制排血速度，排血管末端置于量筒中，以准确测定排出血量。输血通道未建立前先关闭排血通道。外周静脉留置针置管 2 处（首选大隐静脉或腋静脉）	20	
	4. 外周静脉穿刺后接输血管，经输液泵接血袋，作为输血通道，两袋血之间用生理盐水冲管，弃去冲管生理盐水	6	
	5. 速度控制：	25	
	1) 输液泵排血速度＝入血速度＋肝素泵入速度		
	2) 开始时，排血泵的速度先设为 100 mL/h，观察输血和排血管道是否通畅。10 min 后增至 120 mL/h，30 min 后排血泵的速度增至 150～210 mL/h，输血泵的速度亦相应增加，速度调整合适后自动匀速换血		
	3) 血袋中余总换血量的 5％时停止排血，继续将余血输完，使输入血量较排出血量增多 20～30 mL，即结束换血		
	4) 换血毕，用肝素稀释液（12.5 u/mL）的注射器封管		
	5) 整个换血过程控制在 2～3 h		
	6. 换血前、中、后的动脉血标本均应进行以下实验室检查：胆红素、电解质、血常规、血气分析、血糖、出凝血时间	6	
	7. 换血过程中密切观察患儿生命体征等，如有激惹、心电图改变等低钙症状时，应缓慢输注 10％葡萄糖酸钙 1～2 mL/kg	6	
	8. 换血结束，整理患儿床单位并做好记录	5	

项目	评分标准及细则	分值	存在问题及扣分
终末质量10分	1. 无菌观念强，无污染，符合无菌操作原则	4	
	2. 态度严谨，动作敏捷，操作细心准确	3	
	3. 程序正确，操作熟练，动作轻柔、准确、快速	3	

附录3 常用操作技术操作评分表

附表3-1 体温测量技术操作评分标准

项目	评分标准及细则	分值	存在问题及扣分
准备质量15分	1. 人员准备：衣帽整齐，洗手，戴口罩	2	
	2. 清洁盘内放已消毒的体温计，另备一个弯盘放用过的体温计；纱布、测肛温者备润滑油、卫生纸、表、记录本、笔	8	
	3. 检查体温计有无破损，将体温计甩至35 ℃以下	5	
操作流程质量70分	1. 核对、床号、姓名，评估选择适当的测温方法。说明目的、方法、取得患儿（学龄儿童）合作	5	
	2. 测体温：		
	(1) 直肠测温法：检查肛表水银柱是否在35 ℃以下，患儿侧卧，暴露臀部，注意隐私保护（新生儿取仰卧位，取下尿布，护士一手紧握其双足踝部，并提起，固定患儿双足）；将肛表汞端涂上液状石蜡，轻轻插入肛门2～3 cm，固定肛表，用手掌和手指轻轻地将双臀捏在一起，防止体温计由肛门脱出。3 min后取出体温计，用无菌纱布擦净，擦干净肛门	20	
	(2) 腋下测温法：检查体温计汞柱是否在35 ℃以下，解开衣服，轻轻擦干腋窝，将体温计水银端放于新生儿腋窝深处并紧贴皮肤，帮助夹紧体温计（新生儿可将体温计插到背部肩胛部位与包被之间），10 min后取出	20	
	3. 检视体温计读数，并记录	5	
	4. 为无自理能力患儿包好尿布穿好衣服	5	
	5. 清洗体温计，用纱布擦干后，汞柱甩至35 ℃以下，放回消毒液容器中，30 min后取出擦干，放清洁容器内备用	10	
	6. 整理用物，洗手	5	
终末质量15分	1. 操作熟练，方法正确，结果准确	3	
	2. 关心患儿	3	
	3. 测量部位选择正确	5	
	4. 用过的物品处理正确	4	

附表 3－2　体位管理技术操作（仰卧位）评分标准

项目	评分标准及细则	分值	存在问题及扣分
准备质量 15 分	1. 人员准备：衣帽整齐，洗手，戴口罩	5	
	2. 环境评估：环境清洁，关闭门窗，调节室温至 22～26 ℃	5	
	3. 物品准备：蛙形枕 1 个、鸟巢（带有约束带）1 个、定位支持包 1 个	5	
操作流程质量 70 分	1. 携用物至患儿床旁，核对患儿身份信息与床头卡信息	5	
	2. 评估患儿皮肤、疾病情况；有无颈部、脊柱、四肢等手术及外伤史	5	
	3. 根据医嘱或患儿病情安置相应卧位，将患儿放于特制的鸟巢中，使患儿保持头部与身体纵轴一致	10	
	4. 将蛙形枕放于患儿颈和肩下，抬高 2～3 cm，保持下颏稍微内收靠向身体	10	
	5. 约束带交叉固定患儿躯干及四肢，松紧适宜	10	
	6. 将定位支持包从患儿脚底部放在鸟巢周围起支撑及保护作用，稳定鸟巢形状	10	
	7. 将患儿双手放在胸前，尽量让患儿的一只手能触及口唇，使患儿便于吸吮而获得满足感	10	
	8. 为患儿盖好盖被，整理床单位	5	
	9. 整理用物，洗手，记录	5	
终末质量 15 分	1. 操作熟练，方法正确，结果准确	5	
	2. 关心患儿	5	
	3. 用物处理正确	5	

附表 3－3　沐浴技术操作评分标准

项目	评分标准及细则	分值	存在问题及扣分
准备质量 15 分	1. 人员准备：衣帽整齐，洗手，戴口罩	3	
	2. 环境评估：环境清洁，关闭门窗，调节室温至 26～28 ℃	4	
	3. 物品准备：浴盆、水温计、小儿浴液、小儿洗发液、尿布及衣服、包被、浴巾、消毒小毛巾、38～40 ℃ 温水、棉签、皮肤消毒液、速干手消毒液，必要时遵医嘱备护臀药物	8	

续表

项目	评分标准及细则	分值	存在问题及扣分
操作流程质量70分	1. 洗手或手消毒，测试水温，核对患儿腕带信息	4	
	2. 抱患儿放于操作台上，脱衣服解尿布，用浴巾包裹	4	
	3. 以左前臂托住患儿背部，左手掌托住头颈部；并用拇指和中指，将双耳郭折向前方，以压住外耳道，防止水流入耳内；左臂及腋下夹住患儿臀部及下肢	6	
	4. 右手用小毛巾由内眦向外眦擦洗患儿双眼然后擦洗面部及耳郭	6	
	5. 用小毛巾打湿头发，涂上洗发液，轻轻揉搓后冲洗干净	6	
	6. 左手握持患儿左肩及左腋窝处，使其头颈部枕于操作者左前臂，将患儿放入水中	6	
	7. 保持左手的握持，用右手抹浴液按顺序洗颈下、胸、腹、腋下、上肢、手、下肢，边洗边冲净浴液	6	
	8. 以右手从患儿前方握住患儿左肩及腋窝处，使其头颈部俯于操作者右前臂，左手抹浴液清洗患儿后颈、背部、下肢	6	
	9. 将患儿仰卧于操作者左前臂，清洗会阴及臀部	4	
	10. 将患儿从水中抱出，包上浴巾，迅速擦干全身	4	
	11. 遵医嘱脐部护理及臀部护理	4	
	12. 包好尿布，穿好衣服	4	
	13. 核对腕带信息，抱回床位，向患儿家长交代注意事项	6	
	14. 清理用物，规范洗手，记录	4	
终末质量15分	1. 操作有序，方法正确	3	
	2. 动作轻柔，操作细心	5	
	3. 操作过程中能做到关心患儿，注意保暖	3	
	4. 脐部护理及臀部护理符合专科标准要求	4	

附表 3－4　床上擦浴技术操作规程及评分标准

项目	评分标准及细则	分值	存在问题及扣分
准备质量15分	1. 人员准备：衣帽整齐，洗手，戴口罩	3	
	2. 环境评估：环境清洁，关闭门窗，调节室温至26～28 ℃	3	
	3. 物品准备：浴盆、水温计、消毒小毛巾、大毛巾、清洁衣裤、清洁床单、40～42 ℃温水、速干手消毒液，必要时遵医嘱备护臀药物（缺一项扣1分）	9	
操作流程质量70分	1. 洗手或手消毒，备齐用物，将护理车推至床旁	4	
	2. 核对患儿床头卡及腕带信息（床号、姓名、住院号等），并向患儿及其家长解释	4	
	3. 关闭门窗，提供屏风遮挡	6	
	4. 了解病情（按需给予便器），调节室温	6	
	5. 擦浴	6	

项目	评分标准及细则	分值	存在问题及扣分
操作流程质量70分	（1）将浴盆放于床旁桌上，倒入温水至 2/3 满	6	
	（2）根据病情，放平床头及床尾支架，松开床尾盖被		
	（3）将微湿毛巾包在右手上，洗脸及颈部：①依次为内眦、额部、鼻翼、面部、耳后直到颌下、颈部；②再用拧干的毛巾依次擦洗一遍	4	
	（4）脱下衣服	4	
	（5）在擦洗部位下面铺大毛巾：①用热毛巾擦洗。②先擦洗两上肢、胸腹部；协助侧卧，擦洗背部；协助平卧，穿衣脱裤，擦洗下肢、会阴	8	
	（6）擦洗后为患儿换上清洁衣裤		
	6. 擦浴后洗手，协助患儿梳头、剪指甲、趾甲	6	
	7. 整理床单位，需要时更换床单	4	
	8. 协助患儿翻身，给予舒适卧位	4	
	9. 清理用物	4	
	10. 规范洗手	4	
终末质量15分	1. 操作有序，方法正确	5	
	2. 动作轻柔，操作细心	5	
	3. 操作过程中能做到关心患儿，注意保暖	5	

附表 3－5　脐部护理技术操作规程及评分标准

项目	评分标准及细则	分值	存在问题及扣分
准备质量15分	1. 人员要求：衣帽整齐，规范洗手，戴口罩	5	
	2. 环境评估：光线充足，环境清洁，关闭门窗	4	
	3. 物品准备：0.5％有效碘、棉签、速干手消毒液	6	
操作流程质量70分	1. 核对医嘱和执行单	6	
	2. 携用物至患儿床旁，洗手或手消毒	4	
	3. 核对患儿腕带信息，打开包被，暴露脐部	4	
	4. 评估脐带有无红肿，有无渗血、渗液、异常气味	6	
	5. 左手拇指与示指"C"形分开脐窝，脐轮无红肿，无脓性分泌物，右手持蘸消毒剂的棉签由内向外环形擦净脐带残端和脐轮；如有脓性分泌物则由外向内消毒脐部	20	
	6. 一般情况脐带不宜包裹，应保持干燥使其易于脱落	5	
	7. 脐带脱落后应继续用 0.5％有效碘消毒脐窝处直至分泌物消失	5	
	8. 整理衣服、包好包被	10	
	9. 协助患儿取舒适卧位	5	
	10. 清理用物，规范洗手	5	

项目	评分标准及细则	分值	存在问题及扣分
终末质量15分	1. 操作有序，方法正确	5	
	2. 动作轻柔，操作细心	5	
	3. 操作过程中能做到关心患儿，注意保暖	5	

附表 3-6　口、鼻饲喂养技术操作规程及评分标准

项目	评分标准及细则	分值	存在问题及扣分
准备质量15分	1. 人员要求：衣帽整齐，规范洗手，戴口罩	3	
	2. 环境评估：光线充足，环境清洁，符合要求	4	
	3. 物品准备：治疗盘、一次性胃管或十二指肠管、生理盐水、无菌纱布、无菌棉签、注射器、无菌手套、胶布、压舌板、一次性治疗巾、手电筒、弯盘、听诊器、根据医嘱备配方奶（38～40 ℃）、治疗碗内盛适量温开水、管道标识、笔、pH 试纸	8	
操作流程质量70分	1. 核对医嘱及执行单；携用物至患儿床旁，洗手或手消毒，核对患儿腕带信息	4	
	2. 评估患儿鼻腔、口腔情况，选择合适的胃管或十二指肠管	4	
	3. 协助患儿取平卧位，抬高床头 30°～60°	2	
	4. 将治疗巾围于患儿颌下，弯盘置于口角旁，用棉签清洁鼻腔	3	
	5. 戴手套，取出胃管，用生理盐水纱布润滑胃管前端，检查胃管是否通畅，测量插入长度（经胃管饲时从患儿前额发际至剑突，经十二指肠管饲时从前额发际至脐部）	5	
	6. 一手托住患儿头部，使头稍向后仰，一手持胃管沿选定侧鼻孔，缓慢插入	4	
	7. 插入 5～7 cm 至咽喉部时，将患儿头部托起，使下颌靠近胸骨柄，插入胃管直到预定长度	6	
	8. 插管过程中出现恶心、呕吐可暂停插入，如出现呛咳、咳嗽、呼吸困难、发绀等，应立即拔出，休息片刻后重新插入	4	
	9. 插至预定长度时，将胃管连接注射器，抽吸胃液，检查胃管是否在胃内（或置听诊器于患儿胃部，用注射器快速向胃内注入 5～10 mL 空气（早产儿小于 5 mL），听气过水声；或将胃管末端置于盛水的治疗碗内，观察有无气泡逸出）	6	
	10. 经十二指肠管饲时，用手轻揉腹部，以促进胃肠蠕动，使胃管前段随蠕动波进入十二指肠，边按揉腹部边间断抽吸十二指肠液，将抽吸出的液体用 pH 试纸测定 pH 值，若显示结果呈偏碱性则证明在十二指肠内	6	
	11. 用胶布将胃管固定于鼻翼的两侧及面颊部，撤弯盘、治疗巾，脱去手套，手消毒，填写管道标识	5	
	12. 向胃管内注入少量温开水，再缓慢注入奶液	8	
	13. 管饲完毕后再注入少量温开水冲净胃管，封闭胃管末端	4	
	14. 整理床单位	4	
	15. 清理用物，规范洗手	4	
	16. 记录口、鼻饲量、时间等	1	

项目	评分标准及细则	分值	存在问题及扣分
终末质量 15 分	1. 操作熟练，一次插管成功，固定牢固、舒适	5	
	2. 动作轻柔，操作细心	5	
	3. 操作过程中能做到关心患儿	5	

附表 3－7　婴幼儿灌肠技术操作规程及评分标准

项目	评分标准及细则	分值	存在问题及扣分
准备质量 15 分	1. 人员要求：衣帽整齐，规范洗手，戴口罩	3	
	2. 环境评估：环境清洁，关闭门窗，符合要求	4	
	3. 物品准备：治疗盘、灌肠筒、血管钳、肛管、垫巾、弯盘、卫生纸、手套、润滑剂、量杯、水温计、输液架、便盆、尿布，根据医嘱备灌肠液（温度 39～41 ℃）	8	
操作流程质量 70 分	1. 核对医嘱和执行单；携用物至患儿床旁，洗手或手消毒；核对患儿腕带信息	4	
	2. 评估周围环境，屏风遮挡	4	
	3. 协助患儿脱去裤子，取左侧卧位，双膝屈曲，用尿布垫在患儿臀部与便盆之间。如患儿控制排便能力差或肛门外括约肌失去控制，可取仰卧位，臀下垫便盆	5	
	4. 速干手消毒液洗手，将灌肠筒挂在输液架上，液面距患儿肛门 40～60 cm	9	
	5. 再次查对，戴手套，连接肛管，排净空气，用血管钳夹闭橡胶管	8	
	6. 润滑肛管前端，分开臀部，显露肛门，将肛管缓缓插入，婴儿 2.5～4 cm，幼儿 5～7 cm，用手固定肛管	6	
	7. 松开止血钳，使液体缓慢流入，注意观察灌肠液下降速度和患儿情况	12	
	8. 灌肠后夹紧肛管，用卫生纸包裹后轻轻拔出，放入弯盘	8	
	9. 指导患儿保留数分钟后再排便；不配合的患儿，可用手夹紧其两侧臀部	5	
	10. 协助患儿排便，擦净臀部，取下便盆，包好尿布，整理床单位	5	
	11. 核对，清理用物，洗手，记录	4	
终末质量 15 分	1. 操作熟练，手法正确	5	
	2. 动作轻柔，随时观察	5	
	3. 关心患儿，注意保暖	5	

附表 3-8　奶瓶喂养技术操作规程及评分标准

项目	评分标准及细则	分值	存在问题及扣分
准备质量 15 分	1. 人员准备：衣帽整齐，洗手，戴口罩	3	
	2. 环境评估：光线充足，环境清洁，符合要求	4	
	3. 物品准备：奶粉、45 ℃温开水、水温计、灭菌奶嘴、配奶量杯、搅拌器、纸巾或小毛巾、速干手消毒液。按医嘱配奶，温度为 38 ℃，并盛于已灭菌的奶瓶里	8	
操作流程质量 70 分	1. 核对医嘱及执行单；携用物至患儿床旁，洗手或手消毒，核对患儿腕带信息	6	
	2. 用手腕内侧测试温度，观察奶嘴孔大小及流速	4	
	3. 一手托起患儿头颈部 15°～30°，使患儿呈头高脚低位	4	
	4. 将纸巾或小毛巾垫于颌下	4	
	5. 将奶嘴轻轻送入患儿口腔，置于舌面上，使奶嘴包含在患儿口中，持奶瓶呈倾斜位，使奶嘴充满奶汁，进行喂养	14	
	6. 喂养过程中，观察患儿面色及吸吮情况。出现呛咳或发绀时，暂停喂养，待症状缓解后再继续喂养	12	
	7. 喂奶完毕，用纸巾擦净口周	4	
	8. 竖抱患儿，轻拍背部，驱除胃内空气	10	
	9. 协助患儿取舒适卧位，整理床单位，观察患儿有无溢乳等，向患儿家长交代注意事项	8	
	10. 清理用物，规范洗手	4	
终末质量 15 分	1. 无菌观念强，无污染，符合无菌操作原则	5	
	2. 操作有序，方法正确	3	
	3. 动作轻柔，操作细心	3	
	4. 操作过程中能做到关心患儿	4	

附表 3-9　臀部护理技术操作规程及评分标准

项目	评分标准及细则	分值	存在问题及扣分
准备质量 15 分	1. 人员准备：衣帽整齐，规范洗手、戴口罩	3	
	2. 环境评估：光线充足，环境清洁，关闭门窗	4	
	3. 物品准备：尿布、根据需要备小毛巾、温水或湿纸巾、速干手消毒液、遵医嘱备护臀药物	8	
操作流程质量 70 分	1. 核对医嘱和执行单；携用物至患儿床旁，洗手或手消毒，核对患儿腕带信息	6	
	2. 打开包被，解开尿布	4	
	3. 一手握住患儿双腿，另一手用尿布的前半部分较清洁处从前向后擦拭患儿会阴部和臀部，并将此部分遮盖尿布的污湿部分后垫于婴儿臀下	10	

项目	评分标准及细则	分值	存在问题及扣分
操作流程质量70分	4. 用湿巾或温湿毛巾从前向后擦净臀部皮肤	10	
	5. 按医嘱将药物涂抹于臀部	6	
	6. 提起患儿双腿，抽出脏尿布	10	
	7. 将清洁的尿布垫于腰下，放下患儿双腿，系好尿布	10	
	8. 整理衣服、包好包被	4	
	9. 协助患儿取舒适卧位，向患儿家长交代注意事项	6	
	10. 清理用物，规范洗手	4	
终末质量15分	1. 操作有序，方法正确	5	
	2. 动作轻柔，操作细心	5	
	3. 操作过程中能做到关心患儿，注意保暖	5	

附表 3－10　配奶技术操作规程及评分标准

项目	评分标准及细则	分值	存在问题及扣分
准备质量15分	1. 人员要求：衣帽整齐，规范洗手，戴口罩	5	
	2. 环境评估：光线充足，环境清洁，关闭门窗	5	
	3. 物品准备：一次性或已消毒奶瓶、奶嘴，40～50 ℃温开水、奶粉、量杯、水温计	5	
操作流程质量70分	1. 进入配奶间更衣，流动水洗手	8	
	2. 查看一次性奶瓶外包装是否在有效期、有无破损，去除外包装；或自消毒容器中取出已消毒奶瓶	8	
	3. 核对医嘱单，写奶量于奶签上并粘贴	4	
	4. 再次洗手，根据奶量在量杯内倒入 40 ℃左右温开水，冲泡开水必须完全煮沸，不要使用电热水瓶热水，因其未达沸点或煮沸时间不够	10	
	5. 左手打开奶粉桶盖，右手用专用取奶粉勺按奶量取相应奶粉，倒入量杯，摇匀使其完全溶解，冲调的奶粉量及水量必须按罐上指示冲泡	10	
	6. 用水温计测试奶液温度或滴奶至手臂内侧试温度，39～41 ℃为宜，将配好的奶液用注射器按量分装在备好的奶瓶内	10	
	7. 查看存放奶嘴容器的消毒有效期，打开装奶嘴的容器，选择合适的奶嘴，戴上手套安装到奶瓶上	10	
	8. 整理、擦拭配奶台	5	
	9. 规范洗手	5	
终末质量15分	1. 无菌观念强，无污染，符合无菌操作原则	10	
	2. 操作熟练、细心、认真	5	

附表 3-11　入暖箱技术操作规程及评分标准

项目	评分标准及细则	分值	存在问题及扣分
准备质量15分	1. 人员要求：衣帽整齐，规范洗手，戴口罩	5	
	2. 环境评估：环境清洁安全，远离热源，远离门窗	5	
	3. 物品准备：清洁消毒后的暖箱、灭菌注射用水、温湿度计	5	
操作流程质量70分	1. 入箱前		
	（1）接通电源，检查暖箱各项显示是否正常	5	
	（2）洗手，将水槽内加入适量的灭菌注射水	5	
	（3）暖箱调温 33～35 ℃预热	5	
	（4）铺暖箱垫单，放置鸟巢	5	
	（5）评估患儿，根据日龄、体重、病情，调节暖箱的温度	5	
	2. 入箱		
	（1）再次洗手	5	
	（2）核对患儿身份信息、暖箱上的住院卡	5	
	（3）将患儿放入暖箱，安置合适的卧位	5	
	（4）再次查看暖箱温度	5	
	（5）整理用物，洗手，记录入箱时间	5	
	3. 出箱		
	（1）洗手	5	
	（2）核对患儿身份信息、暖箱上的住院卡	5	
	（3）为患儿穿衣，裹好包被	2	
	（4）放入小床，安置合适卧位，盖好棉被	2	
	（5）记录出箱时间	2	
	（6）切断暖箱电源，整理用物	2	
	（7）暖箱终末消毒	2	
终末质量15分	1. 操作有序，方法正确	5	
	2. 动作轻柔，操作细心	5	
	3. 操作过程中能做到关心患儿，注意保暖	5	

附表 3-12　新生儿远红外辐射台技术操作规程及评分标准

项目	评分标准及细则	分值	存在问题及扣分
准备质量15分	1. 人员要求：衣帽整齐，规范洗手，戴口罩	5	
	2. 环境评估：环境清洁安全，远离热源，远离门窗	5	
	3. 物品准备：清洁消毒后的远红外辐射台、电源插座、透明敷贴、塑料薄膜	5	

项目	评分标准及细则	分值	存在问题及扣分
操作流程质量70分	1. 入辐射台前		
	(1) 将辐射台放在背风处，检查肤温、床温探头及电源插头	5	
	(2) 接通电源，打开电源开关，设置床温至 36 ℃	5	
	(3) 铺辐射台垫单，放合适鸟巢，用透明敷贴固定床温探头	5	
	2. 入辐射台		
	(1) 待辐射台床温升至设定温度后，洗手	5	
	(2) 核对患儿腕带和辐射台上的住院卡	5	
	(3) 取下患儿包裹、尿布，裸体放置于辐射台鸟巢中	2	
	(4) 将肤温探头用透明敷贴固定于患儿的腹部，设定肤温 36.5 ℃	5	
	(5) 将塑料薄膜覆盖于辐射台挡板上	2	
	(6) 根据病情将患儿放置合适卧位	2	
	(7) 整理用物，洗手，记录	2	
	3. 出辐射台		
	(1) 洗手	2	
	(2) 核对患儿身份信息、辐射台上的住院卡	5	
	(3) 去除肤温探头	5	
	(4) 为患儿穿衣、裹好包被	5	
	(5) 放入小床，安置合适卧位，盖好棉被	5	
	(6) 记录出辐射台时间	3	
	(7) 切断电源，整理用物	2	
	(8) 辐射台终末消毒	5	
终末质量15分	1. 操作有序，方法正确	5	
	2. 动作轻柔，操作细心	5	
	3. 操作过程中能做到关心患儿，注意保暖	5	

附表 3－13　吸氧技术操作流程及评分标准

项目	评分标准及细则	分值	存在问题及扣分
准备流程质量15分	1. 人员要求：衣帽整齐，规范洗手，戴口罩	3	
	2. 环境评估：环境清洁安全，远离热源，无火源	4	
	3. 物品准备：治疗车、氧气流量表、湿化瓶（内盛灭菌蒸馏水或灭菌注射用水 1/2～2/3 满）、治疗碗（内盛 0.9%氯化钠溶液）、纱布、弯盘、鼻导管或面罩或头罩、无菌棉签、液状石蜡棉球、吸氧卡、胶布，必要时备扳手、测氧仪、75%酒精	8	

续表

项目	评分标准及细则	分值	存在问题及扣分
操作流程质量70分	1. 核对医嘱及执行单；携用物至患儿床旁，洗手或手消毒，核对患儿腕带信息	5	
	2. 评估患儿，选择合适的鼻导管型号、吸氧方式、氧流量	8	
	3. 协助患儿取舒适卧位，观察鼻腔情况，清洁鼻腔	5	
	4. 正确连接吸氧装置	6	
	5. 调节氧流量	6	
	6. 检查是否通畅、有无漏气，观察湿化瓶中的氧气泡	5	
	7. 给氧并妥善固定	15	
	(1) 鼻塞吸氧法：将鼻塞插入单侧或双侧鼻孔内 1 cm，将导管环绕患儿耳部调整松紧度后固定		
	(2) 鼻导管吸氧法：将鼻氧管轻轻插入一侧鼻孔鼻前庭，固定于鼻翼及面颊部		
	(3) 氧气头罩吸氧法：将患儿头面部全部罩在氧气头罩内，鼻氧管插入氧气头罩顶部 1～2 cm，以胶布固定		
	(4) 面罩吸氧法：将合适的面罩罩住口鼻，松紧带在头上加以固定		
	8. 协助患儿取舒适卧位，整理床单位	6	
	9. 评估氧疗效果	4	
	10. 清理用物，规范洗手	6	
	11. 记录	4	
终末质量15	1. 吸氧有效、安全	5	
	2. 操作有序，方法正确	4	
	3. 动作轻柔，操作细心	3	
	4. 操作过程中能做到关心患儿	3	

附表 3－14　NO 吸入操作规程及评分标准

项目	评分标准及细则	分值	存在问题及扣分
准备质量15分	1. 人员准备：操作人员衣帽整齐，洗手，戴口罩	5	
	2. 环境准备：环境整洁、舒适、安全	2	
	3. 物品准备：NO 钢瓶 (2 个)，减压阀 (2 个)，不锈钢快速接口连接管、NO 流量控制仪、NO 浓度监测仪、一次性连接管 (2 个)、三通接口 (2 个)、计算器、呼出 NO 净化装置、一次性滤水器、扳手	8	

项目	评分标准及细则	分值	存在问题及扣分
操作流程质量70分	1. 核对医嘱及执行单；携用物至患儿床旁，洗手或手消毒，核对患儿腕带信息	3	
	2. 评估患儿	2	
	3. 洗手，检查设备，备用设备连接管路	10	
	（1）旋松减压阀旋钮，安置于 NO 钢瓶上		
	（2）将不锈钢连接管两端的快速接口分别插入减压阀与 NO 流量控制仪进气口		
	（3）打开 NO 钢瓶，检查减压阀上 NO 气体余量再关闭		
	（4）检查备用 NO 钢瓶		
	（5）打开 NO 监测设备，置零		
	4. 备齐用物，三通接口、一次性连接管和滤水器相连，分别接于 NO 控制和监测仪上，合理放置，根据医嘱 NO 治疗浓度计算理论所需 NO 治疗流量	5	
	5. 携用物及 NO 设备至床旁，选择合适位置放置并接通交流电源	5	
	6. 检查呼吸机回路是否有积水、漏气，患儿通气参数是否正常，将 NO 净化装置分别接在呼气回路末端及呼吸机呼气阀末端	5	
	7. 打开 NO 浓度监测设备，将相应三通接口接入吸气回路与 "Y" 形口之间	5	
	8. 打开 NO 钢瓶，调节减压阀压力至 0.2 MPa 左右，将 NO 流量控制仪送气管所连三通接口接入呼吸机呼气回路中	5	
	9. 打开 NO 流量控制仪，设定 NO 流量至理论值，根据监测浓度微调流量使之达到医嘱治疗浓度	5	
	10. 洗手、处置用物，护理记录单记录 NO 使用流量与浓度，关闭监测管路的三通，关闭监测设备	5	
	11. 预备停止 NO 治疗时，应遵医嘱逐渐下调 NO 治疗流量	10	
	（1）旋松减压阀旋钮，待压力表指针归零，关闭 NO 钢瓶开关，NO 流量控制仪流量值显示为 "0"，关闭设备		
	（2）撤下吸气回路上两个三通接口		
	12. NO 吸入治疗结束后应将设备暂时放在床旁备用，待患儿稳定后撤去设备并消毒	5	
	13. 处理用物，洗手、记录	5	
终末质量15分	1. 无菌观念强，无污染，符合无菌技术操作原则	5	
	2. 调节流量逐渐增大，同时观察浓度监测，避免一过性 NO 浓度过高	3	
	3. 撤离 NO 设备时，应将减压阀及设备内的 NO 残留气体尽量排空，减少滞留	4	
	4. 操作过程中能做到关心患儿，以患儿为中心，确保安全	3	

附表 3－15　冷疗技术操作流程及评分标准

项目	评分标准及细则	分值	存在问题及扣分
准备质量10分	1. 人员准备：衣帽整齐，洗手，戴口罩	3	
	2. 环境评估：环境清洁、安全	3	
	3. 物品准备：治疗车、冰袋、布套、干毛巾	4	
操作流程质量75分	1. 核对医嘱及执行单；携用物至患儿床旁，洗手或手消毒，核对患儿腕带信息	5	
	2. 评估患儿，选择合适部位：头顶部和体表大血管流经处（颈部两侧、腋窝、腹股沟、腘窝等）	10	
	3. 协助患儿取舒适卧位，询问患儿有无不适	5	
	4. 冰袋用布袋或干毛巾包裹后放置合适部位，只能一侧腋窝放置冰袋	10	
	5. 放置时间不超过 30 min	5	
	6. 观察效果和反应	10	
	7. 操作后撤去治疗用物，观察局部皮肤情况	10	
	8. 协助患儿取舒适卧位，整理床单位	5	
	9. 处理用物	5	
	10. 记录用冷的部位、时间、效果、反应	10	
终末质量15	1. 操作有效、安全	5	
	2. 操作有序，方法正确	4	
	3. 动作轻柔，操作细心	3	
	4. 操作过程中能做到关心患儿	3	

附表 3－16　热疗技术操作流程及评分标准（热水袋法）

项目	评分标准及细则	分值	存在问题及扣分
准备质量10分	1. 人员要求：衣帽整齐，规范洗手，戴口罩	3	
	2. 环境评估：环境清洁，安全	3	
	3. 物品准备：治疗车、热水袋、布套、体温计和毛巾	4	
操作流程质量75分	1. 核对医嘱及执行单；携用物至患儿床旁，洗手或手消毒，核对患儿腕带信息	5	
	2. 评估患儿，选择合适卧位	10	
	3. 热水袋放置所需部位，热水袋口朝向身体外侧	10	
	4. 放置时间不超过 30 min	5	
	5. 观察效果和反应：如皮肤出现潮红、疼痛，应停止使用。保证热水温度，以达到治疗效果	15	
	7. 操作后撤去治疗用物，观察局部皮肤情况	10	
	8. 协助患儿取舒适卧位，整理床单位	5	
	9. 处理用物	5	
	10. 记录用热的部位、时间、效果、反应	10	

项目	评分标准及细则	分值	存在问题及扣分
终末质量15分	1. 操作有效、安全	5	
	2. 操作有序，方法正确	4	
	3. 动作轻柔，操作细心	3	
	4. 操作过程中能做到关心患儿	3	

附表 3－17　洗胃技术操作流程及评分标准

项目	评分标准及细则	分值	存在问题及扣分
准备质量15分	1. 人员要求：衣帽整齐，规范洗手，戴口罩	3	
	2. 环境要求：采光良好，适宜的温湿度，保护隐私的围帘或屏风	2	
	3. 物品准备：一次性胃管、洗胃机（20 mL 或 50 mL 一次性注射器）、治疗碗、治疗巾、无菌纱布、无菌手套、胶布、洗胃液（根据医嘱选择）、听诊器，必要时备污物瓶	10	
操作流程质量70分	1. 核对医嘱及执行单，携用物至患儿床旁，洗手或手消毒，核对患儿身份	5	
	2. 评估患儿，了解病情，向患儿及其家长解释，取得配合	3	
	3. 协助患儿取平卧位，头偏向一侧，铺治疗巾于患儿颈下	3	
	4. 准备胶布，打开治疗碗及胃管	5	
	5. 戴无菌手套，用生理盐水纱布润滑胃管前端	6	
	6. 测量胃管插入深度，并做好标记	5	
	7. 插胃管：经口或鼻将胃管缓慢插入，对年长清醒患儿，边插边嘱其做吞咽动作，插至标记处	10	
	8. 检查胃管位置是否正确	8	
	（1）连接注射器抽吸，有胃内容物抽出		
	（2）用注射器抽 5～10 mL（早产儿小于 5 mL）气体快速注入，同时用听诊器听诊，听到气过水声		
	（3）当患儿呼气时，将导管远端置于水中，无气泡溢出或出现极少量气泡		
	9. 固定胃管，末端连接注射器或洗胃机	5	
	10. 洗胃	10	
	11. 拔胃管，清洁口鼻腔	3	
	12. 协助患儿取舒适卧位	2	
	13. 整理用物	2	
	14. 洗手，记录	3	
终末质量15分	1. 操作熟练、方法正确	5	
	2. 动作轻柔、认真观察生命体征	5	
	3. 关心患儿	5	

附表 3-18　导尿技术操作流程及评分标准

项目	评分标准及细则	分值	存在问题及扣分
准备质量15分	1. 人员要求：衣帽整齐，规范洗手，戴口罩	3	
	2. 环境要求：卧床，采光良好，适宜的温湿度，保护隐私的围帘或屏风	2	
	3. 物品准备：治疗盘、导尿包、水溶性润滑剂、导尿管、尿袋、5 mL注射器、碘伏棉球、灭菌注射用水或生理盐水、无菌手套、清洁手套、弯盘、胶布	10	
操作流程质量70分	1. 核对医嘱及执行单，携用物至患儿床旁，洗手或手消毒，核对患儿身份	3	
	2. 评估患儿，了解病情，向患儿及其家长解释，取得配合，提供遮挡	3	
	3. 协助患儿取屈膝仰卧位，双腿略外展，暴露会阴	3	
	4. 戴清洁手套，垫治疗巾于臀下，将弯盘置于两腿之间会阴处	5	
	5. 初步消毒	14	
	(1) 男患儿：右手用镊子夹取碘伏棉球消毒阴阜、阴茎、阴囊，左手用无菌纱布裹住阴茎将包皮后推，暴露尿道口，尿道口向外向后擦拭消毒尿道口、龟头及冠状沟		
	(2) 女患儿：横向消毒阴阜，自上而下擦洗大阴唇，另一手分开大阴唇，消毒小阴唇及尿道口		
	6. 脱去手套，快速洗手；打开导尿包，戴无菌手套，铺无菌治疗巾	6	
	7. 再次消毒	14	
	(1) 男患儿：左手用纱布包住阴茎将包皮向后推，暴露尿道口，右手持镊子夹取消毒棉球再依次消毒尿道口、龟头及冠状沟		
	(2) 女患儿：左手分开并固定小阴唇，右手持镊子夹取消毒棉球依次消毒尿道口、小阴唇（左、右各1次）、尿道口		
	8. 插导尿管	10	
	(1) 男患儿：左手用无菌纱布固定阴茎并提起，与腹壁成60°角，右手用血管钳持导尿管对准尿道口轻轻插入，见尿液流出再插入1～2 cm		
	女患儿：左手分开并固定小阴唇，右手用血管钳夹取导尿管对准尿道口插入尿道，见尿液流出再插入1 cm左右		
	9. 固定	5	
	(1) 留置导尿：根据导尿管型号向气囊中注入适量灭菌注射用水或生理盐水，轻拉导管证实固定稳妥后连接引流袋，用胶布将尿管固定于大腿内侧		
	(2) 一次性导尿：导尿完毕后拔出导尿管		
	10. 撤去治疗巾，擦洗外阴，脱去手套	3	
	11. 整理床单位，协助取舒适卧位	2	
	12. 洗手，记录	2	
终末质量15分	1. 操作熟练，方法正确	5	
	2. 动作轻柔，注意保暖	5	
	3. 宣教到位，关心患儿	5	

附表 3−19 吸痰操作流程及评分标准

项目	评分标准及细则	分值	存在问题及扣分
准备质量 15分	1. 人员准备：衣帽整齐，洗手，戴口罩	5	
	2. 评估环境：环境整洁、舒适、安全	2	
	3. 物品准备	8	
	(1) 治疗盘：一次性无菌手套 1 副、一次性无菌吸痰管数根、无菌治疗碗 1 个、一次性治疗巾、无菌生理盐水（约 100 mL）、无菌纱布、弯盘、听诊器，必要时备压舌板、开口器、舌钳等		
	(2) 负压吸引装置、氧气装置		
操作流程质量 70分	1. 备齐用物至床旁，核对患儿信息，评估患儿，检查患儿口、鼻腔	2	
	2. 连接管道，检查吸引装置性能，根据年龄调节负压值；选择粗细、长短、质地适宜的吸痰管	4	
	3. 听诊两肺，确定肺部有无痰液及痰液分布部位，必要时予以拍背	6	
	4. 按年龄选择合适负压值，撕开并保留吸痰管外包装，尾端与吸引器连接管相连	6	
	5. 协助患儿取舒适卧位，固定患儿头部，昏迷者必要时可用压舌板、舌钳等	5	
	6. 铺治疗巾于颌下	2	
	7. 戴无菌手套，用生理盐水润滑吸痰管头端，并再次检查吸痰管是否通畅	6	
	8. 一手反折吸痰管末端，另一手持吸痰管前端，沿鼻腔轻轻将吸痰管插至咽后壁。放开吸痰导管末端，边旋转边回抽吸痰，时间<15 s	15	
	9. 拔除吸痰管后吸入生理盐水冲洗吸痰管，以免堵塞	5	
	10. 听诊两肺，评估患儿吸痰效果，判断是否需要再次吸痰	5	
	11. 关闭吸引器开关，分离管道。脱去手套，并包裹吸痰管放置于弯盘内	5	
	12. 规范洗手，再次听诊、评估	3	
	13. 协助患儿取舒适卧位，整理床单位	2	
	14. 洗手，记录	4	
终末质量 15分	1. 无菌观念强，无污染，符合无菌技术操作原则	5	
	2. 动作敏捷，操作细心、准确	3	
	3. 负压吸引压力符合要求	4	
	4. 操作过程中能做到关心患儿，以患儿为中心，确保安全	3	

附表 3-20　压缩雾化吸入操作流程及评分标准

项目	评分标准及细则	分值	存在问题及扣分
准备质量15分	1. 人员准备：衣帽整齐，洗手，戴口罩	3	
	2. 环境要求：适宜的温湿度，卧床或坐位	3	
	3. 物品准备：药液、压缩雾化吸入器、执行单、面罩或口含嘴、治疗盘、注射器（5mL 或 10mL）、弯盘、速干手消毒液、无菌纱布、治疗巾	5	
	4. 药物准备：核对医嘱及治疗单，抽吸药物，注入雾化器内	4	
操作流程质量70分	1. 携用物至患儿床旁，核对患儿身份	3	
	2. 评估患儿，了解病情，向患儿及其家长解释，取得配合	7	
	3. 协助患儿取舒适卧位，铺治疗巾于患儿颌下	5	
	4. 接通电源，打开压缩机开关，检查机器性能	7	
	5. 连接雾化装置，见药液呈雾状喷出后，为患儿戴上面罩或口含嘴	10	
	6. 指导患儿吸入，观察患儿面色、口唇，有无咳嗽等，发现异常及时处理	15	
	7. 治疗完毕，取下面罩或口含嘴，关闭压缩机开关及电源	8	
	8. 擦干患儿面部，协助取舒适卧位	5	
	9. 整理床单位，处理用物	5	
	10. 洗手，记录	5	
终末质量15分	1. 操作熟练，方法正确	5	
	2. 动作轻柔，雾量适宜	5	
	3. 关心患儿，患儿感觉舒适	5	

附表 3-21　动脉穿刺采血操作流程及评分标准

项目	评分标准及细则	分值	存在问题及扣分
准备质量10分	1. 人员准备：衣帽整齐，洗手，戴口罩	2	
	2. 环境要求：环境清洁、光线充足，患儿卧床或坐位	3	
	3. 物品准备：注射盘、一次性 2 mL 注射器或动脉血气针、肝素注射液、治疗巾、注射用小垫枕、无菌手套、无菌软木塞或橡胶塞、检验单、速干手消毒液	5	
操作流程质量75分	1. 携用物至患儿床旁，核对患儿身份，向患儿说明操作目的、方法，询问患儿要求，取得患儿配合	6	
	2. 选择穿刺部位，评估局部情况，协助患儿取合适卧位	7	
	（1）股动脉穿刺：患儿取仰卧位，下肢外展、外旋，暴露穿刺部位		
	（2）桡动脉穿刺：患儿取仰卧位或半坐卧位，上肢放平，掌心向上，放垫巾		
	3. 洗手	3	
	4. 消毒穿刺点周围皮肤	5	

项目	评分标准及细则	分值	存在问题及扣分
操作流程质量75分	5. 查对	3	
	6. 取出动脉采血针或注射器，戴无菌手套	6	
	7. 穿刺（用左手示指和中指触及动脉搏动最明显处并固定动脉于两指间，右手持注射器在两指间垂直刺入或与动脉走向成40°刺入动脉，见有鲜红色血液涌进注射器，即以右手固定穿刺针的方向和深度，左手抽取血液至所需量）	10	
	8. 抽血完毕，拔出针头，左手按压穿刺处，右手将针尖斜面插入橡胶塞，以隔绝空气	10	
	9. 局部按压5～10 min	5	
	10. 搓动注射器，上下颠倒使血液与肝素混匀	5	
	11. 脱手套，再次核对	6	
	12. 协助患儿取合适卧位，整理床单位，向患儿介绍注意事项	6	
	13. 整理用物，洗手，记录，标本送检	3	
终末质量15分	1. 操作熟练，方法正确	5	
	2. 标本采集方法、量和时间正确，按时送检	5	
	3. 关心患儿，患儿感觉舒适	5	

附表 3-22　足跟采血技术操作流程及评分标准

项目	评分标准及细则	分值	存在问题及扣分
准备质量15分	1. 人员准备：衣帽整齐，洗手，戴口罩	5	
	2. 环境要求：环境清洁、光线充足，关闭门窗	5	
	3. 物品准备：注射盘、弯盘、75%酒精、棉签、一次性专用采血针、专用采血滤卡、相关血样收集容器	5	
操作流程质量70分	1. 核对医嘱与患儿身份信息	5	
	2. 操作者清洗双手，佩戴无粉手套	5	
	3. 患儿取头高脚低位，打开包被，暴露采血部位	5	
	4. 按摩或热敷患儿足跟	5	
	5. 用75%酒精棉签消毒采血部位，待干	5	
	6. 左手大拇指与其他四指呈"C"形握住患儿足部	5	
	7. 用一次性采血针快速针刺足跟选定部位，深度小于3 mm	5	
	8. 用棉签擦去第一滴血，因含有体液或皮肤碎片，取第二滴血	5	
	9. 在距针眼较大范围处挤压（不允许挤压和揉搓针眼处），再放松形成足够大的血滴，用适当容器收集血样；如用滤纸卡，滤纸接触血滴（勿触及周围皮肤），使血自然渗透至滤纸背面	15	
	10. 采血完毕用无菌棉签轻压采血部位止血，胶布固定	5	
	11. 再次核对患儿信息	5	
	12. 整理用物，洗手	5	

项目	评分标准及细则	分值	存在问题及扣分
终末质量15分	1. 操作熟练，方法正确	5	
	2. 标本采集方法、量和时间正确，按时送检	5	
	3. 关心患儿，患儿感觉舒适	5	

附表 3-23　经鼻持续呼吸道正压通气技术操作流程及评分标准

项目	评分标准及细则	分值	存在问题及扣分
准备质量15分	1. 人员准备：操作人员衣帽整齐，规范洗手，戴口罩	3	
	2. 环境准备：适宜的温湿度，环境清洁、符合要求	2	
	3. 物品准备：持续呼吸道正压通气机、消毒好的管路、连接管、发生器、湿化罐、无菌水、型号适宜的鼻塞或鼻罩、固定帽、鼻贴、面贴、灭菌手套	10	
操作流程质量70分	1. 将用物携至床旁，手消毒，核对医嘱和患儿身份信息	5	
	2. 使用持续呼吸道正压通气机前准备		
	(1) 评估患儿，洗手，戴手套，选适合的鼻塞或鼻罩、固定帽	5	
	(2) 向湿化罐内加无菌水至刻度，安装湿化罐，连接持续呼吸道正压通气机管道和鼻塞或鼻罩	5	
	(3) 连接电源、氧源、压缩空气（或开压缩机开关），仪器自检确保气源压力在规范范围	5	
	(4) 用手堵住鼻塞或鼻罩出气孔，设定相应参数（FiO_2、PEEP 及湿化罐温度）	5	
	3. 开启持续呼吸道正压通气主机开关，开启压缩空气和氧气开关	5	
	4. 连接持续呼吸道正压通气机与患儿		
	(1) 贴鼻贴、面贴，戴固定帽子和发生器	7	
	(2) 将鼻塞置于患儿的双侧鼻腔中，发生器固定于头顶，松紧适宜，避免漏气	8	
	5. 评估患儿的心率、血氧饱和度、呼吸情况并记录。必要时吸痰或遵医嘱应用镇静剂	5	
	6. 撤机时，准备好合适的给氧装置，充分吸痰	5	
	7. 去除鼻塞、帽子和管道，安置患儿舒适卧位，给予合适的给氧方式并记录	5	
	8. 关湿化罐、关主机、撤去持续呼吸道正压通气机，调至待机状态	5	
	9. 确定患儿不用后，消毒机器并记录	5	
全程质量15分	1. 妥善固定好管道，防止牵拉造成鼻塞脱出	5	
	2. 严格无菌操作，及时添加湿化水、倾倒管道内冷凝水	5	
	3. 关心患儿，患儿感觉舒适	5	

附录4　危重患儿常用评估单

附表4-1　儿童压疮风险评估单

科室：　　　　床号：　　　　姓名：　　　　年龄：　　　　住院号：　　　　诊断：

项目		分值	评估日期											
年龄	8～18岁	4												
	3～8岁	3												
	3个月～3岁	2												
	≤3个月	1												
营养状况	良好	4												
	一般	3												
	差	2												
	极差	1												
意识状态	清醒	4												
	嗜睡/模糊	3												
	浅昏迷	2												
	深昏迷	1												
活动能力	活动自如	4												
	辅助步行	3												
	主动更换卧位	2												
	强迫/被动卧位	1												
活动度	完全能动	4												
	部分限制	3												
	限制	2												
	完全不动	1												
饮食	普食	4												
	治疗饮食	3												
	流质饮食	2												
	禁食	1												
大小便	正常	4												
	偶尔不能自控	3												
	经常不能自控	2												
	完全不能自控/腹泻	1												
皮肤	完整、弹性好	4												
	弹性一般/温度异常	3												
	弹性差/硬肿	2												
	弹性极差/水肿	1												
总分														
护理措施														
评估人签名														

注：分值≤12分为高风险，每2d评估一次；分值13～20分为中度风险，每周评估一次；分值≥21分为低风险，每月评估一次。

护理措施

①床单位平整、清洁、干燥；②减压：海绵垫；③皮肤清洁、干燥；④增加营养；⑤高风险：悬挂压疮警示牌；⑥定时翻身；⑦水胶体敷料/药物涂抹；⑧动态观察，班班床旁交接

附表 4－2　儿童坠床/跌倒风险评估单

科室：　　　床号：　　　姓名：　　　年龄：　　　住院号：　　　诊断：

项目		分值	评估日期									
年龄	3个月～3岁	4										
	3～8岁	3										
	≤3个月	2										
	8～18岁	1										
意识状态	躁动	4										
	清醒	3										
	嗜睡/模糊	2										
	昏迷	1										
活动度	能自主活动但有不稳步态	4										
	自主活动时需要辅助	3										
	不能自主活动或移动	2										
	自主活动而没有步态不稳	1										
生长发育	无判断能力、无自控能力	4										
	生长发育迟缓、无自控能力	3										
	生长发育正常、无自控能力	2										
	生长发育正常、有自控能力	1										
跌落史	本次住院期间有跌落	3										
	住院前期间有跌落	2										
	没有	1										
用药	特殊用药	2										
	无特殊用药	1										
总分												
护理措施												
评估人签名												

备注：分值≥12分为高风险，每2d评估一次；分值7～11分为中度风险，每周评估一次；分值≤7分为低风险，每月评估一次

护理措施

①使用床挡；②必要时使用约束带；③高风险：悬挂警示牌；④需陪护；⑤安全教育；⑥加强巡视，班班床旁交接；⑦其他

附表 4-3　新生儿呼吸机撤机评估表

床号：　　姓名：　　住院号：　　诊断：　　插管日期：　　插管类型：经口插管☐　经鼻插管☐

评估项目　　　　　　　上机天数 　　　　　　　　评估日期		1	2	3	4	5	6	7	8	9	10	11	12	13	14	15	16
撤机 筛查	机械通气的病因好转或祛除																
	$FiO_2 \leqslant 0.4$，$SaO_2 \geqslant 90\%$，$PEEP \leqslant$ $4\ cmH_2O$，$PIP \leqslant 16\ cmH_2O$																
	血流动力学稳定（无低血压，无使 用血管活性药物）																
	自主呼吸活跃																
30～ 120 min	CPAP 模式：40 次/min＜R＜60 次/ min，120 次/min＜P＜160 次/min， $SpO_2 ＞90\%$																
评价 结论	可以撤机																
	延缓撤机																
合并																	

注：符合"√"；不符合"×"。

附表 4-4　新生儿皮肤风险评估单

科室：　　　床号：　　　姓名：　　　年龄：　　　住院号：　　　诊断：

项目		分值	评估日期										
年龄	胎龄＜28 周	1											
	28 周＜胎龄＜33 周	2											
	33 周＜胎龄＜38 周	3											
	胎龄＞38 周	4											
营养状况	禁食需静脉输液	1											
	母乳/配方奶＋静脉营养	2											
	管饲喂养能满足生长需要	3											
	自吮喂养能满足生长需要	4											
意识状态	深昏迷	1											
	浅昏迷	2											
	嗜睡/模糊	3											
	清醒	4											
皮肤	弹性极差/水肿	1											
	弹性差/硬肿	2											
	弹性一般/温度异常	3											
	完整、弹性好	4											
潮湿	每次移动或翻身，皮肤都是潮湿的	1											
	皮肤时常潮湿，每班至少更换一次床单	2											
	皮肤偶尔潮湿，每日需加换一次床单	3											
	皮肤通常是干燥的，床单只需 24 h 更换一次	4											
大小便	每日＞6 次或腹泻	1											
	每日 4～6 次	2											
	每日＜3 次或未排	3											
总分													
护理措施													
评估人签名													

注：分值≤8 分为高风险，每 24 h 评估一次；分值 9～15 分为中度风险，每 48 h 评估一次；分值≥16 分为低风险，每周评估一次

1. 保持床单位清洁、平整、干燥、柔软（可垫水袋、海绵垫等）
2. 每 2～4 h 更换体位一次
3. 活动受限、高度水肿患儿需抬高下肢，间歇性还原
4. 确保各管道、导线、注射器、针头及针帽等不要压在患儿身下及放置在皮肤上
5. 气管插管和鼻饲患儿，使用皮肤保护剂（或贴膜）和低敏胶带固定，保护面颊部胶布粘着处皮肤
6. 持续呼吸道正压通气患儿，应用水胶体敷料保护受压皮肤，密切观察鼻孔、鼻中隔及额颞部受压皮肤，定时放松
7. 保持静脉输液通畅，避免静脉输液装置引起皮肤受压（妥善固定针柄）
8. 所有胶带固定时要采用无张力贴膜固定技术。去除黏性物时动作轻柔，采用 0°去除贴膜手法，必要时温水湿润
9. 严格床旁交接并记录

附表 4-5　约束护理评估单

科室：_____　床号：_____　姓名：_____　性别：□男　□女　年龄：_____　住院号：_____

诊断：_____　使用约束类型：肢体约束（上肢）□　肢体约束（下肢）□　安全背心□

项目		分值	评估日期										
年龄	8~18岁	3											
	≤3个月	2											
	3~8岁	1											
	3个月~3岁	0											
神志	清醒	3											
	模糊	2											
	躁动	1											
	暴力倾向	0											
肢体	颜色 粉红	2											
	颜色 白色	1											
	颜色 瘀血	0											
	温度 温暖	1											
	温度 冰凉	0											
	水肿 有	1											
	水肿 无	0											
	皮肤完整性 完整	2											
	皮肤完整性 瘀血	1											
	皮肤完整性 擦伤	0											
安全背心	呼吸节律 规则	1											
	呼吸节律 不规则	0											
	呼吸困难 有	1											
	呼吸困难 无	0											
	呼吸频率 增快	1											
	呼吸频率 正常	2											
	呼吸频率 减慢	1											
总分													
护理措施													
评估人签名													

备注：分值≤5分为高风险，每6~8 h评估一次；分值6~12分为中度风险，每24 h评估一次；分值≥13分为低风险，每48 h评估一次。

护理措施
①签订知情同意书，悬挂标示；②密切观察约束部位皮肤颜色、血液循环，发现异常随时松解；③约束带系活结，下垫衬垫，松紧以能伸进一个手指为宜；④保持约束肢体处于功能位；⑤每2 h松解约束带一次，每次时间15~30 min；⑥使用约束背心或约束衣时，观察患儿的呼吸和面色，防止发生窒息；⑦每班评估约束带使用的必要性，尽早解除

附表 4-6 儿童导管滑脱风险评估单

科室:　　　床号:　　　姓名:　　　年龄:　　　住院号:　　　诊断:

项目		分值	评估日期												
意识	清醒	1													
	嗜睡	2													
	昏迷	2													
	躁动	3													
活动	可自主活动	2													
	不能自主活动	1													
沟通	配合	1													
	不配合	3													
固定方法	胶布固定	3													
	□缝合固定 □球囊固定	1													
管道种类	□气管插管 □气切套管 □胸腔闭式引流管 □吻合口以下的胃管 □脑室引流管 □T管 □鼻肠管 □透析管 □漂浮导管 □动脉留置针	高危 3													
	□UVC、CVC、PICC □各种引流管 □造口管	中危 2													
	□鼻氧管 □胃管 □尿管	低危 1													
管道数量	□≤3	1													
	□>3	3													
总分															
评估人签名															

注:评估患儿所得分越高表示导管滑脱风险性越高:分值≥8分为高危人群,应采取预防护理措施,在下表相应的措施栏内打"√"。

护理措施
□悬挂预防导管滑脱的警示牌
□选择适宜方式,妥善固定导管
□防止导管扭曲折叠,有管道标识
□按高、中、低导管护理要求巡视记录
□班班床旁交接
□必要时按要求使用约束带
□定期更换管路

参考文献

[1] 崔焱. 儿科护理学 [M]. 5版. 北京：人民卫生出版社，2012.

[2] 阮满真，黄海燕. 危重症护理监护技术 [M]. 北京：人民军医出版社，2013.

[3] 邵肖梅，叶鸿瑁，丘小汕. 实用新生儿学 [M]. 4版. 北京：人民卫生出版社，2011.

[4] 张波，桂莉. 急危重症护理学 [M]. 3版. 北京：人民卫生出版社，2012.

[5] 花芸，刘新文. 儿科护理操作规程及要点解析 [M]. 武汉：武汉大学出版社，2013.

[6] 张玉侠. 儿科护理规范与实践指南 [M]. 上海：复旦大学出版社，2011.

[7] 吴本清. 新生儿危重症监护诊疗与护理 [M]. 北京：人民卫生出版社，2009.

[8] 杨思源，陈树宝. 小儿心脏病学 [M]. 4版. 北京：人民卫生出版社，2012.

[9] 陈孝平，汪建平. 外科学 [M]. 8版. 北京：人民卫生出版社，2013.

[10] 王卫平. 儿科学 [M]. 8版. 北京：人民卫生出版社，2013.

[11] 葛均波，徐永健. 内科学 [M]. 8版. 北京：人民卫生出版社，2013.

[12] 王祥瑞，于布为. 重症监测与治疗技术 [M]. 北京：人民卫生出版社，2011.

[13] 罗嫚丽，严慧，张淑敏. 儿科危急重症 [M]. 北京：化学工业出版社，2013.

[14] 李小寒，尚少梅. 基础护理学 [M]. 5版. 北京：人民卫生出版社，2012.

[15] 熊旭东，胡祖鹏. 实用危重病急救与进展 [M]. 北京：中国中医药出版社，2014.

[16] 张喜锐，陈秀荣，李清敏. 急危重症临床护理 [M]. 北京：军事医学科学出版社，2011.

[17] 杨锡强，易著文. 儿科学 [M]. 6版. 北京：人民卫生出版社，2006.

[18] 白继庚，何淑贞. 儿科护理工作手册 [M]. 北京：军事医学科学出版社，2012.

[19] 张书峰，高晓群. 小儿外科危急症学 [M]. 郑州：河南医科大学出版社，1996.

[20] 施诚仁，金先庆，李仲智. 小儿外科学 [M]. 4版. 北京：人民卫生出版社，2009.

[21] 朱金生，王旭艺. 神经内科危重症监护 [M]. 北京：科学技术文献出版社，2010.

[22] 周建新. 神经外科重症监测与治疗 [M]. 北京：人民卫生出版社，2013.

[23] 科恩. 儿童皮肤病学 [M]. 马琳，译. 北京：人民卫生出版社，2009.

[24] 中华人民共和国卫生部，中国人民解放军总后勤部卫生部. 临床护理实践指南

（2011 版）［M］．北京：人民军医出版社，2011.

［25］蒋琪霞．压疮护理学［M］．北京：人民卫生出版社，2015.

［26］卡特温克尔．新生儿复苏教程［M］．叶鸿瑁，虞人杰，译．北京：人民卫生出版社，2012.

［27］尤荣开，缪心军，陈玉燕．常用急救仪器设备使用及维护［M］．北京：人民军医出版社，2013.

［28］李乐之，路潜．外科护理学［M］．5 版．北京：人民卫生出版社，2012.

［29］钟华荪，李柳英．静脉输液治疗护理学［M］．3 版．北京：人民军医出版社，2014.

［30］黎介寿．营养支持治疗指南的读与用．肠外与肠内营养［J］．2011，18（2）：65－67.

［31］王艳．危重症的营养支持．中国社区医师［J］．2013，13（14）：26.

［32］周华，许媛．危重症病人营养支持指南解读．中国实用外科杂志［J］．2008，28（11）：925－928.

［33］蔡威，汤庆娅，王莹，等．中国新生儿营养支持临床应用指南．临床儿科杂志［J］．2013，31（12）：1 177－1 182.

［34］程金莲，阎明广．营养支持疗法及护理．国际护理学杂志［J］．2001，20（3）：105－108.

［35］章赛春，沈文英．1 例重度烧伤并发葡萄球菌性猩红热患儿的护理．中华护理杂志［J］．2008，43（5）439－440.

［36］邹文星，陈美霞．小儿磁共振检查中的护理．护士进修杂志［J］．1998，13（10）：49－50.

［37］彭佑铭，刘伏友．309 例腹膜透析置管经验．湖南医科大学学报［J］．1995，20（1）：89－90.

［38］钱莉玲，喻文亮，孙波．美国儿科重症监护病房分级指南．中国小儿急救医学［J］．2006，13（1）：83－86.

［39］喻文亮，钱莉玲，孙波．美国 PICU 入出院指南解读．中国小儿急救医学［J］．2005，12（6）：520－522.

［40］马文成，石国光，严建江．小儿危重病例评分法在危重儿童院间转运中的应用．中国妇幼保健［J］．2005，20（21）：2 800－2 802.

［41］陈永强．《2010 年国际心肺复苏和心血管急救指南及治疗建议》解析．中华护理杂志［J］．2011，46（3）：317－320.

［42］闵金凤．重型颅脑损伤配合使用亚低温治疗效果观察与护理．护理实践与研究［J］．2009，6（9）：56－57.

［43］卫生部新生儿疾病重点实验室，复旦大学附属儿科医院．亚低温治疗新生儿缺氧缺血性脑病方案（2011）．中国循症儿科杂志［J］．2011，6（5）：337－339.

［44］李燕玲，李培杰．亚低温治疗对复苏后脑保护作用的研究进展．中国急救医学［J］．2010，30（7）：647－650.

［45］毛成洁，刘励军. 亚低温在心肺脑复苏中的应用. 国际脑血管病杂志［J］. 2006，14（2）：124－127.

［46］张劲松，孙昊. 对我国亚低温治疗现状的认识. 实用医院临床杂志［J］. 2012，9（1）：31－33.

［47］李肖亮，单爱军，杜波，等. 急危重症患者继发性脑损伤救治中脑保护的研究进展. 中华危重症医学杂志电子版［J］. 2011，4（1）：38－42.

［48］刘宏雨. 侧脑室引流在68例脑室出血患者中的应用及护理. 中华护理杂志［J］. 2005，40（7）：516－518.

［49］张超，张怡玲. 侧脑室引流术后并发症的处理及预防. 中国临床神经外科杂志［J］. 2005，10（6）：466－467.

［50］张立，罗湘玉，郑雪松. 胸腔闭式引流护理措施的研究新进展. 护理实践与研究［J］. 2012，9（10）：122－123.

［51］李清，朱解琳，蒋金芬，等. 胸腔闭式引流一次性水封瓶更换时间的临床研究. 中华护理杂志［J］. 2005，40（4）：255－257.

［52］汪惠才，王梅新，颜萍，等. 拔尿管前膀胱冲洗预防尿路感染有效性的系统评价. 护理实践与研究［J］. 2008，5（10）：16－18.

［53］李敏，姜旭东，李传刚，等. 膀胱冲洗次数的选择及其与尿路感染相关性的研究. 中国医科大学学报［J］. 2011，40（9）：832－833.

［54］李延鸿，朱怀军. 膀胱冲洗对预防留置导尿管引起尿路感染作用的系统评价. 实用药物与临床［J］. 2012，15（8）：494－496.

［55］李静玫，李海峰，马萍，等. PICC置管导致医院感染暴发事件流行病学调查. 中华医院感染学杂志［J］. 2010，20（3）：345－357.

［56］李全磊，张晓菊，陆箴琦，等. PICC置管前评估相关临床实践指南内容分析. 中国护理管理［J］. 2013，13（3）：7－12.

［57］李海洋，黄金，高竹林. 完全植入式静脉输液港应用及护理进展. 中华护理杂志［J］. 2012，47（10）：953－956.

［58］周涛，唐甜甜，耿翠芝，等. 植入式静脉输液港植入手术2007例分析. 中国实用外科杂志［J］. 2014，34（4）：348－350.

［59］CHRISTINE A, GLEASON S, U DEVASKAR. Avery's Diseases of The Newborn［M］. 9th ed. Saunders：Elsevier，2012.

［60］RENIE JM, ROBERTON N R C. A Manual of Neonatal Intensive Care［M］. 4th ed. Great Britian：Arnold，2002.